Eine stachelige, belebende und heitere Satire, die sich mit den unüberwindbaren Gegensätzen zwischen Mann und Frau, Arzt und Heilpraktiker sowie Schulmedizin und Homöopathie auseinandersetzt.

Clemens ist ein (ehr)geiziger, nörglerischer und in sich etwas widersprüchlicher Frauenfeind und Weiberheld zugleich, während sich Isabella von der anfänglich eingeschüchterten Partnerin immer mehr zur autarken Frau mit Biß entwickelt.

Das Ehepaar streitet sich um ihre unterschiedlichen Behandlungsmethoden und um viele andere Dinge des täglichen Lebens. Obwohl Uneinigkeit und Zwist bereits von Anfang an gegeben sind, eskaliert die Situation im neu erworbenen Anwesen, wo die verschiedenen Ansichten über Medizin sogar auf den unschuldigen Garten übertragen werden. Keiner schont den anderen, keiner nimmt sich ein Blatt vor den Mund, egal ob Praxis, Familie, Kinder, Geld, Haus oder Garten.

Edeltraud Friedrich

SATIROPATHIE
Der etwas andere Arztroman

Traupe-Vertrieb

Friedrich - Buchverlag
TRAUPE-Vertrieb
Ahornring 85
85635 Höhenkirchen-Sgbr.

© 1999   TRAUPE-Vertrieb
Alle Rechte vorbehalten.
Nachdruck und Kopien jeglicher Art, auch auszugsweise verboten.

Druck: Eder & Poehlmann, 85630 Neukeferloh
Bindung: Bückers, 85646 Anzing

ISBN 3-9802834-9-6

EINLEITUNG

Obwohl ich Arzt bin, habe ich die folgenden Aufzeichnungen so angefertigt, damit jeder Laie und normale Mensch sie lesen kann und daraus eventuell etwas zu lernen vermag. Ich sage „jeder normale Mensch", worunter ich keine Mediziner und Inhaber irgendwelcher Heilberufe zähle.

Heilpraktiker bräuchte es meiner Meinung nach gar nicht zu geben, und was nicht existiert, kann folglich auch nicht lesen. Eigenartigerweise versuchen die Heilpraktiker immer gerne, sich mir in plumper Vertraulichkeit als „Kollege" zu nähern. Diese Art von Verbrüderung ist mir unangenehm und auch völlig unerklärbar, wobei ich mich des öfteren frage, ob es bei anderen Lebewesen ein ähnliches Verhalten gibt. Es kann ja gut sein, daß die Maus gerne Kollege des Habichts wäre, aber der Habicht wird sich beim Beutefang nicht viel um dieses eigenartige Ansinnen scheren.

Krankenschwestern kommen bei mir deshalb schlecht weg, weil ich in jungen Jahren in meiner naiven und arglosen Art eine von ihnen geheiratet habe. Auf diese Weise stehe ich in ständig schwelendem Konflikt mit dieser Berufsgruppe, was eine verständnisvolle Annäherung wenig aussichtsreich erscheinen läßt. Für Hebammen hätte ich noch am ehesten eine Ausnahme gemacht, aber letztlich ist jegliches Abweichen von der Norm viel zu kompliziert, weshalb ich bei meiner Empfehlung bleibe, allen Medizinern von meiner Lektüre abzuraten.

Für Ärzte dürften meine Aufzeichnungen zu unverständlich und anspruchslos sein, da ich, wie bereits erwähnt, meine Seiten in allzu schlichter Weise verfaßt habe. Im Vergleich zu der großartigen, patriarchalischen und altehrwürdigen Medizinerfachsprache, die uns Ärzte elitär, erlaucht und honorig macht und uns deshalb nicht nur rein sprachlich verbindet, dürften meine folgenden Schilderungen beinahe primitiv erscheinen.

Kurz und gut, ich habe für den normalen, einfachen Mann auf der Straße geschrieben, wobei ich „Mann" ziemlich wörtlich meine, denn was haben Frauen schon auf der Straße zu suchen!

Stets habe ich neben meiner Praxistätigkeit geschrieben, also abends und an den Wochenenden, einzig und allein aus dem Grunde, um mein versiegendes Kapital wieder aufzustocken. Denn wie man später noch sehen wird, ist mein Vermögen durch das stets oberflächliche, unverantwortliche Verhalten und dilettantische Vorgehen meiner Frau kopflos verbraten worden.

Lilly Faust, meine Verlegerin, der einzige Mensch, der meine Zeilen vor der Veröffentlichung lesen durfte, behauptete, daß mein Machwerk dem Ärztestand wenig schmeichle. Anfangs sträubte sie sich sogar gewaltig dagegen, mein Manuskript anzunehmen und es als Buch herauszugeben, in der Befürchtung, sie könne anschließend ihr Ansehen und damit auch Aufträge verlieren. Allerdings brachte sie der Umstand, daß Arztgeschichten sich derzeit einer großen Beliebtheit erfreuen und dadurch die Kassen kräftig klingeln lassen, schließlich doch noch dazu, sich mit dem Gedanken einer Veröffentlichung anzufreunden. Wahrscheinlich konnte sie sich auch meinem überwältigenden Charme nicht länger entziehen, was sie natürlich nicht ohne weiteres zugeben wollte. Es war nun mal einer der wenigen guten Aspekte, die Frauen so an sich hatten, daß sie uns

Männer alle anhimmelten und nach uns schmachteten. Häufig strebten sie sogar danach, uns ebenbürtig zu werden, was sich aber früher oder später nur als irreale Spekulation oder Fata Morgana herausstellen mußte.

Wie dem auch sei, Lilly Faust zeigte sich jedenfalls unter einer ziemlich harten Bedingung bereit, mein Manuskript herauszubringen. Als typische Vertreterin des weiblichen Geschlechts entschloß sie sich zu dem faulen Kompromiß, meine Aufzeichnungen mit denen meiner Frau Isabella zu durchsetzen, um meine Darstellungen mit Gegenargumenten abzuschwächen und auszugleichen. Einzig und allein Frauen konnten auf so heimtückische und arglistige Ideen kommen!

Auf den äußerst seltsamen Pakt mit Lilly Faust ließ ich mich wiederum nur ein, indem ich mir unumstößlich zusichern ließ, daß mir das erste Kapitel des Buches gehören würde. Zusätzlich mußte ich mir ausbedingen, daß für mich alle ungeraden Kapitel reserviert wurden, während Isabella die geraden Kapitelzahlen erhalten sollte.

Diese Forderung stellte in meinen Augen keine Schikane dar, sondern beinhaltete lediglich das Bedürfnis, angemessen zur Geltung zu kommen. Ich wollte die ungeraden Zahlen deswegen, weil sie die Kraft enthalten, die zum Leben erforderlich ist. Das sieht man schon an der Ziffer 1, die fordernd, aufrecht, durchschlagend, monumental und kerzengerade dasteht, ohne Klimbim, einfach und direkt. Die 1 ist eine kardinale und grundlegende Zahl, die den ganzen anderen Haufen anführt und auf diese Weise etwas in Bewegung bringt. Darin steckt Schöpfung par excellence! Gerade deshalb kann die Essenz eines Stoffs nur durch die ungeraden Zahlen vermittelt werden. Im vorliegenden Fall ist es die Essenz eines Buches, die einzig und allein durch meine ungeraden Kapitel ausgedrückt wird.

In den geraden Zahlen dagegen steckt die Passivität, das ewige Nichtstun und der Harmoniewahn der Frauen. Da passiert überhaupt nichts! Die Kapitel mit geraden Zahlen sind als Füllstoff geeignet und deshalb als sogenannte Stillstands- oder Lahmlegungskapitel den Aufzeichnungen meiner Frau angemessen. Schauen wir uns doch mal die Ziffer 2 an, die ja lediglich von der 1 profitiert und ihr Gefolge darstellt. Sie ist ein lästiges Anhängsel, ein Rucksack, dem nichts Eigenständiges anhaftet. Die 2 ist eine Komposition, an der anscheinend viel herumgefeilt wurde, die aber dennoch - oder vielleicht gerade deswegen - irgendwie mißlungen ist. Da haben wir zum Beispiel ihre obere Verschnörkelung, die völlig sinnlose Rundung, die wie ein Kropf dort oben hängt. Daran schließt sich die Schräge, von rechts oben nach links unten verlaufend, also charakteristisch für alles Weibliche, das ebenfalls von einem Extrem zum anderen ausschlägt. Und just in dem Moment, wo man auf eine angemessene Steigerung wartet, kommt unten als Abschluß plötzlich eine Plattheit, die ihresgleichen suchen muß. Ja, was sollte das eigentlich werden? Genau betrachtet sieht die 2 wie ein Schwan aus, was bereits alles sagt. Schwäne sind zu groß geratene Kolosse, die man unmöglich zu den Vögeln zählen kann, weil sie vom Fliegen nicht viel mehr verstehen wie Nashörner.

Meine Frau hatte kindische Tagebuchaufzeichnungen angefertigt, die sie der Verlegerin Lilly Faust spaßeshalber überließ und die jener rätselhafterweise mehr imponierten als meine brisanten Tatsachenberichte. Ich hielt über Jahre hinweg meine Schriftsätze vor meiner Frau verborgen, und auch sie wollte mich ihr Geschreibsel nie lesen lassen. Sie ging lächerlicherweise sogar soweit, ihre schlampigen Hefte an obskuren Orten einzusperren, um sie vor mir geheim zu halten. Als ob mich ihr närrisches Zeug jemals interessiert hätte! Selbstverständlich habe ich manchmal zum Zeitvertreib danach gesucht, wenn meine Frau gerade nicht im Haus war. Weil aber meine Suche zu wenig fieberhaft und ausdauernd gewesen war, blieb der Erfolg aus.

Man muß schon wie meine Verlegerin Lilly Faust über ein gewisses Maß an leichtfertiger Unbedenklichkeit verfügen, um überhaupt auf die verwegene Idee zu kommen, zwei Manuskripte verschiedener Autoren zu einem einzigen zusammenzuwürfeln. Man stelle sich vor, daß ich noch dazu bis zur Herausgabe des Buches keine einzige Zeile meiner Frau lesen durfte! Da scheint es ein geringer Trost zu sein, daß auch ihr keine Einsicht in meine Schriftstücke gewährt wurde, obwohl mir letzteres recht selbstverständlich und auch ganz normal erscheint. Notwendigerweise habe ich mich auf dieses Blinde-Kuh-Spiel der Verlegerin eingelassen und jetzt harre ich gewissermaßen ihrer Ausgeburt.

Das Buch ist symbolisch betrachtet ein Kind, das dritte Kind von mir und meiner Frau. Der Unterschied zu den ersten beiden Kindern besteht darin, daß letztere Mädchen und keine Bücher sind, und daß die Zeugung anders verlaufen ist. Dabei gab es keine dritte Person, die sich wichtigtuerisch aufspielte und einen großartigen Mischmasch von hier zwei Eizellen und dort zehntausend Spermen organisierte.

Anstatt nun ein Buch in Händen zu halten, das einzig und allein meinen Namen zeigt, muß ich ertragen, wie sich auf der Umschlagseite der Name meiner Frau an den meinen herandrängt, ihn förmlich aufzusaugen droht. „Isabella und Dr. Dr. med. Clemens Ferdinand Seifried Hofmann" steht in wackeliger Schrift über dem vom Verlag gewählten und völlig unpassenden Titel „Lebt Hahnemann?"

Isabella Hofmann
und
Dr. Dr. med. Clemens Ferdinand Seifried Hofmann

Lebt Hahnemann?

Lilly-Faust-Verlag

KAPITEL 1

Meine Frau lernte ich kennen, als ich mein ärztliches Praktikum an einer Klinik absolvierte. Sie war dort als Krankenschwester angestellt und zu jener Zeit noch jung, hübsch und heiter. Kurzum sie war ein sehr reizvolles Mädchen, das wie alle ihre Kameradinnen darauf hinarbeitete, sich einen Arzt zu angeln. Ich war damals noch zu naiv und unbescholten, um zu merken, daß es weniger meine Person als vielmehr meine aussichtsreiche Position war, auf die es Isabella abgesehen hatte. In meiner Unkenntnis und Ungeübtheit fühlte ich mich wie ein Frischling, der soeben eine Riesentrüffel gefunden hatte, über die die anderen ausgewachsenen und welterfahrenen Keiler gestolpert waren, ohne den Juwel zu bemerken. Hätte ich sie länger und ausgiebiger beschnüffelt, dann wäre ich sicherlich nach und nach zu der Erkenntnis gekommen, daß ich gar keine kostbare Trüffel, sondern nur eine banale Kartoffel entdeckt hatte. Aber da ich in meinem Sinnenrausch viel zu schnell hineinbiß, war es zum Umkehren bereits zu spät.

Schon alleine ihr Name hätte mich stutzig machen müssen, denn er war reine Hochstapelei. Isabella, ein beliebter Vorname für spanische Fürstinnen, war für einen trägen bayerischen Bauernmops schlechtweg zu dick aufgetragen. Der Name war eigentlich wie die Faust aufs Auge, denn Isabella war weder adeliger Herkunft noch sonstwie herrschaftlich. Und von einem feurigen spanischen Temperament war zu keiner Zeit etwas zu spüren. Im Grunde mußte ich ihre unscheinbare und primitive Abstammung wieder wettmachen, denn ich war ein Sprößling aus dem patriarchalischen, aristokratischen und vornehmeren Teil Deutschlands.

Isabellas Tochter Elvira wurde in weniger als neun Monaten geboren, was mir viel zu denken gab. Noch dazu wollte ich nie Kinder haben, weil diese schon in der Wiege skrupellos und herrisch sind, grausig viele Umstände machen und in einer unvergleichbaren Hemmungslosigkeit und Rücksichtslosigkeit zu allen Unzeiten ihr sogenanntes Recht fordern, über das sich natürlich streiten läßt. Außerdem haben Kinder etwas Endgültiges und Unabänderliches an sich, man kann sie kurioserweise also nicht wieder dahin zurückschicken, wo sie unaufgefordert hergekommen sind.

Während ich noch darüber nachsann, grübelte und rätselte, ob das auch alles seine Richtigkeit haben konnte, war bereits Iris, das zweite Kind, unterwegs. Nachdem ich Isabella notgedrungen so schnell wie möglich geehelicht hatte, nahm der Fruchtbarkeitssegen eigenartigerweise ein jähes Ende. Auch hierüber reflektierte ich gründlich und lange, aber je mehr ich mir den Kopf zerbrach und das Hirn zermarterte, desto unbegreiflicher wurde mir das ganze Mysterium.

Es kostete mir viel Kraft und Mühe, eine eigene Praxis aufzubauen, wobei mir Isabella mehr Hindernis als Hilfe war. Überall versuchte sie, sich einzumischen und mir dreinzureden. Sie funkte überall dazwischen, griff überall dort ein, wo es am unpassendsten war, störte meine wichtigen Gespräche mit Vertretern und Arzneimittelherstellern. Sie war dem Wahn verfallen, ausgerechnet überall dort mitreden zu müssen, wo ihr jegliche Kenntnisse und auch die Befugnisse fehlten. Als sie eines abends nach Beendigung der Sprechstunde wieder die Praxis betrat und mir einen unsinnigen Vorschlag über die Geräteaufteilung machte, platzte mir endgültig der Kragen. Ich schrie sie an, sie solle in der Küche Tabula rasa machen, anstatt sich in meine Praxis einzubringen, von deren Aufgaben und Tätigkeiten sie keinen blassen Schimmer habe. Meine Worte verfehlten ihre

Wirkung nicht. Isabella schnappte nach Luft, wobei sie etwas unbeholfen pumpte, zischte dann ab wie ein vergifteter Pfeil und wurde ab diesem Zeitpunkt nicht mehr unaufgefordert in meinem Reich gesehen.

Aber Isabella nahm infantile Rache, indem sie aus dem gemeinsamen Schlafzimmer auszog und für lange Zeit bei den Mädchen nächtigte. Diese alberne Maßnahme entlockte mir jedoch nur ein zufriedenes Schmunzeln, denn würde Isabella versucht haben, mir ein weiteres Kuckucksei ins Nest zu legen, dann hätte sie sich hiermit selbst boykottiert.

Isabella war damals einige Wochen tief beleidigt, fing aber dann allmählich wieder zu kommunizieren an, als sie merkte, daß von meiner Seite keine Wiedergutmachungsmaßnahme eingeleitet wurde. Eigenartigerweise fühlte sie sich immer wieder provoziert, wenn ich medizinische Fachbegriffe in den Mund nahm. Sie mißgönnte es mir gründlich, daß ich mich in einer Sprache äußern konnte, die ihr nicht zugänglich und nicht begreiflich war. Obwohl ich mich klar, verständlich und wohlartikuliert ausdrückte, fehlten ihr zum Verstehen sowohl das Einfühlungsvermögen als auch die nötige Toleranz. Sie warf mir dabei unsinnigerweise immer wieder vor, ich würde mich in die Nebelschwaden eines unverständlichen Kauderwelschs hüllen, wobei meine verschnörkelten Phrasen und Floskeln nur eine Tarnung für meine Plattheit und Einfallslosigkeit wären. Bisweilen bezeichnete sie meine Redewendungen auch als aufgetakeltes Brimborium oder einen aufgeblasenen Firlefanz. Dabei bediente sie sich wiederum einer Sprache, die dem gebildeten Bürger genauso fremd und rätselhaft sein dürfte wie einer einfachen Krankenschwester die geniale Fachsprache der Mediziner.

Das liebe Geld war häufig Streitgegenstand in unserer Ehe, denn Isabella gab es stets mit offenen Händen und benebeltem Kopf aus, während ich versuchte, unsere Ressourcen beisammenzuhalten und anwachsen zu lassen. Ein äußerst ertragreiches und ausgiebiges Streitobjekt war das obstruse Wort Urlaub. Hundertmal und noch öfter erklärte ich Isabella, daß es für uns keinen Urlaub im herkömmlichen Sinn geben konnte. Urlaub, so sagte ich ihr immer wieder, heißt ja nichts anderes, als von einem Höherstehenden die Erlaubnis zu bekommen, vom Dienst oder von der Arbeit freigestellt zu werden. Ich als selbständig niedergelassener Arzt hatte keinen Vorgesetzten, den ich um Erlaubnis hätte fragen müssen, und Isabella konnte durch nichts und niemanden freigestellt werden, weil die Familie immer versorgt werden mußte. Folglich war Urlaub für uns etwas Undurchführbares.

Dennoch hörte Isabella nicht auf, mir die Ohren mit diesem zwischenzeitlich von mir ziemlich verhaßten Begriff vollzujammern. Hartnäckig und trotzig wie ihre kleinen Kinder blieb sie bei der Forderung, daß sie in Urlaub fahren wolle, egal ob jener real für uns existierte oder nicht. Mir hätten zur Erholung Spaziergänge und Wanderungen im nahen Umland vollauf genügt, aber damit war meine anspruchsvolle Frau nicht zufriedenzustellen. Wir hätten nach und nach unsere Verwandten und Freunde besuchen können, aber sie wollte nicht schmarotzen, wie sie das törichterweise nannte. Beinahe hätte ich mich doch noch zu einer Reise überreden lassen, denn von einem wohlgesinnten Kollegen bekam ich kostenlos dessen Ferienhaus auf Mallorca angeboten. Da er aber nicht auf die Idee kam, auch die Flüge beizusteuern, obwohl das doch ziemlich naheliegend war, mußte dieser Plan wieder gestrichen werden.

In irgendeinem Sommer ließ ich mich dann unvorhergesehen von meiner Frau überreden, einen Camper zu mieten, was zu den scheußlichsten Erlebnissen zählte. Wieder einmal waren es die Kosten, die mich an diesem Unternehmen mit Abstand am negativsten berührten. Sodann war mir die Beherbergungsstelle, genannt Campingplatz, nicht ganz geheuer. Dort nämlich gab es Menschen, die ihr gemietetes Terrain mit kleinen Zäunchen begrenzten und sowohl Blumenkästen als auch Gartenzwerge mit sich führten, um damit ihre Wohnwagenfassade zu schmücken, oder besser gesagt zu verunzieren. Sie umgaben sich mit zwei Meter hohen Sichtschutzplanen, um ihre voyeuristischen Nachbarn davon abzuhalten, ihnen zuzusehen, wie sie beim Essen im Freien die Gabel zu Munde führten. Die gleichen Personen scherten sich aber nicht um Zuschauer und dachten gar nicht daran, ihre unreinlich anmutenden Schwabbelbäuche und schlüpfrigen Hängebusen zu bedecken, wenn sie sich fast nackt an der Sonne braten ließen.

Ich ärgerte mich wahnsinnig, weil Isabella während der gesamten Reise eine beinahe saumäßige Planung an den Tag legte. Wenn ich bereits hungrig war, hatte sie noch nicht einmal eingekauft, vom Kochen gar keine Rede! Oft stand noch das schmutzige Geschirr von der letzten Mahlzeit in der Spüle, wenn sie anfing, ein Essen zuzubereiten. Die Betten waren nicht gemacht, der Abfall türmte sich, und überall lagen die unzähligen Sachen der Kinder herum. Draußen vor unserem Camper hingen permanent Badetücher und eine Masse an Kinderwäsche vor meinen Augen und nahmen mir die Sicht auf das blaue Meer. Wo war ich denn hingeraten? War ich in einem Obdachlosenasyl oder in einer Waschküche?

Als wären all diese Anblicke und schlimmen Gerüche noch nicht genug gewesen, benahm sich Isabella obendrein noch hysterisch und gereizt. Warum eigentlich? Hatte sie nicht das, was sie sich so sehnlich wünschte, ihren sogenannten Urlaub? Sie konnte nicht behaupten, daß ich sie nicht rechtzeitig über den Sachverhalt, den eigentlich für sie nichtexistenten Urlaub, aufgeklärt hatte. Gerade weil ich sie vorher gewarnt hatte, war ihr schlechtes Verhalten um so unverzeihlicher. Wagte ich es beispielsweise, zu einer der sonst zu Hause üblichen Essenszeiten auf die Uhr zu blicken und ein ermahnendes Räuspern von mir zu geben, weil der Tisch immer noch ungedeckt und der Herd mit Töpfen voll alter Essensreste des Vortags belagert war, dann schrie Isabella unvermittelt los wie eine Furie. So blieb mir oft nichts anderes übrig, als mich solange im Meer treiben zu lassen, bis die schizophrene Phase meiner Frau wieder vorbei war und sie sich in Ruhe ihrer Hausfrauenpflichten besinnen konnte.

Einen sogenannten Camperurlaub gab es nie mehr, wenngleich wir noch einige Male verreisten. Danach fuhren wir mit dem Auto oder mit der Bahn in die Ferien, obwohl Isabella immer die abenteuerlichsten und abwegigsten Einfälle gehabt hätte. Sie wollte Kreuzfahrten machen und in der Welt herumfliegen, aber ich hielt Wasser und Luft schon seit jeher für ziemlich liederliche Elemente, denen ich mich nicht gerne anvertraute.

Urlaub war eine Sache, der Anspruch Isabellas, in Restaurants zu essen, eine andere. Immer wieder wollte sie zum Essen ausgehen, während mir schon eine schlichte, selbstzubereitete Mahlzeit ausreichte. Sollte sie doch froh sein, daß mir ihre Imbisse mehr mundeten als alles andere! Sie hätte sich geehrt fühlen können, daß ich mich nicht scheute, mir die Ergebnisse ihrer wirklich kläglichen und unerfreulichen Kochkunst einzuverleiben. Das Essen war grundsätzlich versalzen, und abgesehen davon, daß das auch sehr schädlich war, fragte ich mich des öfteren, ob ich für all das unnötige Salz mittlerweile nicht eine größere monatliche Summe hinblätterte als für unsere Wohnungsmiete. Wenn ich Isabella wegen ihrer Salzmanie zurechtwies, meinte sie nur: „Ich habe eben so ein gigantisches Verlangen nach Salz!"

Manchmal, so glaube ich, kochte sie absichtlich miserabel, um endlich die von ihr geforderte Haushaltshilfe zu erhalten. In diesem Punkt gab ich erst nach, als die Speisen tatsächlich ungenießbar wurden. Schließlich war es schon eine Leichtsinnigkeit von mir gewesen, Isabella eine Putzfrau zu genehmigen. Diese hatte ich ihr ausgesucht, da ich immer schon größten Wert auf Sauberkeit legte, aber Isabella nur herumschmierte und den Dreck, wie mir schien, gleichmäßig in den Räumen verteilte, anstatt ihn zu beseitigen.

Glücklicherweise spielte mir das Schicksal die resolute und reinliche Donata in die Arme. Sie war eine sehr interessante, temperamentvolle und verführerische Frau, das Gegenteil von Isabella. Ihre Anziehungskraft war gewaltig, ihr Sex-Appeal umwerfend, und obendrein hatte sie auch noch eine dämonisch-vamphafte Note. Das alles zusammen hatte für mich eine explosive Mischung, die mich außerordentlich reizte. Aber ich brachte es trotzdem nicht fertig, mich dermaßen unstandesgemäß in eine Affäre zu werfen. Ich versuchte kühlen Kopf zu behalten, während die Hitzewellen meinen Unterleib heimsuchten, wenn Donata in ihrem leicht durchsichtigen Kittel in meiner Praxis saugte und wischte. Donata bekam mehr oder weniger ungewollt die tatkräftige Unterstützung von Isabella, denn die hatte solche Angst vor den - meiner Meinung nach vollkommen begründeten - Zurechtweisungen des attraktiven Rasseweibs, daß sie jeweils vor deren Eintreffen auf größtmögliche Reinlichkeit achtete und die Wohnung einer Erstsäuberung unterzog.

Wie ich meine, ist eine solche Aktion, nämlich das Putzen vor dem Eintreffen der Putzfrau, kaum an Perversion zu überbieten. Aber Isabella wusch sich ja auch das Haar, bevor sie zum Friseur ging, weil sie nicht ungepflegt erscheinen wollte. Und sie wusch es abermals, sobald sie vom Friseur zurückkam, weil ihr die neue Frisur stets mißfiel oder einfach nicht behagte. Soweit ich informiert bin, geht man zum Friseur, um sich eben genau dort pflegen und verschönern zu lassen. Isabella jedoch trippelte aufgestylt dorthin und steckte dem Figaro einige große Scheine zu, um kurz danach völlig versaut wieder zurückzukehren. Das alles war befremdlich, aber meine Frau sollte in den kommenden Jahren noch so manches tun, was einen braven Durchschnittsbürger zum Erstaunen und Kopfschütteln treibt.

Ein weiterer Anlaß unserer Geldstreitigkeiten war die Bekleidungsfrage. Ich selbst benötigte außer meines Arztkittels nicht viel Kleidung, während Isabella ihre Garderobe kiloweise einkaufte. Ja richtig, kiloweise! Ich muß es so nennen, denn etwas anderes als ein mächtiges Gewicht, das mein Bankkonto vehement nach unten drückte, konnte ich in ihren unsinnigen und teuren Einkäufen nicht erkennen. Ihre kostspieligen Umstandsmoden hingen nach den beiden Schwangerschaften nutzlos im Schrank und wurden trotz meiner Ermahnungen nicht mehr angezogen, geschweige denn aufgetragen. Eine derartige Verschwendung ist mir unerklärlich, ja nicht nur das, sie erscheint mir lasterhaft.

Ein weites Kleid paßt doch logischerweise auch dann noch, wenn der Körper dünner geworden ist. Wäre es umgekehrt, so daß ein Kleid zu eng wurde, weil eben der Leib angeschwollen ist, so müßte man über diese Fakten nicht lange diskutieren. Ich warf doch schließlich meinen neuen Mercedes nach zwei Probefahrten auch nicht auf den Schrottplatz, nur weil er mir aus einer Laune heraus plötzlich zu voluminös vorkam! Wie dem auch sei, Isabella hatte den krankhaften Drang, aufwendige Roben zu astronomischen Preisen zu kaufen, die aber keineswegs einen verschönernden Effekt an ihr zeigten. Irgendwie sah sie in ihrer Kostümierung trotz ihres ganzen Ornats, ihrer Wamse, ihrer Kreolinen oder ihrer wie auch immer gearteten Tracht so aus, als trüge sie eine künstlich aufgeputzte Kutte.

KAPITEL 2

Wenn man Clemens heute erlebt, könnte man meinen, ich wäre damals geistig nicht zurechnungsfähig gewesen, als ich mich in ihn verliebte. Aber zu meiner Entschuldigung muß ich sagen, daß er damals bei weitem nicht so schlimm war wie heute. Allerdings war es auch keine Liebe auf den ersten Blick. Clemens war bitterernst, völlig uncharmant und außerdem viel zu steif und formell, um Emotionen zuzulassen. Eigentlich kam er mir ziemlich arrogant vor und er wirkte auf mich, als ob er sich in einer Art Totenstarre befände. Dennoch machte er als Arzt eine gute Figur, arbeitete gewissenhaft und sah leider sehr gut aus, was wohl den Ausschlag gab, daß ich ihm letztlich doch sehr zugetan war. Irgendwie tat er mir auch leid, weil er gar so verkorkst war, und ein wenig reizte mich außerdem das Klischee „kleine Krankenschwester und großer Arzt". Aber eigentlich hätte mich schon damals so manches an ihm nachdenklich und wachsam machen müssen.

Schon bei unserem ersten Rendezvous im Café bezahlte ich seinen Kuchen mit, weil er keine Anstalten machte, seine Geldbörse herauszunehmen. Fälschlicherweise hielt ich ihn nur für einen sparsamen Mann, der aus irgendwelchen Gründen in eine Finanzkrise geraten war. Viel zu spät brachte ich in Erfahrung, daß er sehr wohl über Geld verfügte, sogar über beträchtliche Summen, daß er jedoch ein erbärmlicher Geizhals war. Auch später während all den Jahren unserer Ehe sprach er nur von seinem Geld, anstatt es das unsrige zu nennen. Dagegen bezeichnete er unsere beiden Töchter durchwegs als meine Kinder, so als ob sie mir völlig ohne sein Zutun vom Himmel herab in den Schoß gefallen wären.

Er stellte sich furchtbar an, als ich ihm nach wenigen Wochen unserer Beziehung mitteilte, daß ich schwanger war. Mit allen Mitteln versuchte er, sich aus der Sache herauszureden und sich seiner Verantwortung zu entziehen. Um sich von seinen angehenden Vaterschaftspflichten zu befreien, war ihm wirklich keine Ausrede zu dämlich. Zunächst ließ er mich wissen, daß er sich nicht mehr genau an jenes unselige Beisammensein erinnern könne und daß ihm die Vorstellung seltsam vorkomme, daß wir einen so engen Kontakt gehabt haben sollen. Beim nächsten Mal war er so unverfroren, mir einreden zu wollen, daß er sich damals gar nicht in seinen fruchtbaren Tagen befunden hätte. Zuerst verblüfften mich diese Worte, aber dann erholte ich mich doch schnell wieder und bezeichnete ihn als medizinische Kuriosität mit gefährlichen Verfallserscheinungen. Das ging ihm sehr nahe, so daß er nicht weiter auf diesem Unsinn bestand und sich dann plötzlich den Anschein gab, als ob er nur gescherzt hätte. Clemens und Scherze! Ich kannte ihn zwar noch nicht lange, aber ein Scherz von Clemens war ganz und gar unvorstellbar und beinahe schon abartig.

In den darauffolgenden Wochen begann er argwöhnisch herumzurechnen, und selbst als unsere Tochter Elvira schon geboren war, rechnete er noch immer. Im Gegenteil, ich hatte sogar das Gefühl, daß er sich ab diesem Zeitpunkt erst richtig in seine Rechenkünste hineinsteigerte. Als er nach einigen Monaten seine mathematische Tätigkeit langsam zu reduzieren begann, war ich bereits zum zweiten Mal schwanger. Dann begann er erneut zu rechnen, viel zu fragen und mich argwöhnisch ins Kreuzverhör zu nehmen. Es kam ihm wohl nicht so recht in den Sinn, das Heiraten zu erwähnen. Aber nachdem ich ein Telefonat mit seiner Mutter geführt hatte, drängten seine Eltern bald nachhaltig darauf, daß Clemens geordnete Verhältnisse schaffen sollte.

„Meine Eltern kommen nicht für die Kosten unserer Eheschließung auf. Aber hierzulande ist es doch ohnehin üblich, daß die Eltern der Braut die Heirat ausrichten." sagte er eines Tages zu mir, ohne daß wir jemals über das peinliche Thema der Eheschließung gesprochen hätten. Aber da war er nun offensichtlich, der Heiratsantrag!
„Hierzulande ist dieser Brauch schon weitgehend abgeschafft worden. Die Brautleute zahlen selbst, außer sie haben gönnerhafte Verwandte." antwortete ich ihm.
„Dann wird es nur eine Feier im kleinsten Kreise geben." meinte Clemens bestimmend, da ihm meine schwache Finanzlage hinreichend bekannt war.

Als ich wieder einmal das Wort Hochzeit in den Mund nahm, wurde ich von meinem Bräutigam eines Besseren belehrt.
„Hochzeit möchte ich das nicht nennen, was sich bei uns abspielt. Hochzeit ist ein Ausdruck für höchste Herrlichkeit, und die kann ich bei uns nirgends entdecken. Wir heiraten, weil es die Umstände erfordern, und nicht deshalb, weil wir in Euphorie und Ekstase geraten sind."
So oder ähnlich hörten sich die steten Aufklärungen meines zukünftigen Mannes an, trocken, nüchtern, humorlos und schroff. Was die Brautmode betraf, so wurde dieses Thema von mir niemals angeschnitten, jedoch von Clemens immer wieder aufgeworfen. Er gab mir deutlich genug zu verstehen, daß er eine schlichte Braut ohne viel Dekoration wünschte, denn jede Rüsche und jeder überflüssige Knopf hätte ja in seinen Augen schon wieder Mehrkosten bedeutet. Da ich ohnehin in Umstandsmoden heiraten mußte, war die Auswahl an schicken Brautkleidern nicht gerade umwerfend. Das zwang mich zu mehr Bescheidenheit, Anspruchslosigkeit und Geradlinigkeit, als ich es jemals beabsichtigt hatte, wenn ich nicht wie ein überdimensionales und verkitschtes Baby aussehen wollte.

Das Hochzeitsmenü war ein Gesprächsstoff, der viele Abende füllte. Ich wollte mit Champagner und Appetithäppchen beginnen, dann eine leichte Vorspeise aus Meeresfrüchten, gefolgt von dem Hauptgang, Filet Wellington. Zuletzt sollte es einen Dessertteller mit Espresso als krönenden Abschluß geben. Das war nicht allzu üppig und hatte doch einen unbestreitbar festlichen Charakter.

„Es ist nicht gut, wenn man anfangs schon Alkohol trinkt. Zu Beginn ist jeder durstig, da ist es besser, Wasser zu trinken, als ziellos eine Menge Champagner hinunterzukippen. Gegen ein paar kleine Häppchen ist nichts einzuwenden."

Na, da hatte ich aber Glück! Allerdings machte mich die ungewöhnliche Großzügigkeit der letzten Worte schon wieder stutzig. Bald stellte sich heraus, daß Clemens unter den kleinen Häppchen nicht etwa Lachsröllchen oder Wachteleier mit Kaviar verstand, sondern ganz einfachen Pumpernickel mit Frischkäse und Radieschen.

„Warum denn Meeresfrüchte? Ich möchte etwas Frisches und Landestypisches, und wir wohnen nun mal hier im Alpenvorland. Weit und breit kein Meer, kein Fisch, kein Hummer, keine Muschel und was sonst noch alles. Oder hast du hier in München schon einmal das Meeresrauschen gehört? Hier gibt es Suppen, Knödel und Salat. Das tut´s doch auch. Und dieses aufwendige Filet Wellington gehört auch nicht hierher, sondern auf die andere Seite der Erdkugel. Bei uns gibt es entweder Hähnchen, Schnitzel oder Braten, danach ein paar Kugeln Eis. Fertig!"

Nach diversen Zänkereien einigten wir uns darauf, Eltern, Geschwister und die engsten Freunde einzuladen. Clemens hatte keine Geschwister, vermutlich weil sein Vater früher auch überall gespart hatte und im Grunde der gleiche Geizkragen war wie sein Nachkömmling. Wie ich erfuhr, hatte Clemens zwei Studienfreunde, die er allerdings nicht einladen wollte.

„Ich weiß, welche Riesenportionen sie verdrücken, besonders wenn sie nicht selbst bezahlen müssen. In solchen Fällen sind sie sogar schier unersättlich wie hundertköpfige Raupen. Ich habe noch nie von den beiden finanziell in irgendeiner Weise profitieren können. Außerdem sind sie unfähig, einen Hummer von einem Hackbraten und einen Leberkäse von einem Lammrücken zu unterscheiden. Weshalb sollte ich nun Kaviarperlen vor die Allesfresser werfen?" entrüstete er sich.

Diese fadenscheinigen Einwände konnte ich nicht akzeptieren, weshalb ich mich einfach darüber hinwegsetzte und an die beiden vermeintlichen Schädlinge Einladungen verschickte.

Überhaupt ließ ich Clemens viel reden und organisierte letztlich alles genauso, wie ich es haben wollte. Auf der Hochzeitsfeier schmeckte es ihm trotz allem ausgezeichnet, obwohl er sich während der Mahlzeiten öfter andeutungsweise an die linke Brust griff, an deren Innenseite sich seine Brieftasche befand. Das war besonders dann der Fall, wenn er seine beiden Freunde beim Essen beobachtete, die sich in Genießerlaune gerne immer wieder auf ihren Teller nachlegen ließen und eine Flasche Champagner nach der anderen bestellten. Am Hochzeitstag selbst hielt Clemens bis auf sein Jawort erfreulicherweise meistens den Mund, wenngleich er den Reiskornregen vor dem Standesamt deutlich hörbar als haarsträubende Verschwendung bezeichnete, was aber keinen der Anwesenden großartig zu wundern schien.

Wir lebten weiterhin in München, bezogen aber eine Wohnung im selben Haus und im selben Stockwerk, in dem sich auch unsere neueröffnete Praxis befand. Während ich immer an einen gemeinsamen Aufbau, an eine gemeinsame Zukunft und auch an eine gemeinsame Praxis dachte, hatte Clemens ganz andere Pläne. Ich kam in seinen

Zukunftsentwürfen gar nicht vor, denn er wollte mich völlig aus „seiner" Praxis heraushalten.

„Kümmere dich um deine Kinder und bringe nicht meine Praxis durcheinander!" lauteten seine groben und abweisenden Worte. Anfänglich stellte er sich vor, daß ich die Praxisräume säubern sollte, damit er keine Putzfrau bezahlen mußte. Gott sei Dank, war er zu pingelig, als daß ich ihm etwas recht machen konnte. Aber dann stellte er das Ungeheuer Donata ein, eine herrische Frau in mittleren Jahren, vor deren Blicken und Worten ich mich fürchtete. Clemens ließ diesen Drachen sowohl die Praxis als auch die Wohnung putzen, was für mich alles andere als angenehm war. Oft packte ich die Kinder ein und verließ mit ihnen für mehrere Stunden die Wohnung, bis sich das Monstrum wieder entfernt hatte. Mehrmals versuchte ich, Clemens davon zu überzeugen, Donata gegen eine menschliche Putzfrau auszutauschen, aber da biß ich auf Granit. Der Drache Donata blieb.

Kochen war nie meine Lieblingsbeschäftigung, denn es war so gut wie unmöglich, für Clemens ein Essen zuzubereiten, mit dem er zufrieden war. Einmal war es ihm nicht ästhetisch genug, weil der Blumenkohl eine Spur zu gelb, der Spinat zu lappig oder das Fleisch zu blaß erschien. Ein anderes Mal kritisierte er, daß der Speiseplan zu einfältig, die Suppe zu fade oder der Salat zu salzig war. Beim Fleisch konnte ich es ihm nie recht machen. Kaufte ich es im Supermarkt, fragte er, ob ich ihn mit dem üblen Zeug vergiften wolle. Holte ich es beim Metzger, dann sprach er von der horrenden Summe, die es gekostet hatte. Kaufte ich es dagegen beim Metzger und schwindelte ihm vor, es sei dort ausnahmsweise im Angebot gewesen, dann war er argwöhnisch und wollte genaueste Auskunft darüber, wieso ein Qualitätsfleisch dermaßen billig abgestoßen wurde.

All diese Umstände brachten mich dazu, daß ich eines schönen Tages keinen Kochtopf und keine Bratpfanne mehr berührte. Ich sagte Clemens, wir würden ab jetzt nur noch zum Essen ausgehen oder kläglich verhungern. Selbstverständlich war er viel zu geizig, um die Gastronomie an ihm verdienen zu lassen. Andererseits fürchtete er sich zu sehr vor dem Tod, als daß er verhungern hätte wollen. Folglich blieb ihm nur noch die Möglichkeit, sofort eine Haushaltshilfe einzustellen, die einmal täglich für uns kochte. Eifrig instruierte er Frau Wegener, in welchen Läden sie sich zum Einkaufen herumbewegen durfte. Er wollte die beste Ware zum kleinsten Preis, versteht sich. Natürlich meckerte er auch an Frau Wegeners Essen herum, aber jene hörte es nicht mehr, weil sie zur Essenszeit bereits unsere Wohnung verlassen hatte, und mir war es irgendwann einfach egal.

Unsere Praxis, oder vielmehr die meines Mannes, lief nicht schlecht. Aber Clemens war selten mit seinen Einkünften zufrieden und weigerte sich, seine Tätigkeit einem blühenden Geschäft gleichzusetzen. Anfangs erweiterte sich der Patientenstamm zwar nur zögerlich und zäh, aber Clemens sann auf Abhilfe, indem er die vorhandenen Patienten so häufig wie möglich zur Konsultation bestellte. Er empfahl den Kranken und auch den Nichtkranken, in zwei, drei Tagen wiederzukommen. Als sich aber nur wenige an diesen Ratschlag hielten, ging Clemens dazu über, den anstehenden Wiederholungsbesuch mit eindringlichen und drastischen Worten vorzuschreiben. Das Diktatorische und Tyrannische kam viel besser an als die Empfehlungen der Vorzeit, denn mindestens zwei Drittel aller wirklich Kranken und auch der Pseudopatienten saßen wenige Tage danach wieder im Wartezimmer. Um auch die übrigen dreiunddreißig Prozent der widerspenstigen Patienten von der Dringlichkeit eines Folgetermins zu überzeugen, drohte Clemens sowohl mit den fürchterlichsten Krankheiten als auch mit dem möglichen Tode. Ab da lief es dann ganz prächtig!

Den abtrünnigen Patienten, Deserteuren und Fremdgehern ließ er mitteilen oder auf der Rechnung vermerken, daß ihre Behandlung noch lange nicht abgeschlossen sei und daß sie ihre Gesundheit leichtfertig aufs Spiel setzten. Großen Eindruck hinterließen die der Rechnung beigelegten, sehr wirkungsvollen Hinweiszettel wie „Denken Sie an Ihr schlechtes Blutbild!", „Cholesterin fördert den Herzinfarkt!", „Das kleine Muttermal von heute - der Krebs von morgen!", „Vergessen Sie manchmal etwas? - Alzheimer läßt grüßen!" oder „Ein geschwächtes Immunsystem - der Grundstein für Aids!" Ließ sich trotz der aufwendigsten Untersuchungen bei einem finanzstarken Patienten wirklich kein neues Leiden mehr finden, blieben immer noch die unzähligen Schutzimpfungen, mit denen mein Mann seinen Finanzspiegel heben konnte.

KAPITEL 3

War meine Frau von jeher schon ein recht befremdlicher Mensch, so entpuppte sie sich während unserer Ehe aus mir nicht einsehbaren Gründen erst recht als schrulliges und bizarres Geschöpf. Ihre beiden Töchter waren kränklich, obwohl ich sie gern und reichlich mit den besten und neuesten schulmedizinischen Präparaten versorgte. Manche dieser kunstvollen Zubereitungen mögen vielleicht von ihren Herstellern nicht ganz ausgegoren in den Handel gebracht worden sein, aber das konnte nie und nimmer der Grund für den schlechten Gesundheitszustand der Kinder sein.

Kauzig wie Isabella war, trat sie eines Tages mit der abwegigen Idee an mich heran, die Kinder in die Hände eines namhaften Kollegen zu geben, anstatt mich an ihnen herumdoktern zu lassen. Das letzte Wort entlockte mir selbstverständlich nur ein überlegenes Grinsen, da Isabellas schmähenden und diskriminierenden Äußerungen stets nur von ihrer eigenen Unkenntnis und Unfähigkeit zeugten.
„Wie heißt dein Wunderarzt?" fragte ich lakonisch.
„Professor Beutelschneider." kam spitz und kalt die Antwort.

Ich hatte noch nie von ihm gehört, und obwohl ich diesen Kerl nicht kannte, löste der Name in mir höchste Alarmstufe aus. Mir wurde speiübel, und kalter Schweiß brach mir aus den Poren. Schnelles, kompromißloses Handeln war jetzt wichtig. So fertigte ich dieses unliebsame Thema kurz und bündig ab, indem ich mit leichtem Hohn in der Stimme sagte: "Du wirst doch nicht glauben, daß deine Kinder gesünder werden, wenn sie ihre Antibiotika-Rationen nicht mehr von mir, sondern von diesem Professor ..., äh, erhalten!"

Beim besten Willen brachte ich es nicht übers Herz, diesen Namen auszusprechen, weil mich schon allein beim Darandenken ein äußerst negatives Gefühl beschlich, so als müßte ich meine Brieftasche krampfhaft mit beiden Händen festhalten.
„Beutelschneider heißt er!" schrie sie mich an, sauste hinaus und knallte die Tür zu.
Was konnte ich denn dafür, daß der werte Kollege so einen verdrießlichen Namen hatte, der einem gut und gern den ganzen Tag und noch vieles mehr verübeln konnte!

Als die beiden Mädchen drei und vier Jahre alt waren, wurden sie von Isabella halbtags in den Kindergarten abgeschoben. Ich empfand das als eine rüde Maßnahme, denn zu Hause wären sie weit besser und noch dazu kostenfrei aufgehoben gewesen. Ab dieser Zeit begann sich ein ganz unschönes, mißtönendes Verhältnis zwischen mir und meiner Frau aufzubauen. Das lag nicht zuletzt auch daran, daß sie an ihrer Selbstverwirklichung arbeitete, wie sie diesen grauenhaften Zustand nannte.

Bald kam mir bestürzt zu Ohren, daß sie eine jener unseligen Heilpraktikerausbildungen begonnen hatte, die in den letzten Jahren bei allen verkrachten Existenzen äußerst populär geworden waren und beinahe volkstümlichen Charakter trugen. Für die daraus resultierende „Expertenschwemme" bestand kein realistischer Bedarf, so daß es diesen Fachgrößen zwangsläufig so ergehen mußte wie den Lemmingen, jenen konfusen skandinavischen Wühlmäusen, die einer Schnapsidee nachjagen und sich dabei jährlich zu Abertausenden im Meer ertränken.

Die Heilpraktikerausbildung jedenfalls bot allen Blindgängern für eine begrenzte Zeit einen rettenden Strohhalm, an den sie sich vorübergehend klammern konnten, bis sie danach mangels Patient und mangels Geld endgültig in einem Ausläufer des Bermudadreiecks, also im Nichts, verschwanden. Da sieht man schon den ganzen Unsinn der Berufsbezeichnung, denn ein Praktiker ist jemand, der etwas ausübt, handhabt oder tätig ist. Indes haben sämtliche Heilpraktiker, die ich zwangsläufig und unfreiwillig kennenlernte, nicht praktiziert, vielmehr haben sie sogar niemals damit begonnen und paradoxerweise damit aufgehört, ohne jemals damit angefangen zu haben. Das klingt alles recht widersprüchlich und unlogisch, aber was ist von dieser Berufssparte anderes zu erwarten? Man könnte allenfalls dazu übergehen, sie in diesem Stadium Heiltheoretiker zu nennen, bis sie sich irgendwann unvermeidlich zu einem Praktiker entpuppt haben.

Nun also fieberte meine Frau daraufhin, den schnöden Titel des Heilpraktikers zu erwerben und dem gleichnamigen lausigen Berufsstand anzugehören. Das wäre bereits Grund genug zur Scheidung gewesen, aber ich hatte einfach zuviel zu tun, um mich mit Isabella im tiefen Sumpf eines Trennungsspektakels herumzubalgen. Und dummerweise hoffte ich noch darauf, daß meine Frau eines Tages wieder zur Besinnung käme. Einige Monate vor ihrem Prüfungstermin, dem ich nicht gerade froh gesonnen entgegenblickte, hatte ich plötzlich eine Eingebung. Mein Freund Sven war Amtsarzt und in dieser Eigenschaft auch Prüfungsvorsitzender. Also lag es doch sehr nahe, daß ich ihn aufsuchte und - unter strengster Geheimhaltung natürlich - mit ihm über mein Problem sprach. Ich ließ mir einen ganz offiziellen Termin bei ihm geben und machte ihm im Gesundheitsamt meine Aufwartung.

„Hallo Clemens!" begrüßte er mich. „Schmeckt dir heute die Arbeit nicht, da du zu mir kommst?"
Was für ein dummes Geschwätz! Als ich noch nach einer passenden Antwort suchte, redete er zu meiner Erleichterung schon weiter und bot mir einen Platz an.

„Das Hochzeitsessen war damals ganz prima. Liebe geht eben durch den Magen, nicht wahr? Na, wie bekommt dir die Ehe? Wie lange ist es schon wieder her, seit ich dein Hochzeitsmahl genießen durfte?"
Ich lehnte es ab, jemals einen sogenannten Hochzeitstag zu feiern, der unbestreitbar nur mit unnötigen Auslagen der männlichen Seite verbunden war, und mußte deswegen jetzt das Alter der Kinder zu Hilfe nehmen, um gedanklich an die Jahreszahl jenes leichtfertigen Geschehens heranzukommen.
„Warte mal, Elvira ist fast sechs, also sind es jetzt fünf Jahre." sagte ich.
„Eine Tasse Kaffee gefällig?" fragte Sven und brachte mich dadurch völlig aus dem Konzept.
Ich nickte beiläufig und fragte mich, wann ich wohl zum eigentlichen Thema kommen würde.
„Das war damals schon ein harter Brocken, daß Isabella gleich noch ein zweites Mal schwanger wurde, nicht? Da hast du schwer daran gekaut, soweit ich mich erinnere." sülzte er, wobei ich eine leichte Schadenfreude herauszuhören glaubte.
„Ja, ja." gab ich nur kurz bei, um dieses sinnlose Gerede abzuwürgen.
„Aber nichts wird so heiß gegessen, wie es gekocht wird. Das hat sich ja alles gelegt. Wie geht es dir denn?" plapperte er weiter.
„Hm, ja, soweit ganz gut." steuerte ich die üblichen Floskeln bei.
„Mensch, das geht runter wie Öl!" rief er plötzlich begeistert und beinahe schon applaudierend aus, was meiner Meinung nach völlig unpassend war. Verdammt noch mal, was war denn das für ein Gewächs?!
„Und hast du immer noch Appetit auf junge Häschen?" kicherte er vielsagend.
„Sven, ich bin verheiratet!" antwortete ich streng.
„Kann ja sein, aber die jungen Dinger haben dir immer besonders gemundet. Die Katze läßt das Mausen nicht! Ha, ha, ha!"

Wo war ich eigentlich hingeraten? Sven war ja zu einem ziemlichen Haudegen geworden.

„Sven, ich bin gekommen, weil meine Frau ....hm, hm,...weil meine Frau - "

„Trägt sie etwa schon wieder eine Leibesfrucht?" fragte er ziemlich blöde.

„Nein, noch viel schlimmer. Sie will die Heilpraktikerprüfung machen."

Peinliches Schweigen. Betretenes Herumsehen. Rühren in der Kaffeetasse, die schon fast keinen Inhalt mehr aufwies.

„Sven, verstehst du?" fragte ich ihn mit eindringlicher Stimme.

„Ja, ja, natürlich." gab er lapidar zu.

„Sven, ich brauche deine Hilfe." flehte ich ihn nun schon beinahe an, damit er endlich mal den Ernst der Lage begreifen sollte.

„Dann laß mal hören." seufzte er eher abwehrend, als daß er ein offenes Ohr zeigte.

„Kannst du dir vorstellen, wie schlimm es für mich ist, daß meine Frau so etwas macht? Ich habe ihr dringend davon abgeraten, aber sie hört nicht auf mich."

„Mit Isabella ist nicht gut Kirschen essen, was? Aber sie hat die richtige Würze, oder nicht?"

„Ja, ja, das auch. Aber darum geht es jetzt nicht. In drei Monaten ist die Prüfung, und die ist hier in deinem Bereich. Kannst du etwas daran drehen?"

Sven spitzte albern die Lippen zusammen, holte sich verlegen wie ein kleines Kind ein Bonbon aus der Schublade und begann dann mit: „Nun, lieber Clemens..."

Die Erfahrung hatte mich gelehrt, daß bei einem solchen Anfang meistens nichts mehr Gescheites nachkam, was sich auch diesmal bald bestätigen sollte. Zunächst lutschte Sven mit Hingabe an seinem lächerlichen Bonbon herum und fuhr dann nach einer langen, absolut deplazierten Pause mit einer ebenso unpassenden Getragenheit weiter.

„Also, an der schriftlichen Prüfung läßt sich rein gar nichts manipulieren, wenn du das meinst. Im Mündlichen könnte ich mich für Isabella einsetzen, wenn die Angelegenheit auf der Kippe steht."
Sven verschränkte protzig und mit widerwärtiger Zufriedenheit die Arme und zeigte sein gönnerhaftes Grinsen, das mir schon in der Schule verhaßt war. Nicht umsonst hatte ich ihn für einen ziemlichen Lackaffen gehalten.

„Moment mal, was meinst du damit, daß du dich für Isabella einsetzen könntest?" fragte ich skeptisch.

„Nun, ich könnte dem Schicksal etwas nachhelfen und Isabella durch die mündliche Prüfung bringen, vorausgesetzt, sie hat entsprechende Kenntnisse."

„Habe ich mich jetzt verhört?" fragte ich verwirrt.

„Clemens, ich verstehe dich jetzt auch nicht mehr." faselte Sven nun etwas hilflos.

„Sven, ich möchte, daß Isabella durch die Prüfung fällt!" herrschte ich ihn jetzt beinahe an. Eindringlich sah ich Sven an, um sicher zu gehen, daß er mich richtig verstanden hatte. Zuerst vergaß er, den Mund zuzumachen, dann strich er sich mit fahrigen Gesten seine wenigen Haare zurecht.

„Du willst was?" rief er aus, während sein Hals doppelt so lang zu werden schien.

Aha, jetzt hatte er es kapiert! Ich nickte und lächelte.

„Clemens, das muß ich jetzt erst verdauen." stammelte er, ging zu einem der Stahlschränke und holte eine Flasche Cognac heraus.

„Auch ein Gläschen?" fragte er und brachte dann, ohne abzuwarten zwei Schwenker heran.

„Das muß ich mir jetzt erst auf der Zunge zergehen lassen!" seufzte er schwer. „Ich ging vom genauen Gegenteil aus. Aber du verzehrst

dich aus Angst, deine Frau könnte die Prüfung schaffen. Das ist ja ein Ding!" Er lachte zuerst lauthals, dann immer leiser. Zuletzt kicherte er fröhlich und leicht dümmlich in sich hinein. Schließlich prostete er mir vergnügt zu.
„Jetzt wollen wir uns erst mal stärken und den Cognac einverleiben." meinte er dann gelöst und zog das Destillat genießerisch in sich hinein. Ich kippte den meinen weg, um wieder freie Hand zu haben.
„Wieso, um Gottes willen, soll Isabella durch die Prüfung fallen? Frißt dich die Eifersucht auf ihre bevorstehende steile Karriere, oder was stört dich daran?" lispelte er nun angesäuselt und lachte sich über seinen eigenen Witz halbtot.

„Sven, verstehst du denn nicht? Ein Arzt und eine Heilpraktikerin, das paßt doch nicht zusammen! Das ist ungefähr so, - wie soll ich sagen, - als ob ein Rasenmäher mit einem Staubsauger...Nein, vergiß es! Das ist kein guter Vergleich. Wenn du zum Beispiel ein Pelzhaus hast und die teuersten Pelze verkaufst, wie etwa Chinchilla..."
Ich mußte mich wahnsinnig darauf konzentrieren, daß Sven wirklich alles kapierte. Jetzt nach dem Cognac blickte er tatsächlich noch dämlicher drein als zuvor, obwohl ich eine Steigerung vorher für kaum möglich gehalten hatte.
„Also, paß auf Sven. Du verkaufst einen Chinchilla nach dem anderen, und deine Frau weigert sich, so etwas zu tragen. Statt dessen läuft sie in einem Mäusepelz herum."
„Mäusepelz? Das gibt es doch gar nicht!" eiferte sich Sven bestürzt. Entweder hatte er heute schon mehrere Gläser Cognac getrunken, oder ich hatte offenbar vergessen, wie beschränkt er war.
„Sven, das ist doch nur ein Beispiel. Oder stell dir vor, du führst ein Nobelrestaurant mit der höchsten Auszeichnung, also mit drei Sternen, während deine Frau eine Würstchenbude am Bahnhof betreibt."
„Das ist bitter!" stöhnte Sven, so als ob er es jetzt wirklich verstanden hätte.

„Das ist nicht nur bitter, das ist geschäftsschädigend, diskriminierend und ruinierend." rief ich aufgebracht aus und blickte in Svens glasige Augen, deren Blick ins Leere ging.

„Clemens" schmunzelte er, „so wie ich die Sache sehe, brauche ich bei der mündlichen Prüfung rein gar nichts zu tun. Da bin ich auch froh darüber, sonst hätte das schlechte Gewissen an mir genagt. Wir können alles so laufen lassen, wie es ist. Die beisitzenden Heilpraktiker des Prüfungsausschusses sind wie die Hyänen darauf aus, die Prüflinge zuerst kräftig zappeln und dann ordentlich scheitern zu lassen. Sie sind mit ihren Fragereien so fies und ätzend, daß sie 95 Prozent der Prüflinge durchsausen lassen."
„Wieso denn das?" fragte ich jetzt entsetzt.
„Fut-ter-neid." Seine Artikulation war irgendwie hanebüchen.
„Damit hätte sich mein Problem erledigt." sagte ich erleichtert, stand auf und verabschiedete mich. Sven klomm ächzend aus seinem Stuhl hoch und tätschelte unbeholfen meine Schulter.
„Also dann, bis zum nächsten Mal, Clemens. Und vernasche mir nicht zu viele Häschen!"
Ich war todfroh, als ich draußen war. Obwohl ich gelegentlich den Eindruck verspürte, daß Sven den Ernst der Lage begriffen und die Sachlage richtig erfaßt hatte, blieben nagende Zweifel. Wenn ich unser Gespräch nochmals überdachte, dann hatte doch Sven von seinem ganzen Gerede her vom ersten bis zum letzten Wort - man verzeihe mir den Ausdruck - nur ausschließlich ans Fressen, Saufen und andere Genüßlichkeiten gedacht.

Drei Monate später bestand Isabella trotz allem ihre Prüfung und hatte jetzt ihren heißersehnten „Meistertitel" in der Tasche. Also hatten sich meine Befürchtungen bestätigt, daß Sven sich zum Zeitpunkt unseres heiklen Gesprächs gedanklich im Schlaraffenland befunden hatte. Er mußte auch jetzt noch irgendwo im Nirwana sein, denn er schickte Isabella in verschwenderischer Manier zur bestandenen Prüfung einen riesengroßen Blumenstrauß, wofür ich ihm am liebsten den Hals umgedreht hätte. Isabella lungerte ab diesem Zeitpunkt häufig, sogar an den Wochenenden, auf teuren homöopathischen Seminaren von billigen Schwätzern und Möchtegern-Medizinern herum.

Für all diejenigen, denen der Begriff Homöopathie nicht geläufig ist, möchte ich in der Kürze schildern, womit sie es hier zu tun haben. Homöopathie ist eine Irrlehre, die vor ein paar hundert Jahren erfunden wurde. Anstatt seiner Arbeit nachzugehen, die ihm aufgetragen war, laborierte ihr Erfinder mit Arzneistoffen herum. Eigentlich war er Arzt, was unserer Berufsgruppe wenig schmeichelt. Allerdings könnte man ihm zu seiner eigenen und unserer Ehrenrettung zugute halten, daß er sich zum Zeitpunkt seiner himmelschreienden Experimente schon in einem hohen Alter befand. Er war in einem Alter, in dem man normalerweise nicht mehr auf der Oberfläche dieser Erde zugegen ist. Für seine Präparate verwendete er gnadenlos und ohne Ausnahme alle Stoffe, die ihm gerade in die Quere kamen. Also nehme man zur Herstellung einer homöopathischen Arznei alles, was daherkommt, egal ob Pflanze, Mineral oder Tier. Das kann zum Beispiel der Straßenbelag sein, der Kalk an den Wänden, der Rost einer Eisenstange, Komposterde, Bauschutt, Gras, Baumrinde, Regenwürmer oder Tausendfüßler. All diese feinen Sachen hat der alte Herr damals bis zu seiner nahenden Ohnmacht im Mörser zerrieben, verdünnt, abermals zerrieben, wieder verdünnt und so weiter. Um ganz ehrlich zu sein, muß ich erwähnen, daß er flüssige Ausgangsstoffe nicht zerrieben hat, was allem Unsinn noch die Krone aufgesetzt hätte, sondern daß er diese verschüttelt hat. Verschüttelt, verdünnt, verschüttelt und wieder verdünnt.

Ja, soviel zur Homöopathie, die jedem normalen Menschen als Schabernack oder Hokuspokus dünken muß. Mittlerweile soll es inzwischen jedoch genügend Individuen geben, die fest und unbeirrbar daran glauben, ja sogar fanatisch darauf schwören.

Was nun die eingefleischten Homöopathen anbelangt, die Therapeuten also, die mit der soeben beschriebenen Methode Krankheiten zu kurieren beabsichtigen, so sind jene geradezu von befremdlicher Merkwürdigkeit. Sie haben keine eigene Meinung und keine eigenen Entwürfe oder Ideen, sondern berufen sich in allem, was sie tun, auf den großen Entdecker der homöopathischen Heilkunde, nämlich auf den zuvor bereits erwähnten Samuel Hahnemann. Sobald es um Krankheit oder Heilung geht, sind sie nahezu unfähig, einen Satz auszusprechen, in dem nicht der ehrenwerte Hahnemann zitiert oder angeführt wird. Das kommt einer Situation gleich, in der einem beispielsweise ein Stein auf den Fuß fällt, aber kurz nach dem ersten Schmerzensschrei gibt man weise von sich: „Das ist Newton! Schon Newton entdeckte das Gesetz der Schwerkraft. Es ist zutiefst erstaunlich, wie recht er doch hatte!"
So etwas Abwegiges macht natürlich kein Mensch, aber Homöopathen machen es so ähnlich.

KAPITEL 4

Es gab vieles, was mir schon in meiner Anstellung als Krankenschwester an der herkömmlichen Medizin und an den Ärzten mißfallen hatte. Clemens war kein bißchen anders als seine Kollegen, im Gegenteil, er war ein waschechter Verfechter der schulmedizinischen Lehre, die er bis aufs Blut verteidigte.

Damals in der Klinik wagte ich es noch nicht, meine Ansichten oder Bedenken über die ärztlichen Behandlungsweisen zu äußern, aber in unserer Praxis konnte ich des öfteren nicht darüber schweigen. Allzu leichtfertig wurde beispielsweise mit Antibiotika umgegangen, was in mir schlechte Gefühle weckte und mich intensiv an der Richtigkeit dieses Vorgehens zweifeln ließ. Schon allein der Name Antibiotika verhieß ja nichts Gutes und besagte, daß es sich dabei um einen „Lebensgegner" handelte. War es nicht sehr kurzsichtig, anzunehmen, daß dieser Stoff nur den Krankheitserregern schaden konnte und daß er dabei den menschlichen Organismus nicht ebenfalls angriff? Sicherlich war der Mensch kompakter und widerstandsfähiger als ein Bakterium oder ein Virus, aber dennoch konnten wiederholte Einnahmen dieses Bekämpfungsmittels auch dem menschlichen Organismus schaden.

Machte ich meinem Mann gegenüber Einwände geltend, dann war die Hölle los. Clemens war uneinsichtig und wie verbohrt in seine Theorien. Er wehrte sich vehement gegen meine Ansichten und wurde dabei nicht selten ziemlich grob und verletzend. Einmal wollte ich ihm gegenüber eine junge Frau davor bewahren, daß ihr die Mandeln herausgeschnitten wurden. Da schrie er wie wild: „Wer

gibt in einem Handwerksbetrieb den Ton an, der Lehrling oder der Meister?"
„Wir sind kein Handwerksbetrieb!" widersprach ich erschrocken.
„Wer bestimmt bei der Mafia, wann, wer, wie und wo jemand zur Strecke gebracht wird? Der große Patron oder der kleine Killer?"
„Da hast du dir aber ein feines Ebenbild herausgesucht!" erwiderte ich, weil ich sonst an den unausgesprochenen Worten erstickt wäre. Das war anscheinend zuviel für ihn, denn er packte mich an den Schultern und schob mich schimpfend zur Tür hinaus.

Ab diesem Zeitpunkt beschloß ich, mich selbständig zu machen und dabei einen ganz anderen Weg einzuschlagen. Elvira und Iris waren halbtags im Kindergarten, so daß ich genügend Zeit hatte, um mich in einen neuen Beruf einzuarbeiten. Den Heilberuf hatte ich schon immer als meine Bestimmung angesehen, und so belegte ich Kurse in einer Heilpraktikerschule. Wie nicht anders erwartet, versuchte Clemens, mich mit schäbigen Äußerungen zu blockieren und mir mein Vorhaben wieder auszureden. Ich hatte zwar nie die Absicht, mit ihm zu konkurrieren oder seine Tätigkeit in den Schatten zu stellen, sondern ich wollte neben ihm eine Alternativmedizin praktizieren, mit der ich mich identifizieren und zu der ich mich offen bekennen konnte.

Den Anstoß dazu hatte ich bekommen, als Elvira und Iris in einen immer schlechter werdenden Gesundheitszustand abrutschten und keine Medizin ihnen helfen konnte. Elvira hatte laufend Halsschmerzen, und Iris litt unter häufig wiederkehrenden Mittelohrentzündungen. Da ich die Einstellung meines Mannes hinreichend kannte, ging ich mit den Kindern heimlich zu einem Homöopathen, der mir von einer Freundin empfohlen worden war. Der Homöopath machte mich darauf aufmerksam, daß die beiden Mädchen nach Einnahme ihres Medikaments eine Verschlimmerung ihres Krankheitszustandes erleben würden und daß sie in diesem Fall keine andere Medizin bekommen dürften. Statt dessen sollte ich mich im akuten Zustand mit ihm in Verbindung setzen.

Nun, es traf so ein, wie der Homöopath es mir geschildert hatte. Eines Nachts schrie Iris fürchterlich, weil sie Ohrenschmerzen bekommen hatte. Clemens hörte sowieso nie auf Kindergeschrei, was es mir in diesem Fall leicht machte, weil er sich nicht einmischen konnte. Ich stand auf, rief trotz später Stunde bei unserem Therapeuten an und gab Iris die verschriebene Arznei. Dann blieb ich so lange bei ihr, bis sie endlich wieder einschlafen konnte. Am nächsten Tag begann das schmerzhafte Ohr zu eitern, was Clemens zum Glück auch nicht sah, weil er die Kinder nie genau anblickte. Und am übernächsten Tag war alles vorbei. Später gab es zwei ähnliche Vorfälle bei Elvira, und danach war auch sie erstaunlich gesund.

Wenn die Mädchen mal einen Schnupfen oder Husten bekamen, ließ ich Clemens nicht an sie heran, was allein schon zu ihrer Gesundung beitrug. Nur wenn die Symptomatik heftiger wurde und die Kinder unter ihrem Zustand zu leiden begannen, suchte ich meinen Homöopathen auf, der ihnen für das jeweilige Befinden ein passendes Arzneimittel verordnete. Veränderte sich danach das Krankheitsbild, bekamen die Kinder eine neue Arznei. Das lief alles so gut, daß ich immer mehr von dieser Heilmethode überzeugt war und nun selbst Homöopathin werden wollte.

Während meiner Ausbildung zur Heilpraktikerin lernte ich Ute und Käthi kennen. Ute war mir durch ihr struppiges Haar aufgefallen, das sie zwar kurz geschnitten hatte, das sich aber offenbar immer wieder verfilzte. Später erzählte sie mir, daß sie sehr unter ihren widerspenstigem Haar litt, das sich erst nach einer langwierigen Krankheit so entwickelt hatte. Nun versuchte sie es mit Haarcreme,

Bändern und Spangen zu bändigen, was aber jeweils nur einen kurzen Effekt brachte. Wenn mehrere Leute zugegen waren, verhielt sie sich zuerst immer schüchtern und zurückhaltend. Erst wenn sie einen gewissen Eindruck von allem gewonnen hatte und sich sicher fühlte, ging sie aus sich heraus. Mir gegenüber war sie offen und hilfsbereit, so daß sich sehr bald eine gute Freundschaft zwischen uns entwickelte. Seit dem Tod ihres Mannes war sie häufig alleine und war deshalb immer dankbar für Telefonate und kurze Treffen im Café, die auch mir eine willkommene Abwechslung boten.

Käthi war eine Kuriosität. Sie war von großem Wuchs, breitschultrig, stämmig und in ihrem Wesen sehr exzentrisch. Sommer wie Winter trug sie weite und lange, schlichte Gewänder, so daß sie wie eine Göttin aus der römischen oder griechischen Sage wirkte. Sie konnte keine Gummis oder Gürtel um ihren Bauch herum ertragen und hatte Angst, daß ihr etwas den Hals einschnüren könnte. Deshalb trug sie immer einen weiten Ausschnitt und hängende, lose Kleidung. Sie sträubte sich gegen Zugeknöpftes, gegen alles Einengende, gegen Hosen- oder Rockbund und gegen Gürtel. In ihrer Gegenwart kam ich kaum zu Wort, denn sie redete unentwegt und sorgte auf ihre espritvolle und geistesgegenwärtige Art stets für Unterhaltung. Wenn Käthi sich zu einer Gruppe gesellte, dann war sie der nimmermüde, robuste Motor, während all die anderen nur die hübsche Karosserie darstellten. Trotz ihres beachtlichen Umfangs und ihrer Leibesfülle war sie auch körperlich sehr rege und quirlig, wenngleich sie schnell ins Schnaufen und Schwitzen kam. Käthi war immer noch Junggesellin und hatte auch nicht die Absicht, daran in Zukunft etwas zu verändern, obwohl sie mittlerweile auf die Fünfzig zuging. Wir trafen uns gelegentlich zu einem Spaziergang durch den Englischen Garten, zu einem Einkaufsbummel oder zu einem Kinobesuch. In gewissen Zeitabständen lernten wir zusammen, fragten uns gegenseitig die prüfungsrelevanten Themen ab und bereicherten uns gegenseitig in unserem Wissen.

Der Lernstoff für die Heilpraktikerprüfung war sehr umfangreich und nahm den größten Teil meiner Zeit in Anspruch. Ich lernte soviel ich konnte, wann immer ich nicht für Elvira und Iris sorgen mußte. Die zwei Mädchen hatten Priorität, aber danach kam sofort meine Ausbildung an die Reihe. Von Clemens konnte und wollte ich keine Unterstützung erwarten, denn er hielt von meinem beruflichen Vorhaben rein gar nichts. Ich gewann sogar den Eindruck, daß er meine Pläne am liebsten untergraben hätte, weil ihm meine zukünftige Berufssparte nicht zusagte. Vielmehr hatte er Heilpraktiker offenbar zu seinen Lieblingsfeinden auserkoren, denen er, wo es nur ging, das Wasser abzugraben versuchte.

Die Prüfung selbst verlief etwas eigenartig. Ich hatte die schriftliche Prüfung bestanden und wurde danach routinegemäß zur mündlichen Prüfung vorgeladen. Damals wußte ich noch nicht, daß Clemens' alter Freund Sven als Amtsarzt die mündliche Prüfung abhielt. Ich hatte wohl im Zusammenhang mit dem Prüfungsgeschehen seinen Namen gehört, da es aber ein Allerweltsnamen war, dachte ich mir nichts dabei. Zwar war ich ihm nur ein einziges Mal, nämlich auf unserer Hochzeit, begegnet, aber als ich ihm dann während der Prüfung gegenübersaß, kam er mir spontan bekannt vor. Allerdings wollte mir nicht einfallen, wo ich diesen Mann schon gesehen hatte. Ich war leicht irritiert und hätte gern darüber gegrübelt, woher ich ihn kannte, mußte jedoch meine ganze Konzentration zusammennehmen, um mich auf die Prüfungsfragen zu konzentrieren.

Die Fragen der beisitzenden Heilpraktiker waren fallenreich und hinterlistig, so daß ich selbst meine gesamte eigene Trickkiste aufwenden mußte, damit sich der Fallstrick nicht um mich zog. Wenn der Amtsarzt eine Frage an mich richtete, blickte er mich nie direkt an, sondern sah immer über meinen Scheitel hinweg. Ich war verwundert, wieso dieser Knilch keinen Augenkontakt halten konnte.

Vor jeder seiner Fragen räusperte er sich, und während ich antwortete, nahm er jeweils einen Schluck aus seinem Trinkglas. Mitten in seiner Fragestellung versuchte er, den Satz aufs Eigenartigste umzuformulieren, so daß er zerrissen und unverständlich wirkte. Sogar die hinterhältigen Heilpraktikerkollegen drehten ihm erstaunt die Köpfe zu, wenn er wieder einen seiner Puzzlesätze herauswürgte. Ich konnte mir nur dadurch helfen, daß ich ihn aufforderte, die Frage zu wiederholen. Sollte er mich doch für begriffsstutzig halten, das war mir egal! Ich hatte schließlich ein Recht darauf, wenigstens die Frage sinngemäß zu verstehen. Als er anscheinend bemerkt hatte, daß er mit seinen üblen Machenschaften nicht durchkam, schwenkte er am Schluß der Prüfung um. Plötzlich konnte er normal reden, anständig formulieren und deutliche Fragen stellen. Entweder litt er an zerebralen Durchblutungsstörungen oder er war ein ganz gemeiner Schuft. Jedenfalls erkannte er mich wie durch ein Wunder bei der Verabschiedung wieder und sprach mich auf das köstliche Hochzeitsessen an.

Natürlich, das war Sven! Er mußte mich eigentlich schon am Anfang erkannt haben, da er doch meinen vollen Namen wußte. Komischer Kauz! Er war eben ein Freund von Clemens, was bereits alles sagte! Wie der Mafiaboß, so seine Killer!

KAPITEL 5

Mit mir sprach Isabella selbstverständlich nicht über ihre beruflichen Pläne oder gar über Homöopathie, aber ich hörte gelegentlich, wenn sie mit einer ihrer neugewonnenen Kolleginnen der Marke Tunichtgut telefonierte. Da sprachen sie geifernd von Spinnen, Schlangen, Echsen und anderem Viehzeugs, das einem das Blut in den Adern gefrieren ließ. Aber auch die anderen häufig diskutierten Arzneistoffe, wie zermatschte Flöhe oder Hundemilch, waren keineswegs appetitlicher oder vertrauenerweckender.

Es war kurz nach Isabellas bestandener Prüfung, als ich eines Tages den Staubsauger aus der Besenkammer holen wollte, weil mir ein Trinkglas zu Boden gefallen und zu Scherben gegangen war. Offensichtlich war das Gefäß schon vorher angeschlagen gewesen, jedoch hatte Isabella in ihrer Nachlässigkeit versäumt, es rechtzeitig auszumustern. Wären die Glassplitter nicht gar so gefährlich und unangenehm gewesen, hätte ich mich selbstverständlich nicht um diese niedere Tätigkeit bemüht. Vielmehr hätte ich darauf gewartet, bis Isabella vom Einkaufen zurückkam, damit sie die unheilvollen Früchte ihrer unentwegten Schlamperei selbst ernten konnte. So aber ließ ich mich herab, die Scherben höchstpersönlich zu beseitigen, was mir eine unangenehme Überraschung einbrachte.

Als ich das Kämmerlein betrat, gab es dort weder Staubsauger noch Putzeimer, Besen oder ähnliches Gerät. Statt dessen standen dort ein kleiner Tisch und ein Stuhl. Das Regal, in dem sonst allerlei Putzmittel aufbewahrt wurden, war mit Büchern gefüllt. Ich war perplex. Was hatte das zu bedeuten? Fassungslos stand ich da und konnte mir keinen Reim darauf machen. Gerade in diesem Moment kam Isabella mit einer Einkaufstasche und einer neuen Frisur zurück. Ihr Haar war jetzt flammenrot und ausgefranst wie ein alter Putzlappen. Immerhin stand jetzt wenigstens schon ein Reinigungsgegenstand zur Verfügung.

„Wie gefällt dir mein Studierzimmer?" fragte sie, als sie mich wie geschockt dort erblickte.

„Das kann doch nicht dein Ernst sein, Isabella!" rief ich entsetzt aus.

„Was meinst du damit?" fragte sie wie immer, wenn sie Zeit gewinnen wollte.

„Alles!" schrie ich.

„Was alles?"

„Deine Frisur, deine Mottenkammer hier, dein geheimniskrämerisches Verhalten, einfach alles!" beschwerte ich mich, denn ich war ziemlich wütend.

„Wenn ich dich immer vorher um Erlaubnis fragte, dann könnte ich nie eine Sache durchziehen, weil du mich allezeit und überall unterdrückst und blockierst." trumpfte sie auf.

„Papperlapapp! So ein Schwachsinn! Was hast du zum Studieren in der Besenkammer zu suchen?"

„Ganz einfach! Jeder von uns beiden braucht seine Kammer. Du hast deine edle Ärzte- und Apothekerkammer, und ich habe eben die Besenkammer. Ich brauche einen kleinen Fleck für mich allein, wo ich meine Schreibsachen liegen lassen kann. Da ich das weder in der Küche noch im Eßzimmer und schon gar nicht im Wohnzimmer kann, benütze ich eben diese winzige Ecke hier."

„Aber es ist eine Besenkammer!" beharrte ich.

„Papperlapapp!" rief sie jetzt aus.

Mich beschlich das ungute Gefühl, daß sie mich zu alledem, was sie sich geleistet hatte, auch noch nachäffen wollte, was ihr jedoch nur stümperhaft gelang.

„Wo sind die Besen?" fragte ich kurz und bündig, weil ich mit der Geduld am Ende war.

„Die habe ich alle unserer Putzfrau Donata zur Verfügung gestellt."
Sie betonte ihre Worte recht vielsagend, aber ich konnte mir keinen Reim darauf machen.
„Was macht sie denn damit?" wollte ich wissen.
„Damit tut sie genau das, was alle Hexen machen, nämlich darauf durch die Lüfte reiten!" antwortete sie ungezogen und schnippisch wie eine pubertäre Göre.

Zu meiner Erleichterung entdeckte ich den Staubsauger und auch die anderen Gerätschaften in einem uralten Schrank auf dem Balkon. Die Erleichterung betraf allerdings nur Donata, denn ich hatte im ersten Moment schon befürchtet, daß sie tatsächlich mit Schrubber, Mob und Besen wie eine Vogelscheuche in unserem Stadtviertel herumzog und mich auf diese Weise womöglich in Mißkredit brachte. Was den Schrank auf dem Balkon betraf, war ich sehr empört darüber, daß wir zunehmend in Sitten und Gepflogenheiten verfielen, die denen der Slums von Lima, Palermo oder Bogotá nicht unähnlich waren.

Richtig schlimm wurde es, als Isabella alle zwei Wochen abends zu Hause in der Wohnung einem sogenannten Arbeitskreis eine Herberge bot. Jeweils einige Stunden bevor diese Gruppe zusammentrat, wurde fleißig und unermüdlich herumtelefoniert, so daß der eigens dafür installierte Gebührenzähler tüchtig zu tun hatte und dahinflitzte, als ob er auf Rollerblades unterwegs wäre und dabei einen Preis gewinnen wollte. Erst wenn sich der von mir so bezeichnete Telefonstammtisch glücklicherweise wieder aufgelöst hatte, ging man zur direkten und persönlichen Kommunikation über. Dann trat der vorwitzige Arbeitskreis mit all seinen naseweisen Mitgliedern unwiderruflich körperlich in meinen vier Wänden zusammen.

Der Kreis war ein desolater Haufen vermolchter Kreaturen, deren Arbeit darin bestand, mein vorgekühltes Bier wegzutrinken und Berge von belegten Broten in sich hineinzuschlingen. Ich nannte sie je nach Laune insgeheim die Pfuscherbande, die Murkserrunde, die Schludergang oder die Stümperclique. Dieses Grüppchen, das anfangs noch acht, später nur noch fünf Personen umfaßte, mußte wirklich ihresgleichen suchen. Der harte Kern bestand nebst Isabella aus drei kränkelnden Frauen und einem maroden Mann, vorausgesetzt, man geht davon aus, daß diese seltsamen Wesen trotz meiner gewaltigen Zweifel der menschlichen Spezies angehörten.

Der sogenannte Mann, namens Droschko, trug einen Pferdeschwanz und ein Gebiß, das ich demselben Tier zuordnete. Wenn er redete, hatte ich Angst, daß er aufgrund seiner unentwegt praktizierten sprachlichen Akrobatik außer seinen teuflischen Zungenbrechern auch gleich die Zähne mitausspucken würde. Er konnte sich keine zwei Minuten ruhig halten, stand immer wieder auf und rannte im Eßzimmer herum, wetzte im Sitzen von einer Gesäßbacke auf die andere und streckte seinen langen Hals überall dorthin, wo er nichts zu suchen hatte.

In der häßlichsten der Damen, die mir als Ute vorgestellt wurde, sah ich eine Abart von Rumpelstilzchen, das im jetzigen Augenblick noch mit zerrauftem Haar und arglistigen, heimtückischen Blicken über meinen Tisch äugte, wobei ich mir ihre Stimme wie im richtigen Märchen vorstellen konnte: „Heute back' ich, morgen brau' ich, und übermorgen ..."
Ja, wozu würde sie übermorgen fähig sein? Das fragte ich mich die ganze Zeit, und das war zugegebenermaßen ein äußerst unangenehmer Gedanke.

Käthi, eine ziemlich unsympathisch zu nennende Frau, erweckte in mir den Eindruck einer Walküre. Ihre weiten, langen Gewänder und Überwürfe mußten mindestens ein Lebendgewicht von zwei Zentnern verbergen. Da sie mit etlichen Stoffballen umwickelt schien, war es nur eine logische Folge, daß sie schwitzte und transpirierte, als ob sie sich gerade durch die gesamte Nibelungensage gekämpft hätte. Ihre Nase war so spitz wie ihre Zunge, was mich aufgrund ihrer übrigen barocken und derben Formen erstaunte. Auch lag sie mehr am Tisch, als daß sie dort gesessen hätte. Wegen ihrer liegenden Position, ihrer schnabelähnlichen Nase und ihren unzähligen leiblichen Umhüllungen unterlag ich immer wieder derselben Täuschung und fragte mich: „Nanu, liegt hier ein Storch auf dem Wickeltisch?"

Die letzte im Bunde war, so dachte ich zumindest anfangs, ein kleines Mäuslein, grau und unscheinbar. Ihr Haar war graublaumeliert, ihre Kleidung schiefergrau bis zementgrau, und ihr Gesicht zeigte ein zartes Aschgrau, das bei künstlichem Licht eher zu einem Rauchgrau wurde. Kurzum, es war ein einziges Grauen. Sie sagte nur ganz selten etwas, was sich allerdings immer fataler auf die belegten Brote auswirkte. Unentwegt schnellten ihre gierigen, bleigrauen Hände über den Tisch und zogen sich die besten Happen heran, um sie dann lüstern und giepriger in ganzen Teilen in ihrem Munde verschwinden zu lassen. Als sie dann mit aufgeblasenen Backen dasaß, erschien sie einem Nagetier nicht unähnlich, wenngleich ich sie in einen Hamster umtaufen mußte.

Ute, die Frauensperson mit verrauftem Haar und Holzsandalen unterhielt sich, so oft ich zugegen war, mit der spitznasigen Walküre über „miasmatische Schichten", was mich allerdings innerlich etwas belustigte. Droschko, der angehende, offenbar geistesgestörte Homöopath laberte dauernd über „Heilverschlimmerungen", worüber ich mich derart köstlich amüsierte, daß ich sogar laut auflachen mußte. Das war Grund genug zum Lachen, denn entweder es geht dem Patienten dreckig, oder er ist gesund. Da er nur eines von beiden sein kann, brachte mich diese Vorstellung in eine so vergnügliche und aufgekratzte Stimmung, wie ich sie noch in keinem Cabaret erlebt hatte. Ein paar ganz schlaue Vertreter dieser albernen Runde phantasierten und referierten über „schulmedizinische Unterdrückung", folglich also über Hirngespinste und Utopien. Wortgebilde wie „Dynamisation", „Potenz" oder „Sykose" waren für mich wie Weihnachten. Nur mit dem Unterschied, daß mir diese amüsanten Darbietungen nicht geschenkt wurden, sondern von mir mit Bier und belegten Broten teuer bezahlt werden mußten.

An jenen Tagen, an denen der unvermögende Arbeitskreis zusammentrat, wurde ich zuvor fast wie programmgemäß von Isabella instruiert, mich abends diskret zurückzuhalten und nichts zu sagen. Sie erteilte mir gewissermaßen Sprechverbot, das ich artig einhielt. Das gelegentliche Zuhören war nämlich viel zu vergnüglich, als daß ich mir mit meinen eigenen Worten, die mir selbst hinreichend bekannt waren und von den anderen sowieso nicht verstanden worden wären, die Komödie verderben hätte wollen. Überhaupt bewahrte ich Verschwiegenheit über meine nicht besonders positive Meinung dem Arbeitskreis gegenüber, den ich übrigens zu keiner Zeit etwas Sinnvolles schaffen sah. Nur so gelang es mir gelegentlich, meiner Frau einige aufschlußreiche Informationen über seine Mitglieder zu entlocken.

Markant war beispielsweise folgendes Gespräch zwischen uns beiden, als ich sie nach dem pferdeähnlichen Droschko befragte. Zwar widerstrebte es mir anfangs, diesen unsinnigen Namen in den Mund zu nehmen, den ich mit rein gar nichts, und schon gar nicht mit etwas Vernünftigem in Verbindung bringen konnte, aber zuletzt trug eben doch meine Neugier den Sieg davon.

„Praktiziert Droschko oder ist er noch in der Ausbildung?"
Isabella war etwas verdutzt, weil sie wohl ein diesbezügliches Interesse meinerseits niemals erwartet hatte. Sie sah mich etwas argwöhnisch von der Seite her an und antwortete dann leise und zaghaft: „Er praktiziert."
„Hat er denn genug Patienten?"
„Genug sicherlich nicht, aber er hat einige an der Hand."
„Dann kann er also nicht davon leben, oder?" fragte ich weiter.
„Nein, das nicht. Er arbeitet noch nebenher."
„Was macht er denn, um Geld zu verdienen?"
„Droschko arbeitet auf einem Gestüt."
Na, da hatten wir´s! Pferde hatten es ihm offensichtlich angetan. Soviel Pferd für eine einzige Person war eindeutig zuviel des Guten. Wäre er Fuhrunternehmer gewesen, hätte er seine Droschken wenigstens gleich selbst ziehen können! Wie mußte ich mich am Riemen reißen, um nicht schallend loszulachen!
„Das paßt aber gut!" stimmte ich begeistert zu und grinste in mich hinein.
„Wie meinst du denn das?" fragte Isabella und sah mich dabei mit Argusaugen an. Sie konnte es anscheinend nicht glauben, daß ich keine meiner sonst üblichen Kritiken beigesteuert hatte.
„Nun, er ist einfach der Typ dazu." entgegnete ich so kurz wie möglich, um nicht doch noch loszuprusten. „Und welchen Stellenwert hat für ihn der Heilberuf?" fragte ich, um mich von meiner lächerlichen Vorstellung abzulenken.
„Die Homöopathie ist sein Steckenpferd."
„Hm". sagte ich nur noch und lief dann schnell in die Praxis hinüber, wo ich meinem Gelächter endlich freien Lauf lassen konnte.

Ein anderes Mal hatten wir ein anregendes Gespräch über das vom Arbeitskreis übermäßig strapazierte Wort „Miasma", mit dem die Homöopathen selbst normalerweise genausowenig anfangen können wie jeder unwissende Laie. Ich befragte Isabella danach, was sie eigentlich damit meinte, wenn sie den Ausdruck „Miasma" in den Mund nahm. Sie mußte lange überlegen, für meinen Geschmack viel zu lange, um dann betreten herumzustottern.

„Na ja, Miasma, das ist - äh, wie soll ich das erklären? Miasma ist etwas wie eine Verseuchung, eine Verschmutzung des Organismus, also eine grundlegende Erkrankung, die der Patient oft schon über Generationen hinweg mitbekommen hat."

Sie sah mich etwas unsicher an und hoffte wohl, daß ich ihre platte Definition kritiklos annehmen würde. Wenn ich nur ein Fünkchen Sinn oder Bedeutung in ihrer Erläuterung gesehen hätte, dann wäre ich darauf eingegangen und hätte den Brocken geschluckt. So aber mußte ich mich mal wieder ereifern.

„Wofür braucht ihr dazu dieses schreckliche und veraltete Miasma? Ein Begriff, der sinnlos und überflüssig ist wie eine Struma, äh, wie heißt es gleich?"

„Kropf" warf sie erstaunlich schnell und ausnahmsweise richtig ein.

„Ja genau, sinnlos wie ein Kropf. Seit wann weißt du - ?"

Sie sagte nur ein Wort: „Heilpraktikerausbildung".

„Wo war ich jetzt stehengeblieben?" sprach ich schnell weiter, damit Isabella keine noch so kleine Gelegenheit erhielt, ihre doch recht fragwürdige Ausbildung ins Rampenlicht zu stellen. „Die Welt ist doch nicht in der Steinzeit hängengeblieben. Heute gibt es die Gene, und wir kennen die DNS. Außerdem gibt es erkennbare und nachweisbare Krankheitserreger. Wir haben die Viren, die Spirochäten, die Heliobakter, die Clamydien und vieles mehr. Was ihr da betreibt, ist schlicht und einfach Anachronismus!"

„Anna-was?" fragte sie ziemlich aggressiv.

„Ihr Homöopathen habt eine völlig falsche zeitliche Einordnung der Dinge. Ihr habt eine abergläubische und primitive Krankheitsvorstellung wie Kopfjäger im indonesischen Urwald oder wie Menschenfresser in Zentralafrika. Gleichzeitig aber zieht ihr nicht mehr mit der Keule oder mit Pfeil und Bogen zur Jagd aus. Nein, ihr setzt euch in ein Restaurant und bestellt Calamares oder Saltimbocca. Und ihr reitet nicht mit dem Esel, sondern fliegt mit dem Jet in andere Erdteile. Aber die Krankheit wird von einem üblen Hauch oder einem bösen Blick herangetragen. Ja, ja, das garstige Miasma! Hat der unverantwortliche Urgroßvater mal wieder mit einem leichten Mädchen geschlafen, und jetzt leidet der arme, unschuldige Urenkel am Tripper!"
Ich hörte es hinter mir scheppern und poltern, dann war ich plötzlich allein. Komisch, immer wenn ich Isabella mit der Realität und mit der Wahrheit konfrontierte, entzog sie sich der Situation.

Eines Tages setzte mich meine Frau davon in Kenntnis, daß ihre Gruppe diesmal nicht erst nach zwei Wochen, sondern schon nach sieben Tagen zusammentreten würde, da die Pfuscherbande gerade eine gemeinsame Arzneimittelprüfung durchführte.
„Haben die Leute alle keine Wohnung, daß sich der ganze Klamauk immer nur bei uns abspielen muß?" fragte ich gereizt.
Isabella blickte beleidigt drein, schluckte nur und bekam ein rotes Gesicht.
„Ich habe nichts gegen deinen Arbeitskreis, aber wenn der Trubel jetzt immer öfter hier stattfindet, halte ich das nicht mehr aus." Meine Worte „Ich habe nichts gegen deinen Arbeitskreis" dröhnten mir lange in den Ohren nach, vermutlich weil sie gar so kaltschnäuzig gelogen waren.
„Sylvie wohnt weit draußen auf dem Land, da wäre es umständlich für alle, dorthin zu fahren."
„Sylvie? Wer ist denn das?"

„Clemens, du kennst doch Sylvie! Sie ist alle zwei Wochen hier. Die kleine, grauhaarige - "

„Ach ja, die Maus!" entfuhr es mir, während ich mich insgeheim gleich wieder berichtigte und wie gehabt einen Hamster daraus machte. Die Maus ließ Isabella ohne Einwände durchgehen, vermutlich weil sie doch ein niedliches Tier und als Schimpfwort weniger geläufig war. Ich staunte darüber, wie grau und mausig diese Sylvie trotz ihrer Hamstermanieren sein mußte, da mir bisher nicht einmal ihr Name aufgefallen war.

„Droschko hat nur eine kleine Wohnung, und Käthi - "

„...braucht bei ihrem Umfang den ganzen Platz in der Wohnung für sich allein." ergänzte ich, was Isabella aber scheinbar egal war.

„Von Ute weiß ich eigentlich gar nichts." sagte Isabella nachdenklich, so als konnte sie es selbst nicht glauben.

Ich sagte dazu kein Wort und dachte nur still bei mir, daß Ute, das Rumpelstilzchen, kein Zuhause brauchte, weil sie ja nachts das Stroh zu Gold spinnen mußte. Als sich Isabella anschickte, Brote zu richten, bot ich mich an, ihr diese Arbeit ausnahmsweise abzunehmen.

„Geh in die Dusche, zieh dich um, leg dich hin oder spiel mit den Kindern!" trug ich ihr auf und schob sie eilig zur Küche hinaus.

Dann packte ich flink den von Isabella bereitgelegten Parmaschinken, die Melone, den kalten Braten und die Räucherforelle wieder in den Kühlschrank. Nun hatte ich die undankbare Aufgabe, Lebensmittel aufzustöbern, die unseren Haushalt nicht belasteten, aber dennoch eßbar waren. Ich durchsuchte einige Küchenfächer und wunderte mich über eine kleine Packung Glückszucker. Wozu denn das? Hatte ich nicht den Kindern verboten, raffinierten Zucker zu essen, um die Zähne zu schonen? Apropos Zähne, - heute kam doch Droschko, das Pferd. Und was schob man den Gäulen immer ins Maul? Zucker natürlich! Vor meinem geistigen Auge sah ich, wie Droschko seine Nüstern hob, und Isabella ihm eine Handvoll

Glückszucker zwischen die Lippen schob, den er mit seinen Zähnen zuerst anknabberte und dann zermalmte. Womöglich würde ihm Isabella zur Belohnung jedesmal eine Ladung Zucker anbieten, wenn er etwas zum Besten gegeben hatte. Na, bravo! Dann würde unsere Wohnung wohl bald zu einem Hippodrom werden!

Im Gemüsefach fanden sich endlich zwei blasse, aber prall im Saft stehende Tomaten und ein etwas älterer Rettich, der aber noch durch und durch gut war. Was war denn mit der angeschrumpelten Paprikaschote los? Sollte die etwa im Kühlschrank vergammeln? Die Salatgurke war wohl nicht mehr ganz frisch, da sie sich gummiartig durchbiegen ließ, aber sie war eßbar. Dazu holte ich Butter heraus. Oder könnte es nicht nur einfach Margarine sein? Aber so etwas hatte Isabella ja leider nie im Haus. Zu meiner großen Freude fand ich unvermutet das Hauptgericht - Griebenschmalz! Wunderbar! Na ja, den Leuten sollte es schließlich bei uns nicht schlecht gehen. Irgendwie waren sie doch arme Kreaturen. Leidend und siech hingen sie immer um meinen Tisch herum, so als würden sie gerade die nächste Epidemie ausbrüten. Eben weil diese Ärmsten im Sumpf herumkrebsten, mußten sie sich dreist und kühn geben. Sie waren förmlich gezwungen, sich als Maulhelden und Schaumschläger aufzuspielen und dauernd Großartiges von sich zu geben, weil sonst kein Aas von ihnen Notiz genommen hätte.

Aber Käthi, Ute, Droschko und Sylvie hatten Glück im Unglück, denn sie hatten einen Förderer und großzügigen Sponsor wie mich gefunden. Ich wusch das Gemüse, schnitt die Tomaten in Spalten, die Gurke und den Rettich in Scheiben und die Paprika in Streifen. Den Rettich salzte ich ein, während ich das andere Gemüse in akribischer Sorgfalt mit großem Abstand zueinander auf die größte Platte legte, die ich finden konnte. Anschließend schmierte ich einige Brote mit Griebenschmalz und einige mit Butter. Erstere bestreute ich kräftig mit handgeschrotetem Pfeffer aus der Mühle, während die Butterbrote eine leckere Verzierung und geschmackliche Verbesserung durch Schnittlauchröllchen erhielten. Einen Kräuterquark, dessen Verbrauchsdatum schon abgelaufen war, stülpte ich auf einen Teller, garnierte ihn mit Petersilie und legte ihn als Dip für das rohe Gemüse dazu. Fertig war der Schmaus! Und ich konnte mir den Gang zur Biotonne im Erdgeschoß sparen, wo ich all dieses lasche Zeug sowieso am nächsten Morgen hineingeworfen hätte. Somit hatte ich wenigstens wieder einen kleinen Betrag jener Summe eingespart, die durch Isabellas Telefonstammtisch sinnlos in den Äther hinausgeworfen wurde.

Als die Pfuscherbande kam, stürzte sie sich mit vielen „Ahs" und „Ohs" auf mein kaltes Buffet. Isabella strich in lobenden Tönen heraus, daß ich es war, der diese delikaten Köstlichkeiten angerichtet hatte. Allerdings suchten Isabellas Augen immer wieder ungläubig den Tisch ab, so als vermisse sie etwas Wichtiges. Damit sie nicht etwa auf eine abwegige Idee kam, hatte ich vorsorglich den Parmaschinken und Konsorten schon beizeiten in den Praxiskühlschrank gelegt. Nachdem meine Arbeit getan war, zog ich mich alsbald mit einer Zeitung in eine gemütliche Ecke des Wohnzimmers zurück, das zwar zum Eßzimmer hin offen war, aber von dort nur teilweise eingesehen werden konnte. So konnte ich bei Bedarf die ganzen sinnlosen Gespräche mithören, ohne daß ich mir dauernd dieses Gruselkabinett ansehen mußte. Ab und zu stand ich auf und spähte hinüber, um mir nicht entgehen zu lassen, wie Droschko den Glückszucker beknabberte. Jedoch war weit und breit kein Zucker zu sehen. Vielleicht war Droschko heute schon von anderen Damen damit überfüttert worden und ließ deshalb unseren Zucker in Ruhe.

Was ich an jenem Abend hörte, spottete jeder Beschreibung, so daß ich teilweise vor Erstaunen oder Entsetzen wie gelähmt war.

„Sag schon, Droschko, wie heißt unser Mittel?" hörte ich Ute wie auf ihrem Spinnrad schnarren.

„Was haben wir denn geprüft?" fragte auch Isabella.

Droschko antwortete nicht. Erst Käthi konnte ihn einwickeln, was bei der Stoffmenge, die sie ständig bei sich trug, kein Wunder war!

„Droschkolein, jetzt sag doch!" Ich hörte ihren Schnabel förmlich klappern.

„Habt ihr alle euere Prüfungsaufzeichnungen gemacht und heute auch dabei?" war Droschkos Gegenfrage, die jedem Nichtwissenden die Vermutung nahelegte, er habe es mit der ersten Volksschulklasse zu tun.

Offenbar hatte Droschko die Leitung der Arzneimittelprüfung übernommen und kannte als einziger den Prüfungsstoff. Als alle zustimmend wie im Chor muhten, nannte Droschko das Mittel. Es hieß so ähnlich wie „Pygmälium".

„Mein Gott", dachte ich still bei mir, „sollen sie doch diese kleinen Wichte in Ruhe lassen!" Was sie den armen Teufeln wohl abgenommen haben, um es im Mörser zu zermahlen? Ein Ohr, einen Fingernagel? Vielleicht hatte ich mich auch verhört, und es war etwas ganz anderes. Damit wollte ich mich jetzt nicht verrückt machen lassen. Ohnedies ging es jetzt Schlag auf Schlag. Es ging alles so schnell, daß ich nicht mehr unterscheiden konnte, wer was sagte.

„Ich hatte schon am ersten Tag einen schrecklichen Durchfall."

„Drei Tage lang wurde ich von Kopfschmerzen geplagt!"

„Noch nie in meinem Leben habe ich solche Ängste durchgestanden!"

„Ich wußte oft nicht, ob ich wach bin oder schlafe!"

„Eine schier ungekannte Unruhe trieb mich dauernd hin und her!"

„Mir war so, als ob ich viele Arme und Beine hätte!"

„Was ich für blöde Träume hatte!"

„Ich hatte den übelsten Mundgeruch, den ich je erlebte!"

„Mein Herz hat gepocht wie verrückt!"

„Noch einmal so ein Fieber, und ich bin hin!"
„Ich hatte eine kleine Verletzung, die sich wahnsinnig entzündete. Die Stelle war stark angeschwollen und verfärbte sich blauschwarz."
„Mir war schrecklich übel. Am dritten Tag hatte ich ein Erbrechen wie Kaffeesatz."

Auch mir wurde jetzt allmählich übel. Hörte ich richtig? Wenn ein Pharmakonzern es wagen sollte, ein Medikament mit solchen Nebenwirkungen auf den Markt zu bringen, würde man alle Mann hinter Schloß und Riegel bringen. Nach alldem, was ich jetzt gehört hatte, war mir sonnenklar, daß dieses Pygmälium für immer aus dem Verkehr gezogen werden mußte. Ich wartete nun darauf, daß die Runde einen solchermaßen lautenden Beschluß faßte. Eine Eliminierung dieses beängstigenden und gefährlichen Arzneistoffs war praktisch so unumgänglich wie das Amen in der Kirche.
„Mensch, toll!"
„Ein Supermittel!"
„Ich hätte ja nie gedacht, daß es so viele Symptome hervorbringt!"
„Endlich ein Arzneimittel, das man mit Überzeugung und Klarheit einsetzen kann!"

Ich konnte kaum glauben, was ich erlebte. Normalerweise wäre ich in solchen Momenten hinübergegangen und hätte sie alle angeschrien: „Sagt mal, spinnt ihr!"
Aber ich war wie erschlagen. Nie mehr wieder in meinem Leben würde ich mich auf etwas verlassen können. Es durfte doch nicht sein, daß ein Häuflein voller Narren einen solchen Hokuspokus veranstaltete. Sie freuten sich jetzt schon darauf, ihr Mittel beim nächsten Patienten anzuwenden. Kein Wunder, daß die Gesellschaft immer kränker und chaotischer wurde! Die Menschen wurden ja alle erst krank gemacht! Während wir Ärzte unermüdlich und unverdrossen darauf hinarbeiteten, wirksame Mittel einzusetzen, die die Pati-

enten gesund machten, inszenierte die homöopathische Unterwelt eine derart makabere Sache! Ich warf die Zeitung auf den Boden und ging wortlos zu Bett, wo ich schon bald in einen furchtbaren Alptraum versank.

Am nächsten Tag knöpfte ich mir Isabella vor. Erbost wie ich war, warf ich ihrer Stümperclique sowohl Dreistigkeit und Anmaßung als auch Leichtfertigkeit und Fahrlässigkeit im Umgang mit ihren Medikamenten vor. Ja, ich ging sogar soweit, sie alle der schweren Körperverletzung und vorsätzlichen Tötung zu bezichtigen, falls sich ihre Gruppe nicht anders besinnen sollte. Isabella wirkte zunächst erschrocken, wurde dann aber immer ruhiger. Zuletzt legte sie eine Lässigkeit und Unbekümmertheit an den Tag, die mich erst richtig aufstachelte. Sie machte wegwerfende Handbewegungen in meine Richtung und lümmelte sich in nonchalanter Art und Weise in einen Sessel.

„Clemens, hast du noch nie etwas von Homöopathie gehört?" fragte sie mich dann mit abschätzendem Grinsen, so als ob sie mit einem Vollidioten redete.

„Doch, das habe ich!" begann ich zu schreien.

„Na bitte, dann ist doch alles klar."

„Mir ist gar nichts klar!" erwiderte ich.

„Weil du nichts verstanden hast, Clemens."

Sie hatte plötzlich einen ganz seltsamen Singsang in der Stimme, der mich fuchsteufelswild machen konnte.

„Was weißt du über Homöopathie?" fragte sie jetzt in einer monotonen Stimmlage, was sich ungefähr so anhörte, wie wenn ich Elvira entnervt piesackte: „Und wieviel ist dann zwei mal zwei?"

„Ähnliches heilt Ähnliches." versuchte ich zu prahlen.

„Und was stellst du dir darunter vor?" Wieder äußerte sie sich in diesem unausstehlichen Tonfall.

„Was soll ich mir unter diesem Quatsch schon vorstellen können! Das hört sich genauso an wie 'Schwarz trifft Schwarz' oder wie die geistreichen bayerischen Redensarten 'Wer ko, der ko!' oder 'Wer hat, der hat!'"

Ab da wurde Isabella theatralisch: „Mein Gott, Clemens! Tust du nur so oder hast du wirklich keine Ahnung?"

„Glaubst du, daß ich jemals Zeit gehabt hätte, mich mit diesem Schabernack zu befassen?" war meine Gegenfrage.

„Aber du weißt doch sicherlich, daß Hahnemann - "

„Der hat mir gerade noch in meiner Sammlung gefehlt!" unterbrach ich sie. „Ich kann seinen Namen langsam nicht mehr hören!"

„Willst du nun etwas von mir wissen, oder willst du es bleiben lassen?" tönte sie jetzt aggressiv.

Sie war einfach eine unbequeme Frau, die fortwährend für Scherereien sorgte.

„Natürlich habe ich dich um etwas gefragt. Dazu brauchen wir aber keinen Hahnemann. Heute weiß doch jedes Kind, daß Hahnemann die Globuli erfunden hat." gab ich zum besten.

„Er hat das homöopathische Gesetz wiederentdeckt." widersprach sie herrisch.

Sie war einfach widerspenstig, verbohrt und aufsässig. Alles wußte sie besser.

„Und das wäre?" fragte ich, obwohl ich des Gesprächs allmählich überdrüssig wurde.

„Wie du vorher schon sagtest: 'Ähnliches heilt Ähnliches.'"

„Na, dann wären wir ja wieder so weit!" seufzte ich gelangweilt.

„Clemens, die Gespräche mit dir öden mich wirklich an. Darum laß es uns kurz machen. In der Homöopathie wird ein Arzneistoff am gesunden Menschen geprüft. Die Prüflinge entwickeln daraufhin bestimmte Symptome. Alle Symptome werden schriftlich aufgezeichnet und ergeben in ihrer Gesamtheit den sogenannten Arzneimittelcharakter."

„Der Arzneimittelcharakter von Pygmälium zeigt sich in Kaffeesatzerbrechen, Unruhe, Herzklopfen, Ängste und in der Wahnvorstellung, ein Abkömmling von Gott Shiva zu sein." mischte ich mich ein, ehe das Gespräch in einen faden Monolog ausartete.
Isabella lächelte zuerst süffisant und sah mich dann irritiert an.
„Wieso Shiva?" fragte sie.
„Shiva hat doch auch mehrere Arme und Beine."
In Isabellas Blick lag Anerkennung. Aber ich ahnte, daß ihr meine Cleverness nicht ganz geheuer war und ihr langsam über den Kopf wuchs.
„Siehst du, Clemens, diese Art zu denken gefällt mir an dir. Aber ansonsten könnte ich dich oft stundenlang nur an die Wand klatschen!"
Was war das? Ein Kompliment oder eine unverschämte Anbiederung? Ich ging am besten gar nicht darauf ein, was Isabella leider veranlaßte, in ihrer schulmeisterlichen Erklärungskampagne fortzufahren.
„Wenn mir nun ein Kranker mitteilt, daß er sich im Fieber wie ein Verwandter von Shiva fühle, dann bekommt er Pygmälium und wird gesund." sagte sie und hielt sich kurioserweise den Bauch vor Lachen.
„Und wieso kann ich über deinen Witz nicht lachen?" fragte ich und wurde das Gefühl nicht los, daß ihre Heiterkeit ganz auf meine Kosten ging.
„Weil das Arzneimittel nicht Pygmälium heißt, sondern Pyrogenium."
Es war mir egal, wie dieses Gift wirklich hieß. Für mich würde es fortan bis in alle Ewigkeit Pygmälium heißen. Mir erschien es bemerkenswert, ja beinahe schon pathologisch, daß Homöopathen über wenige simple und primitive Buchstaben so lachen konnten. Vielleicht war gar der Witz an der Sache, daß Ähnliches über Ähnliches lacht.

Einen Tag später griff ich das Thema kurz noch einmal auf.

„Hör mal, Isabella! Du hast gestern gesagt, du gibst deinem Patienten das Mittel Pygmälium."

„Ja, genau." sagte sie und grinste abschätzig über meine angebliche geistige Beschränktheit.

„Das heißt, wenn ein Verletzter zu dir gebracht wird, dem ein Ziegelstein auf den Kopf gefallen ist, dann ziehst du dem armen Tropf noch einmal eins über die Rübe, oder?" fragte ich etwas spöttisch. Ich bemerkte, wie ich mich schon wieder unnötig über die ganze Thematik aufregte.

„Wie kommst du denn auf diesen Unsinn?" fragte meine Frau.

„Du gibst ja auch dem Schwerkranken dieses abscheuliche Medikament."

„Ja, aber das ist doch der Kern der Sache! Genau das heilt ihn doch!" rief sie aus.

„Und der Ziegelstein?"

„Den gibt es nicht!" sagte sie in ihrer Unbelehrbarkeit.

„Das wäre schön, wenn alles Unliebsame einfach nicht existierte!" fügte ich überlegen hinzu.

„Natürlich schlage ich dem Patienten nicht noch einmal einen Ziegelstein auf den Kopf! Das Naturgesetz heißt ja auch nicht 'Gleich und Gleich gesellt sich gern' oder gar 'Auge um Auge' oder 'Zahn um Zahn'. Es heißt 'Ähnliches heilt Ähnliches'. Darum bekommt der Patient mit der Kopfverletzung keinen zweiten Ziegelstein aufs Haupt. Ich suche für ihn ein Arzneimittel, das für seinen Zustand am ähnlichsten ist." referierte Isabella.

„Wie ich deinen Droschko kenne, findet er bestimmt bald ein Arzneimittel, bei dem man das Gefühl hat, ein Haus sei einem auf den Kopf gefallen. Dann kriegt der bedauernswerte Patient dieses Mittel, das ihm natürlich erst recht einen Brummschädel macht. Aber manche Leute brauchen das, die wollen es gar nicht anders!" erwiderte ich.

„Erstens, ist es nicht 'mein' Droschko, zweitens sind so ähnliche Arzneimittel bereits durch Prüfungen gefunden worden, und drittens hast du jetzt anscheinend schon verstanden, was Heilverschlimmerung ist."
Isabella ging eiskalt mit ihren Gymnastikschuhen weg, während ich hin- und hergerissen war und nicht wußte, ob ich mich mit der grotesken Heilverschlimmerung aufs neue amüsieren oder tierisch herumärgern sollte.

KAPITEL 6

Nach meiner Heilpraktikerprüfung absolvierte ich ein weiteres Jahr an einer Homöopathieschule. Da mir diese Ausbildung zu seicht und zu theoretisch erschien, besuchte ich an manchen Wochenenden noch zusätzliche Homöopathieseminare. Dort lernte ich eines Tages Sylvie kennen. Sylvie war bereits Großmutter und sah auch so aus. Ihre warme Ausstrahlung wirkte auf alle Anwesenden beruhigend und fürsorglich beschützend. Stets hielt sie sich bescheiden im Hintergrund und war ein wenig wortkarg. Aber sie hörte gern zu und arbeitete fieberhaft auf allen Seminaren mit. Gerade deshalb verfügte sie über ein umfangreiches Fachwissen und konnte über alles mögliche befragt werden, ohne daß sie in Verlegenheit geraten wäre. Wenn ich etwas nicht wußte, dann wandte ich mich an Sylvie, die stets eine kurze, aber treffende Antwort parat hatte. Sie hatte für mich die Funktion eines homöopathischen Lexikons und einer mütterlichen Freundin zugleich.

Auf einem der Wochenendseminare traf ich auf Droschko. Er war mir im Unterricht aufgefallen, weil er ein kompetentes Wissen zeigte, ohne damit anzugeben. Im Unterschied zu mir und vielen anderen schien er bereits Patienten zu haben, denn seine Wortmeldungen waren stets realistisch und praxisbezogen und stellten kein großtuerisches Blabla dar. Seinen Pferdeschwanz fand ich nicht besonders attraktiv, aber dafür waren mir seine charakterlichen Qualitäten sehr angenehm.

Wenn ich ihn mit Clemens vergleichen wollte, dann müßte ich es so formulieren: Clemens war Arzt, Droschko war Mensch. Nicht, daß sich diese beiden Attribute gegenseitig ausschließen würden! Nein,

ganz im Gegenteil. Wenn beides zusammenkam, war es sogar ideal. Für den Patienten konnte es kein größeres Glück geben, als auf einen menschlichen Arzt zu treffen. Droschko war ja auf dem Wege, sich immer mehr zu einem Arzt hinzuentwickeln. Den Begriff Arzt meine ich hier nicht im gesellschaftlichen Sinne. Ich verstehe darunter kein schulmedizinisches Studium mit Examen. Unter Arzt verstehe ich vielmehr einen Heiler, der es sich zum obersten Gesetz gemacht hat, kranken Menschen wieder zur Gesundheit zu verhelfen. Paracelsus formulierte es so: „Der ist Arzt, der das Unsichtbare kennt, das keinen Namen, keine Materie und doch Wirkung hat."
Ein weiser Satz, dessen Sinngehalt den heutigen Ärzten anscheinend wenig sagte. Clemens kannte nichts Unsichtbares. Er behandelte ausschließlich materiell, ja sogar mit sehr schwerem Gerät, und sahnte anschließend wiederum schwer materiell ab. Und der Patient blieb mit seiner Gesundheit auf der Strecke.

Droschko war schon viel in der Welt herumgekommen und hatte auf seinen Reisen immer wieder neue Jobs ausgeführt, um das Leben von allen möglichen Seiten kennenzulernen. Er kochte sehr gern und liebte Pferde, aber die Homöopathie war sein Ein und Alles. So war es schließlich auch Droschko, der die Idee eines Arbeitskreises entwickelte. Und ich sorgte sowohl für interessierte Teilnehmer als auch für die entsprechenden Räumlichkeiten.

Bei den vierzehntägigen Zusammenkünften meines homöopathischen Arbeitskreises, der in unserer Wohnung stattfand, war Clemens stets zugegen. Er hätte zum Tennis, zum Schwimmen, zum Squash gehen oder sich mit Freunden treffen können, aber er blieb hartnäckig zu Hause. Fast war es mir, als ob er Angst gehabt hätte, etwas zu überhören oder zu versäumen. Zwar gab er vor, während unserer Gespräche die Zeitung zu lesen, aber er horchte mit Riesenlauschern darauf, was in der Runde geredet wurde. Wie wäre es sonst möglich gewesen, daß er mich am nächsten Tag stets ganz begierig auf die Themen des Vortags ansprach. Obwohl er praktisch gar nichts über den von uns abgehandelten Stoff wußte, ließ er sich nichts von mir erklären. Stets wußte er auf seine Fragen selbst die besten Antworten und versuchte, meine Ausführungen ins Lächerliche zu ziehen. Aber von all den Wortfetzen, die er während unserer Gespräche aufschnappte, hatte es ihm offenbar der Ausdruck Miasma besonders angetan. Immer wieder griff er diese Bezeichnung auf und quälte mich mit Fragen, die einem Verhör ähnelten. Er mokierte sich über dieses Wort und benützte es für alles mögliche, so daß mich dieser absichtliche Mißbrauch wirklich ärgerte.

Wenn wir an den Wochenenden irgendwo im Stau steckenblieben, schimpfte er: „So ein miasmatischer Mist!", oder wenn er das Fernsehprogramm studierte, sagte er: „Heute bringen sie wieder hundsmiserable Miasmenfilme." Manchmal schickte er die Kinder ins Bett und drohte ihnen: „Wenn ihr nicht bald Ruhe gebt, kommt das Miasma in seiner größten Potenz! Da werdet ihr aber schauen!" Solche Aussprüche bewiesen mir immer wieder, daß Clemens bisher unmöglich etwas von dem verstanden haben konnte, was ich ihm so ausführlich dargelegt hatte. Es war ihm auch nicht zu anstrengend, den Kindern abends Märchen vorzulesen, wobei er manche Wörter durch den Begriff Miasma ersetzte und in seiner Geschmacklosigkeit eindeutig zu weit ging. Da brachte beispielsweise Rotkäppchen dem Miasma Kuchen und Wein, oder er phantasierte vom Miasma und den sieben Geißlein, während beim Froschkönig das Miasma an die Wand geworfen wurde und sich zum Prinzen mauserte. Er konnte es aber beim nächsten Mal schon wieder ganz anders formulieren, indem nämlich Rotkäppchen der Großmutter ein Körbchen voller Miasmen vorbeibrachte, und der Frosch an die Wand geworfen wurde und sich dann als vollentwickeltes Miasma präsentierte. Zwischendurch fertigte er immer wieder Notizen an, so daß ich schon den absurden Verdacht hegte, er wolle ein Buch über die homöopathischen Miasmen schreiben. Um seinen nervtötenden Fragen und üblen Bemerkungen zu entgehen, strich ich das Wort Miasma kurzerhand aus meinem Wortschatz und verwendete statt dessen notgedrungen nur noch den Begriff „Chronische Krankheit". Dieser Kunstgriff war unbedingt nötig, da ich mich Clemens zuletzt gar nicht mehr nähern konnte, ohne daß mir seine heißgeliebten und dennoch verpönten Miasmen um die Ohren flogen.

Droschko regte nach mehreren Treffen unseres Arbeitskreises eine homöopathische Arzneimittelprüfung an, was wir alle begeistert aufnahmen. Wir freuten uns wie Kinder darauf, einen unbekannten Arzneistoff einnehmen zu dürfen und danach seine Wirkungen an Geist, Seele und Körper spüren zu können. Das war für uns ungeheuer spannend und stellte für alle Prüflinge einen Eckpfeiler in der Entwicklung und Entstehung zum Homöopathen dar. Wir wußten, wie wichtig es war, einen Arzneistoff am eigenen Leibe zu erleben, seine Höhen zu genießen und seine Tiefen auszuloten und fürchten zu lernen. Für uns als angehende, zukünftige Therapeuten war es unabdingbar, sich auf diese Weise in die Patienten einfühlen zu können. So konnten wir viel besser nachempfinden, was die Kranken erlebten, wenn wir ihnen eine Arznei verordneten.

Während wir für unsere Arbeit Feuer und Flamme waren, schnappte Clemens fast über. In erster Linie hatte er wohl Angst, daß meine Arbeitsgruppe ihn arm fressen würde, um es in den Worten meines Mannes auszudrücken. Obwohl er tagtäglich Geld genug scheffelte, gönnte er meinen Freunden nicht einmal die Butter aufs Brot. Dann war es ihm sicherlich auch ein Dorn im Auge, daß ich mich mit Themen beschäftigte, die für ihn nur ein großes Fragezeichen bedeuteten. Auf diese Weise verlor er immer mehr Macht über mich, was ihm ganz schlecht zu bekommen schien. Als wir dann auch noch unsere Arzneimittelprüfung durchführten, brannte bei Clemens wohl endgültig eine Sicherung durch. Ich rechnete schon damit, daß er bald in die Psychiatrie eingeliefert werden müßte. Zuerst drohte er mir mit dem Gesundheitsamt, dann mit der Polizei und zuletzt mit der Scheidung. Das hatte zur Folge, daß ich zuerst schmunzelte, dann die Achseln zuckte und am Ende nur schallend lachte. Eigentlich tat er mir ja leid, weil er gar so vernagelt war, aber wenn ich ihm das auch noch gesagt hätte, wäre er heute bestimmt in der geschlossenen Abteilung.

Nach meiner homöopathischen Ausbildung fiel ich erst einmal in ein tiefes seelisches Loch. Ich hatte nämlich gezwungenermaßen zur Kenntnis genommen, daß es keine Patienten gab, die schon sehnsüchtig darauf warteten, zu mir in die Behandlung zu kommen. Clemens war anscheinend schadenfroh, denn er zeigte sich während meines psychischen Tiefs putzmunter und höchst zufrieden. Mein größtes Problem war, daß ich einen Behandlungsraum benötigte, der aber mangels Patient nicht finanziert werden konnte. Andererseits würde ich nie einen Patientenstamm aufbauen können, ohne ein Praxiszimmer zu haben.

Ich wälzte eine Menge Gedanken, um eine brauchbare Lösung zu finden, die aus diesem Teufelskreis herausführte. Letztendlich war es wohl die beste Idee, sich für den Anfang mit eventuellen Behandlungen auf einen einzigen Wochentag festzulegen. Hierbei eröffnete sich mir die Möglichkeit, mit anderen Kollegen zusammen gemeinschaftliche Praxisräume anzumieten. Das würde die Kosten gering halten, aber dennoch hätte auch dieser kleine anteilige Mietbetrag anfänglich von Clemens entrichtet werden müssen, solange bis ich eines Tages alles alleine finanzieren konnte. Und wenn Clemens schon das Wort Kosten hörte, bekam er seine Krise. Also blieb mir nichts anderes übrig, als dieses Problem mit meinem Mann zu besprechen.

Zu meinem Erstaunen hatte er seine Meinung komplett umgeschwenkt, denn er stellte sich meinem Vorhaben weniger in die Quere, als ich das vermutet hatte. Allerdings nahm sein Gesichtsausdruck verhärmte Züge an, als ich von der zu entrichteten anteiligen Praxismiete sprach. Da aber Geizhälse auch ihr Gutes haben, entsprang Clemens in seinem Sparwahn die durchaus vernünftige Idee, meine ersten Behandlungsstunden an Samstagen vorzunehmen und dafür vorerst seine Praxis zu benützen.

Aber erst lange Monate nach diesem Gespräch mit Clemens sollte es soweit sein, daß ich tatsächlich meinem ersten Patienten gegenübersaß. Dabei handelte es sich um Tobias Langbein, einen Schulfreund von Elvira, der an einem schlimmen Hautausschlag litt. Ich hatte vorher schon öfter Kontakt mit seiner Mutter gehabt und dabei immer wieder unermüdlich ihre zahlreichen Fragen über eine homöopathische Behandlung beantwortet. Dieser erste Termin war nun der steten Mühe Lohn, obwohl mir die immer noch vorhandenen großen Zweifel der Mutter nicht entgangen waren. Als ich an jenem Samstag vormittag in der mir sehr fremd anmutenden Praxis meines Mannes auf Mutter und Kind wartete, wurde mir bewußt, daß ich und meine Behandlung überhaupt nicht in diese sterilen Räume paßten. Ich brauchte etwas Wärmeres, wo sich die Patienten wohl fühlen und öffnen konnten. Also war es nur noch eine Frage der Zeit, bis ich dieses abweisende Umfeld hinter mir lassen würde.

KAPITEL 7

Obwohl Isabella noch keinen einzigen Patienten hatte, war sie nicht davon abzubringen, einen Praxisraum ihr eigen nennen zu können. Um unnötige Kosten zu sparen, schlug ich ihr deshalb vor, an meinen behandlungsfreien Tagen einen meiner Praxisräume zu benützen. Dort sah ich sie eines samstags probesitzen, was in mir ziemlich eigenartige Gefühle weckte. Isabella war in meinem Reich ein eindeutiger Störfaktor. Wie ein Fremdkörper nahm sie von meinem Behandlungssessel Besitz und äugte matronenhaft durch die Gegend.

Wenn ich nun sagte, daß sie den Eindruck erweckte, ein Kuckucksei in einem fremden Nest zu sein, so würde das die Situation nur sehr schemenhaft wiedergeben. Ein Kuckucksei nämlich, liegt still im Nest, tut nichts und fällt deswegen auch nicht besonders auf. Wer jedoch schon einen jungen Kuckuck im Nest seiner Zieheltern gesehen hat, kann sich vorstellen, wovon ich spreche. Dieser Vergleich trifft gewissermaßen den Nagel auf den Kopf, denn ein junger Kuckuck ist ein ziemliches Kaliber, das alles andere um sich herum rücksichtslos verdrängt. Er ist ein aufgeplustertes Etwas, das um ein Vielfaches größer ist als seine armen, ausgepowerten und ausgebeuteten Zieheltern. Wer sich das vorstellen kann, weiß ungefähr, welches Bild sich mir an jenem Tag in meiner Praxis bot.

Isabella tat mir nicht besonders leid, als sie nach ihrer Ausbildung erwartungsvoll einem Patientenstrom entgegenblickte, der sich partout nicht einstellen wollte. Im Gegenteil, sie hatte andauernd so neunmalklug dahergeredet, daß es ihr nun nicht schaden konnte, endlich auch die leidvolle Realität kennenzulernen. Sie war zu diesem Zeitpunkt sozusagen aus dem Ei geschlüpft, hatte aber noch nicht ihren Endzustand der Entwicklung erreicht, sondern befand sich in einem Zwischenstadium. Sie war jetzt gewissermaßen die Larve oder Raupe, die herumhockte und aus Langeweile am liebsten alles kahlfressen wollte. Es erschien mir auch ziemlich unwahrscheinlich, daß sie irgendwann ihre Metamorphose beenden und sich je zu einem Schmetterling entpuppen würde.

Mir ging es während dieser Zeit so gut, daß ich morgens schon ein Liedlein pfiff. Den Sprechstundenhilfen gegenüber ließ ich im Vorübergehen gewitzte Bemerkungen fallen, die jene aber nicht zu verstehen schienen, weil sie danach immer wie angewurzelt stehenblieben und nicht gerade erleuchtet dreinblickten. Eigenartigerweise drang der Witz erst immer dann vollständig in ihr Gehirn ein, wenn ich mich von ihnen entfernt hatte und mich schon wieder alleine im Behandlungsraum befand. Erst da hörte ich sie albern kichern und herumfeixen.

In dieser guten Phase also traf mich wie ein Blitz aus heiterem Himmel plötzlich die Erkenntnis, daß Isabellas Ausbildung ein Vermögen verschlungen hatte, das nun auf Ewigkeit verschleudert war. Solange Isabella keine Patienten bekam, würde ich diese Gelder niemals mehr in meinem Leben wiedersehen. All das Geld mußte schleunigst wieder dahin zurückfließen, wo es hergekommen war, nämlich auf mein Bankkonto. Also blieb mir gar keine andere Wahl, als meiner Frau viele Patienten zu schicken, solange bis meine Finanzen wieder in Ordnung waren.

Eifrig durchsuchte ich meine Patientenkartei nach Fällen, die meiner Meinung nach bisher nicht sehr erfolgreich verlaufen waren. Es gab da einige langwierige Behandlungen, die mir zwar laufende Einkünfte brachten, aber für mich aus anderen Gründen unbefriedigend waren. Da war zum Beispiel Frau Langbein, eine ziemlich nörglerische und zickige Hausfrau, deren kleiner Sohn an Neurodermitis litt. Die Kortisonsalben brachten zugegebenermaßen nicht den durchschlagenden Erfolg, aber das war noch lange keine Grund, warum ich mich mehrmals wöchentlich dieser Beißzange aussetzen sollte. Sie keifte stets und bemängelte alles. Wie bei einem Ratequiz stellte sie mir dauernd so viele Detailfragen, daß ich ihr unlängst zu meiner Entlastung nahelegte, sich ein medizinisches Lexikon zu beschaffen.

Dann war da noch Herr Rennmeister, ein Hypochonder, der mich dauernd schikanierte. Er rief grundsätzlich nur außerhalb meiner festen Sprechzeiten an. Läutete mein Handy, während ich unter der Dusche stand, beim Abendessen war oder mich auf einer Bergtour befand, dann war das mit allerhöchster Wahrscheinlichkeit Herr Rennmeister, der gerade wieder einen Pickel oder einen Hautflecken irgendwo an seinem Luxuskörper entdeckt hatte.

Ach, da war ja auch die Kartei von Julia Zeisig, die mindestens schon zehnmal Scharlach hatte. Die Krankheit kam in immer kürzeren Abständen, und zuletzt reagierte sie leider auf kein Antibiotikum mehr. Isabella sprach doch unentwegt davon, daß die Homöopathie die Lebenskraft des Patienten stärken konnte. Nun sollte sie mal Frau Zeisig so behandeln, daß diese vor Stabilität strotzte. Wenn die Patientin dann tatsächlich stabiler und gesünder war, konnte sie sicherlich wieder besser auf meine Antibiotika reagieren.

Abschließend legte ich Isabella als Zugabe noch einen Fall mit Multipler Sklerose, einen mit Alzheimer und einen weiteren mit Krebs dazu. Ich kämpfte innerlich schwer mit mir selbst, aber zuletzt rang ich mich zu einem schweren Entschluß durch. Sollte es Isabella wirklich gelingen, einen dieser Patienten nachweislich zu heilen, dann würde auch ich an die Homöopathie glauben!

Das sagte ich selbstverständlich auch Isabella, die beinahe überschnappte. Aber leider nicht vor lauter Freude, wie jeder vernünftige Mensch annehmen möchte, sondern vor Entrüstung. Ich glaube einfach, daß sie höllische Angst bekam, weil sie so unvermutet und plötzlich einen Beweis ihrer vielgepriesenen, aber nicht vorhandenen Heilkunst erbringen sollte. Wie auch immer, man konnte dieser Frau nichts recht machen! Zuerst hielt sie eine Art Bibelstunde ab und brachte mir das Gleichnis vom Satan, der Steine zu Brot gemacht haben wollte, um an Gott zu glauben. Danach ging sie dazu über, mir ihre Undankbarkeit zu zeigen, indem sie mich anschrie, daß sie niemals im Leben meine verpfuschten Fälle haben wollte. Ja, sie war nicht einmal willens, einen Blick auf die aussortierten Karteikarten zu werfen. Das ärgerte mich zwar, aber andererseits gab mir dieses ungebührliche Verhalten meiner Frau auch die Möglichkeit, ihr meine Patientenlieblinge auf eine andere Weise zukommen zu lassen. Gleich beim morgigen Besuch würde ich Frau Langbein dringend nahelegen, sich wegen der Neurodermitis ihres Sohnes mit Isabella in Verbindung zu setzen.

Eines abends nach einem anstrengenden Praxistag freute ich mich schon auf mein abendliches Bier, das ich wie mechanisch aus dem Kühlschrank nehmen wollte. Aber meine Hand griff ins Leere, was in mir den ganzen angestauten Ärger der letzten Wochen hochkommen ließ. Isabellas Nachlässigkeit widerte mich an. Sie war nicht berufstätig, sie mußte nicht putzen, sie mußte nicht kochen, sie mußte lediglich die Augen offen halten und ein wenig Ordnung schaffen. Aber wahrscheinlich war sie mit ihren Gedanken bei irgendeinem idiotischen Arzneimittel, das kein Mensch jemals im Leben brauchte, oder sie hielt sich fieberhaft mit Überlegungen auf, wie sie noch schneller mit meinem Geld fertig werden konnte.

Am gestrigen Abend hatte sich ja wieder diese unheilvolle Zusammenkunft in unserer Wohnung abgespielt, die im Laufe der Stunden sicherlich entartet war, weil ich ausnahmsweise einmal nicht zugegen sein und das Spektakel überwachen konnte. Nur so konnte es passieren, daß dieser Droschko total über die Stränge schlug und dabei mein Bier in sich hineinschüttete. Und ich konnte nun mal für mein Leben diese Typen nicht ausstehen, die sich permanent so zusaufen mußten. Wutentbrannt schrie ich durch die Wohnung und entdeckte Isabella schließlich in der Besenkammer, die sie ja vor kurzem eigenmächtig zu ihrer Kanzlei erkoren hatte.

„Wieso ist kein Bier da?" fuhr ich sie unsanft an.
Sie rumpelte von ihrem Stuhl hoch und jammerte: „Oh Gott, oh Gott! Das habe ich glatt vergessen."
„Sag deinem Droschko, er soll nicht saufen wie ein Gaul!"
„Wieso? Was willst du damit sagen?"
Isabella wirkte verdattert und voller Schuldgefühle, was mir stets neuen Aufschwung gab.
„Dein Droschko, dieser Säufer, soll mein Bier in Ruhe lassen! Das meine ich damit."
„Das Bier haben Käthi und Ute getrunken. Droschko trinkt gar kein Bier. Die Läden sind schon alle zu, aber ich hole dir schnell Nachschub aus der nächsten Tankstelle." bot sie sich schuldbewußt an.
„Was trinkt denn Droschko? Wasser?" fragte ich, weil ich es noch nicht fassen konnte.
„Nein, Milch."
„Was? Er trinkt Milch?" fragte ich ungläubig.
„Ja, er trinkt kalte Milch."
„Was ist das denn für ein Mann? Säuglinge und Kälber trinken Milch, aber keine ausgewachsenen Männer!"

Während sich Isabella eine Jacke überwarf und mit den Wagenschlüsseln die Wohnung verließ, war ich in Gedanken immer noch bei Droschko. Was war das für eine Jammergestalt? Sogar die kleinen Bürschchen, die noch grün hinter den Ohren waren, soffen beim Zelten die ganze Nacht hindurch, bis sie zuletzt auch grün im Gesicht waren. Mit dieser heroischen Tat erbrachten sie einen ersten Beweis, daß sie angehende Männer waren. Und dieses dürre Klappergestell da war nicht Manns genug, es ihnen gleich zu tun. Wie erbärmlich!

Die Murkserrunde gab mir immer mehr Rätsel auf. Während bei den Erstbegegnungen das Miasma ihr tägliches Brot darstellte, war es jetzt plötzlich unter den Tisch gefallen und auf Nimmerwiedersehen spurlos verschwunden. Ich hegte schon den absurden Verdacht, daß dieses armselige Grüppchen endlich zur Vernunft gekommen war, aber dann wurde ich doch wieder eines besseren belehrt. Mir nichts dir nichts war nun überraschenderweise die chronische Krankheit von den Toten auferstanden und trieb ihr heftiges Unwesen. Ich nannte sie kurz und bündig Chroni, was sich anhörte wie Vroni und auf diese Weise eine gewisse Vertrautheit vermittelte. Chroni mußte bei der Stümperclique für alles herhalten und paarte sich nicht selten mit einem anderen Ungetüm, nämlich mit der sogenannten Unterdrückung.

Gelegentlich fand ich einige Rosinen im Kuchen der chronischen Krankheit, und die nannten sich dann etwa Psora oder Sykose. Ich verstand nichts von alledem, was die fünf daherpalaverten, und vermutete, daß sie selbst ebenfalls nicht wußten, worüber sie eigentlich die ganze Zeit redeten. Ich war doch schließlich nicht blöd! Und wenn ich schon die Angelegenheit nicht überblickte, dann konnten die fünf Gesellen erst recht keine Ahnung davon haben.

Um Gewißheit darüber zu erhalten, mußte ich Isabella unter vier Augen einer Befragung unterziehen. Sie saß gerade an ihrem Schminktisch im Schlafzimmer und beschmierte sich ausgiebig mit Farbe.

„Hör mir mal zu, Isabella." sagte ich und beobachtete, wie sie dicke, schwarze Balken um ihre ausdruckslosen Augen schmierte.

„Wieder mal ein Kreuzverhör?" ließ sie sich etwas spröde vernehmen.

„Was treibt ihr denn neuerdings für Sachen? Ich dachte immer, ihr arbeitet nicht mit Mikroorganismen. Wieso habt ihr plötzlich ein Problem mit Krätzmilben?" fragte ich etwas hämisch.

„Dieses Viehzeugs interessiert uns überhaupt nicht!" wehrte sie ab.

„Gemessen an eurem Desinteresse ist jedoch das Wort Psora verhältnismäßig oft in eurer Stü..., äh, Clique gefallen!"

„Mit Psora meinen wir Homöopathen nicht die klassische Krätze, sondern eine chronische Krankheit mit bestimmten Merkmalen. Du wirst das wieder nicht verstehen, Clemens, aber Psora ist sozusagen die Grunderkrankung des Menschen, die Erbsünde schlechthin. Die psorische Erkrankung liegt allen Erkrankungen zugrunde, sie ist die Basis, auf die sich alle anderen Krankheitszustände aufpfropfen."

„Nein, das darf nicht wahr sein!" rief ich wie vom Donner gerührt aus.

Ich hielt mir den Kopf, weil ich das einfach nicht glauben konnte. Was Isabella wohl damit meinte, als sie sagte, ich würde das wieder nicht verstehen?

„Was ihr für lächerliche Probleme habt! Wenn wir Mediziner uns immer noch mit der Erbsünde befaßten, gäbe es heute Zustände wie nach der Sintflut. Und was wollt ihr mit dieser Viskose oder Sykose? Ist das die Rückfahrkarte fürs verlorene Paradies?"

Isabella sah nun mittlerweile aus wie ein Clown und wollte dies offensichtlich durch Überpuderungen abschwächen oder verbergen, was alles nur noch schlimmer machte.

„Sykose ist ebenfalls eine chronische Krankheit, sozusagen die kleinere Schwester der Psora. Aber sie zeigt ein völlig anders geartetes Krankheitsbild als die Psora. Als Sykose bezeichnet der Homöopath Zustände, wo alles über die Grenzen hinauswuchert. Ihr werden Wucherungen zugeschrieben oder alle entgleisten Funktionen, die ein Zuviel anzeigen."

Als ob sie auf dieses Schlagwort gewartet hätte, öffnete sie wie auf Kommando ihren Kleiderschrank, der an Textilien, Stoffen und Kleidern überquoll. Ganze Stapel an Blusen, Hosen und Pullis fielen heraus auf den Boden. Der Zeitpunkt hätte nicht passender sein können.

„Mir ist das jetzt auch zuviel! Übrigens - was kann denn Sykose schon anderes sein als Warzen?"

„Richtig, Warzen zum Beispiel." stimmte sie ausnahmsweise zu, was mich etwas mißtrauisch machte.

„Wer braucht schon Warzen? Darum haben wir Ärzte ein Skalpell! Im Nu ist alles weg!"

„Das ist es ja gerade!" rief sie aus. „Das ist es ja! Genau deswegen schreitet die Sykose fort und nimmt immer gravierendere Ausmaße und Formen an!"

Sie schien in dem Chaos nach etwas Bestimmtem zu suchen. Daß sie aber in dieser schrecklichen Sykose nichts finden konnte, war mehr als logisch. Wenn ich unter homöopathischen Gesichtspunkten überlegte, war meine Frau rundherum sykotisch. Da waren ihre üppigen Formen, ihr übertriebenes Make up, ihr praller Kleiderschrank und überhaupt ihr ganzer Überfluß an schlechten Eigenschaften.

KAPITEL 8

Je mehr ich über alternative Heilmethoden, insbesondere über Homöopathie, erfuhr, desto weniger verstand ich mich mit Clemens. War er es anfänglich gewesen, der mich häufig wegen meiner Denkweise und Meinung angriff oder in die Enge trieb, so geschah es jetzt immer öfter, daß ich ihn auf die Schippe nahm und sein ganzes Tun in Frage stellte. Für Clemens gab es zwei Arten, auf meine Kritik zu reagieren. Entweder er blieb cool und lässig, so als perlten meine Worte wie Wassertropfen an ihm ab, oder er ging hoch wie eine Rakete, nach dem Motto, daß der Stärkere immer im Recht war.

Eines Tages teilte ich ihm mit, daß ich mir einen Computer mit entsprechendem Arbeitsprogramm anschaffen wollte, weil das für meine Arbeit früher oder später unumgänglich sein würde.
„Deine Arbeit?" fragte er und zog arrogant die Augenbrauen hoch.
„Genau."
„Wieviele Patienten hast du jetzt?"
So eine gemeine Frage hätte er nicht stellen müssen, denn er wußte die Antwort selbst sehr genau.
„Nur einen." antwortete ich und machte mich auf den kommenden Streit gefaßt.
„Und für diesen einen Patienten brauchst du einen Computer? Weißt du denn, was das schon wieder kostet?"
„Es kostet bestimmt weniger als dein Ultraschallgerät, das du demnächst erneuern willst."
„Das ist doch etwas ganz anderes!"
„Da kannst du recht haben, Clemens. Dein altes Gerät mag vielleicht etwas unscharfe Bilder zeigen, aber es funktioniert noch und bringt dir trotz Unschärfe genauso viel Geld ein wie ein neues. Aber ich

muß stundenlang eine Arbeit mit der Hand ausführen, die der Computer in wenigen Minuten erledigt."
„Ihr Homöopathen schwört doch sonst immer auf das alte Gelumpe und die uralten Methoden!"

Das war schon wieder so ein Dolchstoß, der mich großes Verständnis für Frauen aufbringen ließ, die ihrem Mann heimlich Arsen ins Essen mischten. Aber Clemens war so stahlhart und widerstandsfähig, daß er durch dieses Gift womöglich noch aufgeblüht wäre, anstatt das Zeitliche zu segnen.
„Wir halten an allem Alten fest, das durch nichts Neues ersetzt werden kann. Aber überall dort, wo das Neue sinnvoll ist, gehen wir mit der Zeit."
Ich bemerkte, daß ich wieder einmal in die Verteidigungsposition abgerutscht war und beschloß deshalb, den Spieß total umzudrehen.
„Deine Geräte verschlingen riesige Summen an Geld." sagte ich und wartete ab, wie er reagieren würde.
Clemens zuckte leicht zusammen, versuchte aber gleich wieder, die Fassung zu bewahren.
„Die Geräte mögen viel kosten, aber sie bringen auch Geld."
„Heißt das, daß du dir die Geräte nur anschaffst, um mehr abrechnen zu können?"
„So ein Blödsinn! Die Geräte sind in erster Linie dazu vorhanden, um sichere Diagnosen stellen zu können."
„Wie sicher ist denn der Ultraschall?"
Er brummelte etwas Unverständliches vor sich hin.
„Ultraschall ist ein Spielzeug, aber kein ernst zu nehmendes Diagnoseverfahren." sagte ich schließlich, da ich nicht mehr mit einer kompetenten Antwort rechnete.
„Ganz stimmt das nicht, was du da sagst."
„Mir reicht es, wenn es zur Hälfte stimmt."
„Die Patienten wollen das eben so."

„Das ist eine fadenscheinige Ausrede. Du machst Ultraschall primär aus dem Grund, damit du gut verdienst." warf ich ihm vor.

„Selbst wenn es so wäre, könnte ich darin auch nichts Negatives sehen."

„Es ist einfach unglaublich, wieviel ein Kranker zahlt, nur um eine ungenaue Diagnose zu bekommen. Und erschwerend kommt hinzu, daß es ihm nach all diesen teuren Untersuchungsmethoden kein bißchen besser geht. Egal, ob es sich EKG, Röntgen, Ultraschall oder Kernspin nennt, der Patient wird danach noch genauso krank sein wie zuvor. Und dafür werden insgesamt Millionen und Milliarden ausgegeben."

„Jetzt hör aber auf!" versuchte er mich zu bremsen.

„Wenn es schon nicht dem Patienten hilft, so dient es wenigstens dem Arzt." setzte ich noch eins drauf.

„Was sollen wir deiner Meinung nach sonst machen? Sollen wir wie im Altertum den Vogelflug beobachten oder ein Tier aufschneiden und in seinen Eingeweiden lesen, damit wir wissen, was dem Kranken fehlt?"

Clemens konnte unglaublich einfallsreich sein, wenn es darum ging, das letzte Wort zu haben.

„Diese modernen Untersuchungsmethoden gibt es heutzutage nun einmal. Es gibt sie genauso, wie es auch deinen Computer gibt. Ihr Homöopathen seid ja nur eifersüchtig, weil ihr keine Ahnung von Untersuchungen habt. Ihr seid vor mehr als zweihundert Jahren stehen geblieben, und jetzt läuft euch die Schulmedizin davon."

Nicht schlecht gesprochen, aber knapp vorbei ist auch daneben.

„Wir brauchen keine Geräte, wir schauen uns den Patienten an. Der zeigt uns in all seinen Äußerungen und Zuständen ganz genau, was ihm fehlt und was er zur Heilung braucht. Wir müssen seine Krankheit nicht mit lateinisch-griechisch-arabischen Verballhornungen benennen, um ihm helfen zu können. Wir sind eben viel schlauer als eure ganzen Maschinen."

Das war die erste Lobrede, die ich mich auf uns Homöopathen sagen hörte. Zu meinem Erstaunen lachte Clemens vergnügt vor sich hin.
„Ein dümmeres Plädoyer für einen Computer hättest du jetzt nicht halten können. Es ist dir doch wohl klar, daß der ein für allemal gestrichen ist. Wer so schlau ist wie du, braucht keinen Computer, Isabella."
Verdammt noch mal, konnte es sein, daß ich mir jetzt tatsächlich alles verpatzt hatte? Nein, es gab noch einen Ausweg. Nur mußte ich jetzt ganz schnell machen.
„Ich brauche ihn, um Rechnungen schreiben zu können. Wie soll ich denn sonst meine Forderungen an die Patienten stellen?"
„Ach so, wieso sagst du das denn nicht gleich? Für solche Investitionen muß einfach Geld ausgegeben werden. Das ist nun mal das Wichtigste."
Tja, Clemens, dachte ich still bei mir, ich bin eben doch noch ein bißchen schlauer als du.

Es war mir immer wieder ein Rätsel, weshalb die Ärzte von den Patienten so wenig angezweifelt und hinterfragt wurden. Ganz im Gegenteil, überall wurde der „Herr Doktor" angehimmelt. Das war schon in der Klinik so, als ich noch als Krankenschwester arbeitete. Wir Schwestern waren das arbeitende Fußvolk, die Ärzte hingegen stellten die bewundernswerten Übermenschen dar. Bei den Visiten hingen die Patienten stets mit ihren Augen an den Lippen der Ärzte und warteten sehnsüchtig darauf, bis ein segensreiches Wörtchen aus diesen beinahe göttlichen Mündern hervordrang.

Als sich Clemens eines morgens seinen weißen Kittel überzog, mußte ich wieder einmal sticheln.
„Eine gute Einrichtung, diese weiße Kleidung, nicht wahr?" meinte ich etwas lakonisch.
„Willst du streiten?" fragte er mich geistesgegenwärtig.

„Nein, ich meine nur so." wich ich aus, weil ich nicht zugeben wollte, daß ich tatsächlich eine Herausforderung suchte. Aber dann setzte ich doch noch mal einen kleinen Hieb hinterher: „Jetzt fehlt nur noch der Heiligenschein."
„Der muß aber auch irgendwo sein. Vielleicht liegt er dort in der Schublade." antwortete Clemens erstaunlich schlagfertig.
„Dann solltest du ihn herausholen und aufsetzen, denn zum Engelsgewand hat er seinen besten Effekt."
Ich bemerkte, daß ich allmählich genauso ätzend sein konnte wie Clemens und daß ich ihm in dieser Hinsicht nicht mehr viel nachhinkte.
„Wie sich doch dieses Bild in den letzten paar hundert Jahren gewandelt hat! Dazu muß man euch Ärzten wirklich gratulieren und die höchste Anerkennung aussprechen."
„Ich höre." sagte er ganz cool und blätterte nebenbei gelangweilt in einem Magazin.
„Damals habt ihr noch schwarz getragen. Schwarze Röcke, schwarze Mäntel, schwarze Zylinder oder vielleicht sogar alberne schwarze Spitzhüte. Die ganze Maskerade sollte vornehm wirken, war aber in Wirklichkeit ganz furchtbar. Trotz alledem war es grundehrlich und authentisch, denn mit diesem schwarzen Aufputz machte man keinem etwas vor. Wenn damals ein Schwerkranker auf seinem Lager diese schwarzen Gestalten nahen sah, wußte er wenigstens gleich, daß ihn jetzt der Teufel holte oder daß der Tod kam. Aber jetzt laufen diese Wölfe alle im Schafspelz herum, oder vielmehr die Teufel im göttlichen Engelsgewand."
Ach, wie tat das gut, endlich einmal diese gemeinen Sachen loszuwerden!
„Da könnt ihr mal sehen, wie schlecht ihr sein müßt, daß trotz der ganzen Teufelei die Patienten lieber zu uns kommen. Bei uns fühlen sie sich eben sicherer aufgehoben." setzte Clemens trocken hinzu.

„Bei euch sind sie so gut aufgehoben, daß sie der sichere Tod erwartet." keifte ich.
Diesmal ließ er sich nur zu einem Kopfschütteln und einem tadelnden „Tzzzzzz!" herab.
„Sterben die Patienten bei uns? - Nein! Zu 99 Prozent sterben sie bei euch Ärzten in der Klinik an euren ausgefeilten, hochtechnischen Wundergeräten." warf ich ihm vor.
Ich hatte das sehr eindrucksvoll gesagt, aber Clemens reagierte nicht.
„Ihr bringt sie alle um!" mußte ich mich schließlich noch steigern, bis er endlich gewillt war, den Kopf zu heben. Dann sagte er etwas, was mich grübeln ließ, ob er mir nicht zugehört hatte oder ob er wieder einmal seinem gewohnten Sarkasmus freien Lauf ließ.
„Einer muß es ja schließlich machen! Ihr seid ja dazu viel zu feige!"
Mit einer provokant lässigen Bewegung ließ er seine Illustrierte auf die Anrichte im Korridor fallen und schlurfte hinüber in seine Praxis.

Kurze Zeit danach hatten wir einen Streit, weil Clemens den Standpunkt einnahm, Elvira bedürfe dringend einer Zahnspange. Sie hatte einige ihrer ersten Zähne verloren, und als die zweiten mit unregelmäßigem Abstand herausspitzten, waren sie Clemens ein Dorn im Auge.
„Wenn sie später nicht wie ein Piranha aussehen will, braucht sie dringend eine Zahnregulierung." schärfte mir Clemens eines Tages ein, als wir gerade alleine waren.
Ich hielt davon überhaupt nichts, denn mir erschien das als eine brutale Zwangsmaßnahme, die den menschlichen Organismus unterdrückte.
„Unterdrückung? Nie gehört! Auf ein solches Kuriosum bin ich weder in meiner Studienzeit noch in meiner bisherigen Praxis gestoßen. Ich habe für Elvira bereits für nächste Woche einen Termin bei meinem Kollegen, Zahnarzt Bepo Wucherer, vereinbart. Mir war es ein

großes Anliegen, mich bei Bepo Wucherer erkenntlich zu zeigen und zu revanchieren, denn er schickt mir fortwährend neue Patienten. Er wird bei Elvira jedenfalls eine eingehende Untersuchung der Mundhöhle vornehmen und mitunter auch kontrollieren, ob er eine sogenannte 'Unterdrückung' diagnostizieren kann. Wenn er davon nichts entdeckt, was nach meiner Einschätzung zu 99 Prozent der Fall sein dürfte, bekommt sie die wohlverdiente und heißersehnte Zahnspange. Elvira ist ganz wild auf die Spange, weil sie dann in der Schule endlich keine Außenseiterin mehr ist. Alle Kinder tragen Zahnspangen, ob sie diese nun brauchen oder nicht. Das gehört heutzutage einfach dazu, so wie jeder Otto Normalverbraucher ein Auto, eine Waschmaschine und einen Fernseher hat. Nur du willst, daß deine Tochter jetzt fast nackt und ungeschützt herumläuft und in einigen Jahren wie ein Werwolf aussieht."

KAPITEL 9

Schließlich kam die Zeit, wo Isabella mich anhaltend bedrängte, ein Haus auf dem Lande zu kaufen und von der Stadt wegzuziehen. Sie beklagte sich, daß die Wohnung zu klein und die Luft zu schlecht war. Als ich jedoch hörte, welch astronomisch hohen Preise im gesamten Voralpenraum für ein lächerliches Fleckchen Grund verlangt wurden, wischte ich ein solches Ansinnen gleich wieder vom Tisch.

Wie es aber der Zufall wollte, bekam ich zu jener Zeit Besuch von Achim, einem ehemaligen Studienkollegen, der sich im Bayerischen Wald, einer gottverlassenen Gegend, niedergelassen hatte. Er wollte demnächst ein zweites Mal heiraten, - was ich mir ehrlich gesagt auch schon manchmal überlegt hatte, - und er gedachte, anschließend mit seiner neuen Frau, einer Australierin, nach Sydney zu übersiedeln. Jetzt war er auf der Suche nach einem würdigen Nachfolger, dem er seinen ansehnlichen Patientenstamm anvertrauen und übergeben konnte.

„Ihr Schulmediziner habt es gut!" rief Isabella ungefragt dazwischen. „Ihr könnt eure Praxis weitergeben, als wäre nichts geschehen. Das geht nur, weil ihr keine menschliche Beziehung zu den Patienten habt. Sie sind nur eine Nummer, eine Kartei zur Abrechnung, die weitergereicht wird. Bei uns Homöopathen wäre das unvorstellbar. Das ist eine persönliche Angelegenheit, da existiert so etwas wie ein Vertrauensverhältnis, das man nicht einfach an den nächstbesten weitergeben kann."

Ich ärgerte und schämte mich zutiefst über diese frechen und unzutreffenden Worte meiner Noch-Ehefrau und versuchte, meinen Kollegen mit einem spontanen Witz abzulenken, was mir angesichts der prekären Lage nicht sonderlich gut gelang. Wer lachte, war einzig und allein Isabella, was ich überhaupt nicht nachvollziehen konnte. Was gab es denn da zu lachen?

Als Achim von den billigen Grundstückspreisen erzählte, wurde ich hellhörig, während Isabella kaum mehr zu bremsen war.
„Mein Haus steht leider nicht zum Verkauf, weil es meiner ersten Frau gehört." erklärte Achim. „Ihr müßtet euch neue Räumlichkeiten suchen."
„Nichts lieber als das!" rief meine vorlaute Frau in ihrem Überschwang aus.
Anschließend ging ich mit Achim in die Kneipe, um dort unter vier Augen die Ablösesumme für seinen Patientenstamm auszuhandeln. Er verlangte eine horrende Summe, so daß ich vermutete, er wolle in Sydney sein Leben lang nicht mehr arbeiten. Vielleicht hatte er vor, Wolkenkratzer zu bauen oder die Wüste fruchtbar zu machen? Es mußte jedenfalls ein gigantisches Projekt sein! Als ich später Isabella den Preis nannte, meinte sie in ihrer Naivität: „Das ist ja beinahe geschenkt!"
Typisch, Isabella! Ich mußte das Geld hart verdienen, sie gab es locker aus.

Während ich mich um die Formalitäten kümmerte, fuhr Isabella mit einem Immobilienmakler durch den Bayerischen Wald, um ein angemessenes Haus für uns zu finden. Immer wieder schickte sie mir von dort Faxe, um mir ihre neuesten Lieblingsobjekte vorzustellen. Eigentlich gefiel mir überhaupt nichts aus diesem Angebot, aber die Zeit drängte, und so sagte ich schließlich bei dem billigsten zu.
„Komm her und sieh es dir an!" schrie meine Frau begeistert ins Telefon.

„Du weißt, ich habe hier alle Hände voll zu tun. Ich kann unmöglich weg. Einmal im Leben mußt du etwas in Eigenverantwortung tun." sagte ich ihr.
„Und das Geld?" fragte sie.
„Nun, dieses Haus ist nicht gerade geschenkt, aber es ist günstiger als alle anderen. Wenn es dir noch dazu gefällt, dann mach schleunigst den Notartermin fest. Wir können unmöglich darauf warten, bis ich mit einer Immobilie zufrieden bin."
Aus meinen Worten sprach weniger das Vertrauen in den skurrilen Geschmack meiner Frau, als vielmehr purer Zeitmangel und starker Arbeitsdruck. Und so kam es, daß Isabella völlig freie Hand hatte, und bei ihrer nicht gerade gelungenen Auswahl einen folgenschweren Mißgriff tat.

Ich war dermaßen mit Arbeit, Besprechungen und Formalitäten eingedeckt, daß ich keine Zeit hatte, mir unser zukünftiges Haus noch rechtzeitig vor dem vereinbarten Notartermin anzusehen. Es galt ja nicht nur, die neue Praxis zu übernehmen, sondern auch die alte zu übergeben. Und so gab es für mich soviel zu tun, daß ich das Thema Haus einzig und allein Isabella überlassen mußte. Für mich war das eine absolut notwendige Arbeitsaufteilung, weil mir sonst sicherlich ein Zusammenbruch gedroht hätte. Für Isabella hingegen bedeutete es Vergnügen nonstop. So hörte ich sie beispielsweise mit der Stadtverwaltung telefonieren, um eine nicht geringe Anzahl von Mülltonnen zu bestellen. Dabei fragte ich mich, ob wir demnächst eine Recyclingstelle anstatt einer Praxis eröffneten und ob wir es uns wirklich leisten konnten, soviel wegzuwerfen. Offenbar war letzteres der Fall, denn ich sah meine Frau noch spät in der Nacht in den Katalogen der teuersten Einrichtungshäuser herumwühlen und eifrig Artikelnummern notieren. Da wir gegenwärtig nicht in einem Zelt oder unter Brücken hausten, sondern über eine gut eingerichtete Wohnung verfügten, mußte zwangsläufig zuerst gutes Altes verschwinden, ehe kostspieliges und überflüssiges Neues Einzug halten konnte.

Irritiert war ich, als ich Isabella mit dem Maler telefonieren hörte, dem sie mitteilte, daß die lila Wände in bestimmten Räumen weiß übertüncht werden sollten. Danach sprach sie mit einer Baufirma, der sie den Auftrag gab, wegen der aktuellen Vorschriften so etwas ähnliches wie einen Ölabscheider anzubringen. Was immer das für ein Vehikel sein mochte und für welche Zwecke es gedacht war, ich wußte nur, daß Isabella davon keine Ahnung hatte. Daher blieb mir nur zu hoffen, daß es kostengünstig war und daß wir danach mit diesem billigen Zeug nicht etwa in die Luft fliegen würden. Ich gebe zu, mir fehlte der Einblick, und deshalb war mir die Angelegenheit höchst suspekt. Eigentlich wartete ich nur noch darauf, daß Isabella ein Triebwerk oder anderen Kram installieren ließ, und ich hätte mich gefragt, ob wir nicht etwa versehentlich das Raumschiff Enterprise gekauft hatten.

Der Notartermin für den Hauskauf war auf einen behandlungsfreien Mittwoch nachmittag festgelegt worden. Vormittags hatte ich noch ein paar Termine mit Arzneimittelvertretern, und es galt, noch eine Menge von Labor- und Schreibarbeiten durchzuführen. So kam es, daß wir uns in Eile auf den Weg machten, wenn der verabredete Termin nicht platzen sollte.

Selbstverständlich übernahm ich das Steuer, denn diesen Vorteil hatte ich mir im Laufe der Jahre unbestreitbar errungen, nachdem ich mit Isabella endgültig geklärt hatte, daß Frauen zum Autofahren nicht die geringste Eignung besaßen. Sie vergaßen nämlich immer wieder, rechtzeitig zu schalten, und fuhren im dritten Gang mit Vollgas, rauchendem Auspuff und heulendem Motor über die Autobahn. Dabei verschwendeten sie nicht nur die Nerven ihrer Männer, sondern auch den teuren Treibstoff. Darüber hinaus funktionierten sie die geschundenen PKW gleichzeitig auch noch in Ölverdampfungsmaschinen um. Mir war jedenfalls mein Wagen zu wertvoll und zu schade, um ihn in die Hände weiblicher Straßenrowdies zu geben.

Außerdem machte es mich ganz kribblig, wenn ich als Beifahrer mit ansehen mußte, wie Isabella mit dem Fahrersitz auf vorderster Position ihre Nase beinahe an die Windschutzscheibe drückte und mit beiden Händen in äußerster Verkrampfung das Steuerrad festhielt. Solche Fahrten boten mir zu keiner Zeit Entspannung, denn ich mußte Isabella dann immer wieder Anweisungen geben: „Gib Gas! Setz den Blinker! Schalte endlich auf den vierten Gang! Überhole doch diesen Trödler! Achtung, Kurve! Die Ampel ist schon ewig grün, wie lange willst du denn noch warten! Laß die Kupplung nicht so lange schleifen! Nimm, verdammt noch mal, die andere Fahrspur! Mein Gott, jetzt fahr doch zu!"
Noch dazu wurde Isabella während ihrer Fahrerei nicht etwa ruhiger und entspannter, wie man das bei einem normalen Menschen erwarten dürfte, sondern sie wurde immer zappeliger, hektischer und fiebriger. Und das, obwohl ich ihr sowieso schon jeden Handgriff und jeden Fußtritt erklärte! Noch mehr konnte ich ihr nun wirklich nicht mehr helfen! Zu meiner Erleichterung war sie selbst eines Tages einsichtig genug, um aus eigenem Entschluß für immer auf das Autofahren zu verzichten.

Lange Zeit fuhren wir über die Autobahn durch nichtssagende Ebenen. Währenddessen schwärmte mir Isabella unentwegt von dem schönen Haus vor, das wir in Kürze besitzen würden. Überschwenglich erzählte sie von dem Brunnen am Tore, von dem riesigen Garten, vom Geißblatt neben dem Eingang und von der herrlichen Aussicht auf den Bayerischen Wald. Als wir schließlich die Donau überquert hatten, stieg das Gelände rings herum an. Nach der Autobahnabzweigung führte uns die Route über holprige Straßen in eine hügelige, verlassene Gegend. Ab und zu lag irgendwo ein einsames Gehöft mit schäbigem Äußeren. Die Landschaft wurde immer hügeliger, je weiter wir in dieses öde Land vordrangen.

Die Straßen nahmen dermaßen an Steigungen und Windungen zu, daß ich unentwegt am Lenkrand drehen mußte. Ich schwenkte bald hierhin, bald dorthin und kurbelte herum, als sei ich auf einer Gocartbahn. Wenn ich drei Kilometer gefahren war, sah ich wegen der zahlreichen Serpentinen immer noch die gleichen Häuser und Bäume herumstehen wie zuvor. Demnach entsprachen die gefahrenen drei Kilometer einer geraden Strecke von vielleicht zweihundert Metern. Kaum hatten wir eine steile Kuppe erklommen, rollte der Wagen wie über eine Achterbahn hinab ins Tal.

Ich gab Isabella zu bedenken, daß diese Strecke fatale Auswirkungen auf unseren Benzinverbrauch hatte. Die Benzinuhr fiel rapide, während der Kilometerzähler Purzelbäume schlug. So leierte ich denn an meinem Steuer wie an einer Drehorgel, bis wir endlich das Städtchen erreicht hatten, das ein verhängnisvolles Schicksal für uns vorbereitet hatte. Wegen der törichten Kurven hatten wir unverhältnismäßig viel Zeit verloren, weshalb uns keine Minute Zeit blieb, nur einen einzigen Blick auf unser zukünftiges Haus zu werfen. Wir mußten uns schnurstracks, soweit das in diesem Gelände überhaupt möglich war, zum Notar begeben.

Nach der Verbriefung ging es geradewegs oder vielmehr verschlängelterweise zu unserem neu erworbenen Haus. Da ich nur die schwärmerische Version von Isabella kannte und nicht durch einen rational denkenden Menschen vorgewarnt worden war, kam ich völlig unschuldig und guten Glaubens dort an. Was sich mir da bot, war so unvorstellbar grausig und ernüchternd, daß ich beim ersten Anblick weiche Knie bekam. Mein Kreislauf sackte ab, und mein Atem ging nur noch röchelnd. Ich mußte mich auf Isabella stützen, sonst wäre ich auf der Stelle umgefallen.

Das Haus, das ich eher als Ungetüm bezeichnen würde, lag am Stadtrand von Fichtenau und stand auf einem weit ausladenden Hanggrundstück. Das Gebäude war ein ungeheurer Koloß und hätte von seinen Ausmaßen her König Ludwig zugeschrieben werden können. Allerdings war dieses Märchenschloß hier mit Unrat umstellt und von einem Urwald überwuchert.

„Was ist das?" fragte ich Isabella, als ich meine Sprache wieder gefunden hatte.

„Was fragst du denn so dumm?"

„Ich will jetzt von dir hören, was das hier ist."

„Das ist ein Juwel!" kreischte sie voll närrischer Freude.

„Ein ziemlich verdreckter Juwel, der sich so phantastisch gut getarnt hat, daß man ihm seinen edlen Kern nicht im geringsten ansieht." gab ich bitter enttäuscht meinen Kommentar ab.

Quasi als Begrüßungskomitee standen Mülltonnen in allen verfügbaren Farben aufgereiht vor dem Eingang. Als ich forsch daran vorbeischritt, hätte nur noch gefehlt, daß sie zum Salutieren kurz ihren Deckel hoben. Ich sah mich nochmals schnell um, aber zu meiner Erleichterung rührten sie sich nicht. Der Zugang zum Haus blieb mir zunächst verwehrt, solange bis ich etwas ratlos die vor mir hängenden Lianen eines wild wuchernden Efeus beiseite schob und mir durch das Dickicht gewaltsam eine Schneise bahnte.

„Wie ein Dornröschenschloß." phantasierte Isabella.

„Glaubst du, daß hundert Jahre Schlaf hier eine Lösung sind?" fragte ich absichtlich ironisch, um meiner Frau endlich wieder die knallharte Realität ins Bewußtsein zu bringen.

Dann erst entdeckte ich die kitschigen Rosenbäumchen aus Plastik, die zu beiden Seiten die Haustür flankierten.

„Ist das dein Ernst?" richtete ich meine Worte an Isabella und zeigte dabei auf die offenbar jüngsten Produkte ihrer Geschmacksverirrung.

„Die gehören noch dem Vorbesitzer." klärte sie mich auf, was mir wieder neuen Mut gab.

In diesem Moment blickte ich seitwärts, wo der übermächtige Efeu gnädig eine kleine Lücke auf den Garten freigab, und erspähte den vielgepriesenen Brunnen. Dieser bestand aus einer häßlichen grauen Betonwanne, in deren Mitte mit Mörtel verklebte Natursteine zu einer Säule aufgetürmt waren. Wie vom Donner gerührt arbeitete ich mich zu diesem Machwerk hindurch und inspizierte es von allen Seiten. In der Betonwanne befand sich nebst der geschmacklosen Mittelsäule eine Menge trübes Wasser, auf dessen Oberfläche allerlei totes und lebendiges Kleingetier herumschwamm, während der Boden mit schwammigem Laub bedeckt schien. Mich traf beinahe der Schlag, als Isabella ihre Hand in diese schreckliche Brühe tauchte und damit übermütig und kindisch herumzuspritzen begann.

„Das ist also dein wunderbarer Springbrunnen." sagte ich zu ihr.
„Das ist kein Springbrunnen, Herr Doktor." vernahm ich plötzlich die Stimme von Herrn Horn, dem Vorbesitzer, den wir kurz zuvor noch beim Notar getroffen hatten.
„Aber welche Funktion hat diese Säule dann?" fragte ich neugierig.
„Ich habe sie gebaut, damit das Ganze wie ein Springbrunnen aussieht." meinte er in einer Art Bauernschläue.
„Es sieht aber doch nur wie ein Springbrunnen aus, wenn auch das Wasser heraussprudelt." widersprach ich seinen törichten Worten.
Herr Horn war jemand, der offenbar immer das letzte Wort haben mußte, denn er setzte sich sogleich zur Wehr: „Wenn jemand diesen

Brunnen betrachtet, könnte er meinen, daß es sich um einen Springbrunnen handelt, der gerade außer Betrieb ist."

„Aber Sie selbst wissen doch, daß das gar nicht stimmt." stellte ich nicht gerade sehr scharfsinnig fest, weil ich mich wie so oft dem Intelligenzgrad meines Gesprächspartners anzupassen versuchte.

„Na und?" zuckte er die Achseln.

Ich wußte nicht so recht, womit ich es hier zu tun hatte. War das die typische Bayerwaldlogik? Oder war dieser Herr Horn ein harmloser Einzelfall solcher halsbrecherischen Schläue? Ich fühlte mich angesichts dieser Denkvorgänge irgendwie überfordert und gab es auf, weiter zu diskutieren.

„Diese grauenvolle Attrappe muß weg!" zischte ich Isabella zu, die ganz betreten dreinblickte.

Inzwischen kramte Herr Horn in seiner Hosentasche nach dem Hausschlüssel, um das Verließ aufzusperren, das seit einer Stunde unser Eigentum war. Da bis zum offiziellen Übergabetermin noch vier Wochen Zeit waren, hatte er zum jetzigen Zeitpunkt noch die alleinige Schlüsselgewalt. Während er immer noch in seiner Hose wühlte, sah ich wie zufällig nach oben und hätte beinahe einen entsetzten Schrei ausgestoßen. Über unseren Köpfen hing an der Hauswand das Vorderteil eines halben präparierten Hirsches.

„Herr Horn geht zur Jagd." fühlte sich Isabella anscheinend zur Mitteilung genötigt.

„Und ich behandle Patienten" flüsterte ich ihr zu.

„Wie viele Trophäen dürfen wir denn an deine Wand hängen?" wisperte sie, worauf ich ihr nur einen bitterbösen, tadelnden Blick zuwarf.

Endlich konnten wir hinter Herrn Horn das Haus betreten.

„Beginnen wir gleich rechts." instruierte er uns.

Mir war es egal, in welcher Reihenfolge der ganze Plunder aufgedeckt wurde. Zuletzt würden sich die Scheußlichkeiten sowieso alle ungewollt summieren.
„Die Speisekammer!" kündigte er feierlich an und öffnete eine der zahllosen Türen.
Ich sah im Geiste schon Schüsseln voller Blut und Eingeweide vor mir und lehnte es ab, meine Blicke dorthin schweifen zu lassen.
„Die Eßküche!" rief er kurz darauf salbungsvoll. „Sehr gemütlich." setzte er hinzu.
Rundherumlaufend war in diesem Raum dunkles Gebälk aufgebaut, so als ob sich Herr Horn zur Steigerung seiner Behaglichkeit die Nachbildung eines Jägerstandes als oberstes Ziel gesetzt hätte. An den Wänden über dem Eßplatz hingen Vögel, Marder und Eichkätzchen, die alle haargenau in meine Richtung peilten. Fröstelnd wich ich zurück und überließ es Isabella, die Küchenmöbel aus dunkel gebeizter Eiche genauer zu begutachten.
„Das Wohnzimmer!" dröhnte es durchs Haus.
Wir betraten einen düsteren Raum mit schweren dunklen Samtvorhängen. An den Wänden hingen Schützenscheiben und eine Sammlung verschiedener Gewehre.
„Wäre es nicht angebracht, auch meine Gerätschaften an die Wand zu hängen?" flüsterte ich meiner Frau zu.
„An den Nagel, Clemens! An den Nagel!" raunte sie mir zu.
„Was Nagel?"
„Du solltest deine Geräte an den Nagel hängen." zischelte sie.
Schon wieder diese unterschwellige Aggression gegen meine Tätigkeit.

Als ich jetzt das Wohnzimmer betrat, erblickte ich in einer Ecke eine Horde ausgestopfter Tiere, die gerade ein gemütliches Plauderstündchen abzuhalten schienen. Diese Gruppierung setzte allem Schund die Krone auf. Ein Hase schien seine Möhre einem kleinen Bambi zu

reichen, während ein Fuchs mit einem Dachs Ball spielte. Ein Biber saß gemütlich auf dem Rücken einer Gemse, während über ihnen ein gewaltiger Raubvogel schwebte. Mir wurde ganz erbärmlich schlecht, wozu die modrige Luft ein übriges tat.
Isabella stieß mir rabiat ihren Ellbogen in die Seite und lispelte: „Reiß dich zusammen!"

Während ich noch wie gebannt auf das Szenario starrte, bewegten sich plötzlich meine Füße rückwärts hinaus. Das war wie in einem Horrorfilm, wo die Leute alle wild kreischend vor Angst und Schrecken das Grauen im Auge zu behalten suchten. Solange man das Böse im Blick behielt, schien es einem nichts anzuhaben.
„Das Schlafzimmer!"
Mir wurde mulmig, denn ich erwartete nichts, was mir in irgend einer Weise angenehm gewesen wäre. Tatsächlich hingen und lagen dort riesige Felle von Wölfen, Antilopen, Büffeln, Tigern und Löwen. Ich hätte sie niemals richtig zuordnen können, wenn nicht überall noch die Köpfe daran herumgebaumelt wären. Dieser Anblick war ziemlich scheußlich, aber auf eine ganz andere Weise lästig und unerquicklich wie kurz zuvor die deplacierte Tierrunde im Wohnzimmer.

So lief ich denn hinter dem unerbittlichen Herrn Horn und der herrischen Isabella von einem geschmacklosen Raum in den anderen, bis ich endlich alle unzumutbaren Schauerlichkeiten, die dieses Haus beherbergte, gesehen hatte. Auf dem Weg ins gelobte Freie gelangten wir unerwartet durch den Keller, wo sich dem Vernehmen nach Herrn Horns schlimmste Bubenstücke und Schurkereien abspielten, und wo sich zum Abschluß nochmals alles übel zuspitzte. Dort befand sich nämlich die Schlachtkammer mit einer Schlachtbank und einer speziellen Aufhängevorrichtung, um die Tiere fachmännisch ausweiden zu können. Der Weg in die Freiheit führte unmittelbar unter diesem Galgen hindurch, was mich nochmals ganz kräftig erzittern ließ, ehe ich im Garten erst einmal Luft holen durfte.

„Der Gartengrill!"

Diesem selbstgefertigten Gebilde aus Pflastersteinen hatte man als Abzug einfach ein Ofenrohr verpaßt, so daß es jetzt in seiner ganzen zweifelhaften Pracht vor uns stand und darauf wartete, durch mich endgültig seiner verdienten Vernichtung entgegenzugehen.

Das Freigelände war weitflächig und mindestens ebenso vergammelt wie es groß war, was demnach wenigstens ein stimmiges Verhältnis ergab.

Als alles vorbei war, brauchte ich dringend einen Cognac, den ich gleich im nächsten Gasthof schnellstens zu mir nahm.

„Ich habe schon viele furchtbare Krankheiten gesehen, aber nicht so ein schreckliches Haus!" ließ ich mich danach vernehmen, als die Anzeichen meines Schocks wieder langsam von mir wichen.

„Du hast einen schweren Fehler gemacht, Clemens. Du hast dich auf all die Dinge konzentriert, die Herrn Horn gehören und die er alle mitnimmt. Du hättest soviel Phantasie aufbringen müssen, dir das Haus ohne seinen Krempel vorzustellen. Nicht der Habicht, die Geweihe oder die Bärentatzen machen dieses Anwesen aus. Die Substanz dieses Hauses in dieser wunderschönen Umgebung ist doch das Wesentliche." referierte Isabella.

„Wenn du mir das vorher gesagt hättest, wären die Auslagen für diesen Cognac nicht nötig gewesen!" warf ich ihr erbost vor.

„Dann hättest du dich womöglich noch mehr angestellt, Clemens. Vielleicht hättest du dann gesagt: 'Wenn ich mir diesen ganzen Schund wegdenke, bleibt ja nichts mehr übrig!' Irgend etwas in dieser Richtung wäre es sicherlich gewesen." schmunzelte sie siegessicher in sich hinein.

KAPITEL 10

Ich befand mich rundherum in einem unbefriedigenden Zustand. Meine Tätigkeit in Clemens' Praxisräumen mißfiel mir genauso wie die Besenkammer, wo ich mein derzeitiges Studierzimmer eingerichtet hatte. Wenn doch nur die Praxis etwas größer gewesen wäre oder die Wohnung über ein Zimmer mehr verfügt hätte! So aber war kein vernünftiges Weiterkommen, das spürte ich genau. Erst als Achim bei uns erschien, wußte ich intuitiv, daß das Warten und Hoffen bald ein Ende haben würde. Natürlich war ich Feuer und Flamme, als ich von der neuen Praxis hörte. Endlich konnte ich ein Haus nach meiner Vorstellung aussuchen, das Platz genug für alle meine Zukunftspläne bot. Clemens hatte nie Zeit, sich um unser neues Zuhause und die Praxisräumlichkeiten zu kümmern, was mir sehr willkommen war. So hatte ich völlig freie Hand und konnte mich ganz allein auf das besinnen, was mir persönlich wichtig war.

Alle Objekte, die in und um Fichtenau zum Verkauf angeboten wurden, unterzog ich einer genauen Inspektion. Ich versuchte, unser neues Zuhause und unsere Arbeitsräume von allen Perspektiven aus zu betrachten. Wir brauchten ein geräumiges Haus und einen großzügigen Garten, auf dem sich die Kinder austoben konnten, und wir sollten natürlich auch für die Patienten gut erreichbar sein. Unter diesen Gesichtspunkten suchte ich und wurde zuletzt auch fündig.

Das Anwesen, das noch im Besitz eines alten Jägers war, erfüllte alle Kriterien. Es war von der Stadt aus leicht erreichbar, und sowohl das Haus als auch das Grundstück waren groß genug, um diverse Pläne verwirklichen zu können. Zwar gab es einiges daran zu ändern und zu renovieren, aber das konnten wir Schritt für Schritt alles nach unseren Vorstellungen und Wünschen ausführen lassen. Wichtig war, daß die Praxis gut anlief und daß wir einige Zimmer für den Anfang bewohnen konnten. Herr Horn, der Jäger, hatte furchtbar viel Gerümpel im Haus und auch auf dem Grundstück gelagert, aber das interessierte mich wenig. Seine eigenen Sachen wollte er sowieso mitnehmen und den letzten Rest an schäbigem Zeug, das zum Anwesen zählte, würden wir schnell und problemlos entsorgen.

Damit nach unserem Einzug die Praxis reibungslos funktionieren konnte, bestellte ich für den Stichtag, an dem Herr Horn das Haus räumte, mehrere Handwerker. Ich brauchte Bodenleger, Schreiner, Klempner, Heizungsmonteure, Maler und Fliesenleger. Alle Arbeiten mußten aufeinander abgestimmt und koordiniert werden, was viele Telefonate erforderte. Wenn Clemens etwas davon mitbekam, wurde er schrecklich nervös. Erstens bangte er um die zu hohe Telefonrechnung und zweitens hatte er Angst, die Handwerker würden uns in den Ruin treiben. Ganz davon zu schweigen, daß er meinen Anordnungen und Instruktionen mißtraute und deshalb befürchtete, ich würde mit meinen unausführbaren Anweisungen die Arbeiter nur teuren Unsinn machen lassen.

Auf der Fahrt zum Notar mußte ich zuerst einmal einen unserer gefürchteten Dialoge über mich ergehen lassen.
„Wie impfen eigentlich die Homöopathen?" fragte mich Clemens, was für mich ziemlich absurd klang.
„Gar nicht." antwortete ich kurz, aber es war mir klar, daß ich nicht so billig davonkommen würde.
„Da müßt ihr passen, was?" lachte er hämisch.

Eine Autofahrt mit Clemens hatte stets den Nachteil, daß ich während der Fahrt nicht einfach aussteigen konnte, falls mir sein Gesprächsthema oder seine Argumente zu abwegig wurden. So war es auch kein Zufall, sondern reine Berechnung, daß er gerade jetzt das heikle Thema des Impfens ansprach, während ich neben ihm festgegurtet war und auf diese Weise eine Gefangene seines satirischen Nonsens war. Aber, so dachte ich mir, wenn ich schon gefesselt war wie eine Geisel, war ich immerhin nicht geknebelt und konnte mein Sprachwerkzeug entsprechend einsetzen. Andererseits bot sich jetzt auch mir die Gelegenheit, Clemens endlich die Dinge an den Kopf zu werfen, die er sich sonst niemals angehört hätte. Er war ja schließlich genauso gefesselt wie ich!

„Wieso seid ihr nicht fähig, zu impfen?" fragte er mit einer gehörigen Portion Schadenfreude in der Stimme.
„Weil wir nicht wollen!"
„Nach dem schlauen Motto: Die Trauben sind mir viel zu süß!"
„Wir Homöopathen haben keinesfalls die Absicht, euch nachzueifern. Um euch beneiden oder nachahmen zu wollen, müßten wir zunächst einmal einen Sinn in der Impfung erkennen."
„Hat Impfen keinen Sinn? Ihr lebt ja wirklich hinter dem Mond, du meine Güte!" kicherte er fröhlich und selbstgefällig.
„Einzig für deine Pharmaindustrie macht Impfen einen Sinn und einen nicht geringen Nutzen. Für die Menschen ist es eine Qual und eine Plage. Das Impfen selbst ist die schlimmste Seuche, die die Erde befallen hat."
Clemens krümmte sich am Steuer und wischte sich verstohlen eine Träne aus dem Auge.
„An dir ist eine ausgezeichnete Predigerin und Prophetin verlorengegangen." jodelte er, weil ihm vor lauter Lachen die Luft wegblieb.

Eigentlich wollte ich ihm immer schon gerne sagen, daß ich ihn für einen unverbesserlichen Trottel hielt. Außerdem hätte ich nicht geringe Lust gehabt, ihm nun endlich die schon längst fällige Ohrfeige zu verpassen, was aber angesichts des starken Verkehrsaufkommens auf der Zubringerstraße zum Flughafen etwas zu gefährlich gewesen wäre.

„Sag mal, Clemens, was fällt dir eigentlich ein? Gegen alle Regeln der Vernunft führst du bei einem wenige Wochen alten Säugling diese stussigen Impfungen durch. Hat man euch während des Studiums nicht beigebracht, daß in diesem Alter der Abwehrmechanismus noch gar nicht ausgebildet ist? Warum glaubst du, sollen Säuglinge nur Muttermilch bekommen? Über die Muttermilch erhalten sie die Abwehrstoffe, die sie brauchen, weil ihr Immunsystem noch nicht intakt ist."

„Darum impfen wir ja, um diesem langweiligen Immunsystem auf die Sprünge zu helfen!" warf er triumphierend ein.

„Aha! Wenn also jemand gerade ein Haus baut, um Schutz vor Kälte, Nässe und Hitze zu finden, wirfst du ihm also auch eine Bombe rein, damit der Bau schneller vor sich geht."

Clemens überlegte, und das wollte schon etwas heißen. Sonst redete er immer, ohne nachzudenken.

„Weißt du denn, wie sehr du durch deine Impfungen einem so jungen Organismus schadest?" warf ich ihm vor.

Ein bißchen schlechtes Gewissen konnte Clemens in seiner Selbstherrlichkeit nicht schaden.

„Wo sind denn die Schäden? Zeig mir einen, nur einen einzigen!" plusterte er sich jetzt auf.

„Wie soll denn ein drei Monate alter Säugling zeigen, daß er kaputt gemacht wurde?" gab ich ihm zu bedenken. „Er kann sich kaum bewegen und nicht sprechen. Also dürfte es schwierig sein, in dieser Phase einen bleibenden Schaden nachzuweisen. Das Impfen ist und bleibt etwas Widersinniges und Krankhaftes. Es ist eine widernatürliche Einbringung von Fremdeiweiß in die Blutbahn. Weißt du, daß Schlangengift zu 95 Prozent und vielleicht sogar noch mehr aus Eiweiß besteht? Dieses Eiweiß in der Blutbahn bewirkt die Vergiftung.

Weißt du, was an der Rinderseuche BSG so schlimm war? - Daß pflanzenfressende Tiere plötzlich mit einer Nahrung konfrontiert wurden, die tierisches Eiweiß enthielt!"
„Papperlapapp!" rief er aus.
Dieser blöde Ausspruch kam mir ja gerade recht!
„Eigentlich sollte ich dich anzeigen, weil du meine Töchter ohne mein Einverständnis geimpft hast!"
„Deine Passivität war ein stilles Einverständnis." murmelte er etwas betreten.
„Mag sein. Aber jetzt ist damit Schluß, Clemens! Meine Kinder impfst du nicht mehr! Lieber lege ich die Mädchen zur Abhärtung in einen Misthaufen. Da sind sie nur absehbaren äußeren Einwirkungen ausgesetzt. Impf du nur deine Patienten weiter, Clemens. In einigen Jahren ist das Immunsystem über Generationen hinweg durch die ganze Impfpalette so geschwächt, daß die Menschen wie Fliegen von der Wand fallen, wenn eine Erkältungswelle ins Land kommt. Schau dir doch die ganzen AIDS-Kranken an! Das ist der Personenkreis, der am meisten Impfsera und Antibiotika abbekommen hat. Ihr Immunsystem ist infolge der Überlastung zusammengebrochen. Die daraus resultierende Krankheit wird ganz folgerichtig benannt, denn dieses zusammengesetzte Wort AIDS, acquired immune deficiency syndrome, besagt ganz deutlich, daß wir es mit einer erworbenen Immunschwäche zu tun haben. Woher wurde es denn erworben, Clemens? Diese Leute haben doch nicht einfach gesagt: 'Heute kaufe ich mir ein Päckchen von diesem wunderbaren AIDS, das haben so viele, das will ich auch haben!' Nein, da steckt das maßlose Überimpfen dahinter! Deine Impferei und deine Antibiotikabehandlungen, Clemens!"
„Du tust ja gerade so, als ob ich das Impfen erfunden hätte!"
„Das nicht, aber du machst dich zum Handlanger einer hirnrissigen Idee, die sich wie eine Epidemie über die Welt ergießt."

Clemens sagte nichts mehr, sondern stieg statt dessen aufs Gas, was ja bekanntlich auch eine Möglichkeit ist, seine Aggressionen auszuleben.

„Übrigens" sagte ich nach einer längeren Schweigepause, „eine einzige gezielte Impfung ziehen wir auch durch."
„Dachte ich's mir doch!" meinte Clemens überheblich.
„Wir geben jedem Kind ab dem Säuglingsalter in bestimmten Abständen eine halbe zerkleinerte Zigarette zum Essen."
Clemens bremste so stark ab, daß ich auf die Windschutzscheibe zufiel, aber zuletzt vom Gurt gehalten wurde.
„Ihr seid ja total verrückt! Noch schlimmer, als ich je dachte!" rief er schockiert aus.
„Wieso denn? Das ist die Impfung gegen Lungenkrebs und Raucherhusten."
„Und wie oft machst du diesen Scheiß?"
Wenn Clemens solche Ausdrücke benützte, bedeutete das, daß er außer Kontrolle geraten war.
„Ganz nach Impfplan."
„Wer hat diesen Blödsinn angezettelt?" fragte er sichtlich aufgeregt.
„Wahrscheinlich die Zigarettenindustrie. Aber es geht doch darum, die Kinder schon von Anfang an zu stärken, damit sie später nicht diese schreckliche Krankheit bekommen. Ihr macht es doch auch so, oder?"
„Wie reagieren denn die armen Kinder auf dieses unverantwortliche Experiment?"
„Ganz natürlich."
„Ganz natürlich?" fragte er entsetzt.
„Sie kotzen natürlich. Aber das ist eine bombige Reaktion, die sie stärken wird." antwortete ich so ruhig, als ob ich nur über die neuesten EG-Richtlinien gesprochen hätte.

„Ich muß auf den nächsten Parkplatz fahren und frische Luft schnappen." kündigte Clemens nervös an.

„Wir haben keine Zeit zu vertrödeln, Clemens. Der Notar wartet nicht."

Als ich das Gefühl hatte, Clemens habe seinen Denkzettel bekommen, sagte ich: „Du mußt mich schon für ziemlich verrückt halten und mir alles zutrauen."

„Heißt das, du hast den Zirkus mit den Zigaretten erfunden?"

„Die Zigarettenimpfung ist Utopie, aber alles andere leider die knallharte Realität. Wenn wir als Homöopathen ein Arzneimittel geben, in der Absicht, damit den Patienten zu impfen, dann durchlebt der arme Mensch doch nur eine Arzneimittelprüfung. Deshalb stärken wir einfach nur die Lebenskraft des Patienten. Das ist die beste Vorbeugung und Präventivmethode, die es gibt."

„Weiß schon!" winkte Clemens desinteressiert ab. „Keine Raffinessen, keine Neuerungen, kein Risiko! Immerzu nur das gleiche alte Gewäsch und Gelabere."

In der Wohnung hätte ich ihm jetzt wahrscheinlich einen Blumentopf an den Kopf geschmissen, im Auto aber war das schlecht möglich.

Als wir von der Autobahn abzweigten, leitete ich Clemens über eine landschaftlich wunderschöne Route. Diese war zwar etwas länger und kurvenreicher als der direkte Weg, vermittelte aber sehr angenehme erste Eindrücke, wieviel Schönheit diese Gegend insgesamt zu bieten vermochte. Es war ein Labsal für die Seele, die Augen über die sanften Hügelketten schweifen zu lassen. Immer wieder eröffneten sich einem neue Aussichten auf Wiesen, Weiden, Waldgruppen und Lichtungen. Dazwischen erhaschte man oft einen überraschenden Blick auf Gehöfte und Weiler mit Kuhherden, Hühnern und buntem Blumenschmuck.

Aber wie befürchtet hatte Clemens dafür kein Auge und keinen Sinn. Er besah sich nicht die herrliche Landschaft, sondern die Benzinuhr und den Tachometer. Wie ein Besessener werkelte er am Steuerrad herum, so als ob wir uns in den Haarnadelkurven der Hochalpen befänden.

„Mein Gott, wir sind ja immer noch da, wo wir vor zehn Minuten schon waren. Diesen Kirchturm sehe ich doch schon seit einer halben Stunde." jammerte er und ließ die Treibstoffanzeige nicht aus den Augen.

„Zuerst hast du ihn von vorne gesehen und jetzt von der Seite. Wir fahren in einem Bogen daran vorbei. Wir sind nur einen kurzen Umweg gefahren, weil hier die Landschaft besonders schön ist."

„Einen Umweg? Weißt du, was das Benzin kostet? Wie viele Stunden denn noch? "

„Nicht mehr lange, Clemens. Wir sind bald da." sagte ich und war wieder einmal enttäuscht darüber, daß mein Mann so ein Banause war.

Ich hatte schon damit gerechnet, daß Clemens sich furchtbar anstellen würde, wenn er das Haus zum ersten Mal begutachtete. Aber in seinem unmöglichen Verhalten übertraf er meine Erwartungen bei weitem. Schon beim Notar ließ er keinen Satz aus dem Kaufvertrag so stehen, wie er war. Überall hakte er nach, stellte lauter skeptische und unnötige Fragen und hatte tausenderlei Wenn und Aber auf Lager. Bei der Hausbesichtigung ließ er sich so gehen, daß ich einige Male dachte, er falle gleich in Ohnmacht. Es gab im ganzen Haus und auch auf dem dazugehörigen Grundstück rein gar nichts, was ihm nur annähernd gefallen hätte.

Im Nachhinein gebe ich zu, daß es ein großes Stück Naivität von mir war, anzunehmen, daß Clemens anders als sonst reagieren würde. Er war nun mal ein elender und griesgrämiger Nörgler, dem kein

Mensch auf dieser Welt etwas recht machen konnte. Deshalb fragte ich mich allmählich besorgt, wie das künftig mit uns weitergehen würde.

KAPITEL 11

Als ob wir noch nicht genug Ausgaben gehabt hätten, begann Isabella unversehens auch noch damit, Geld für entstellende Kopfbedeckungen auszugeben, die sich bei genauerer Untersuchung als Hüte entpuppten. Die Sombreros, Käppchen und anderen Deckel waren gelinde gesagt unvorteilhaft, aber sie waren noch harmlos und beinahe schon wieder hübsch im Vergleich zu den riesigen Warmluftglocken, die sich meine Frau überstülpte und trotz meiner Kommentare uneinsichtig auf dem Kopf behielt. Mehr als häßlich waren die bischofsmützenähnlichen Gebilde und die mit Bändchen verzierten Tropenhelme, die sich nach oben hin kronenartig öffneten. Aber besonders pfiffig und gewitzt waren eine Art Pickelhaube und ein turbanähnlich gedrehtes Wagenrad, das es mir besonders angetan hatte. Letzteres war ein Machwerk, dessen Schöpfer ich im Gefängnis vermutete, da Kreationen solcher Art nicht ungestraft in die Welt gesetzt werden konnten. Die Beurteilung fiel mir schwer, ob es sich dabei um das Erstlingswerk eines Gelegenheitsganoven handelte, oder ob sich darin die Eskalation eines entarteten Genies zu erkennen gab. Als Isabella diesen unzumutbaren Gegenstand wieder einmal auf ihrem Haupt schweben ließ und dabei so tat, als ob sie den wunderbarsten Kopfputz trug, kam ich nicht umhin, sie zu maßregeln.

„Isabella, merkst du denn nicht, daß du für derartige Extravaganzen viel zu alt bist!" rief ich erschüttert aus, als sie mir so gegenübertrat. „Für eine Frau deinen Alters ist es unziemlich, ja geradezu skandalös, eine Achterbahn auf dem Kopf zu tragen! So gesehen bewundere ich deine Unerschrockenheit, mit der du dich der Öffentlichkeit

preisgibst. Ich würde damit nicht in der schwärzesten Nacht in die Wüste gehen, weil ich Angst hätte, die Kamele zu erschrecken."
„Diese Zurückhaltung würde ich dir auch ohne Hut empfehlen, denn Kamele sind ganz sensible Tiere!" fuhr sie mich dermaßen heftig an, daß ich schon fürchtete, sie würde wie ein Hund nach mir schnappen.

Eines Tages, als ich ziemlich frustriert und mißmutig war, mußte ich feststellen, daß Isabella einen ziemlich aufgeräumten und fröhlichen Eindruck machte. Da drängte es sich mir förmlich auf, sie wieder einmal einer meiner gefürchteten Sticheleien zu unterziehen. Wußte ich doch nur allzu gut, daß im Verlaufe solcher Situationen die Stimmung meistens komplett umkippte, so daß es mir nachher viel besser ging, während Isabella unzufrieden, mürrisch und verärgert durch die Wohnung rumpelte!

„Na, Bellchen!" nannte ich sie bei ihrem früheren Kosenamen, von dem ich in den letzten Jahren kaum Gebrauch machen konnte, weil seine Trägerin und Inhaberin viel zu zickig war „Die Begriffe Allopathie und Homöopathie sind wohl auch ziemlich alter Schrott?"
„Klar, sind die alt. Stammen ja noch von Hahne - "
„Nein, bitte nicht! Ich möchte einen Tag in meinem bedrückenden Leben ohne den alten Griesgram auskommen können!"
„Da haben wir ja beide etwas Gemeinsames." sagte sie schnippisch, was ich sinngemäß aber nicht nachvollziehen konnte.
„Warum machst du dauernd mit ihm herum, wenn er dich anwidert?" erkundigte ich mich.
„Wir scheinen da ein kleines Mißverständnis zu haben. Ich meinte vorhin nicht Hahnemann, sondern dich, Clemens."
Das ergab ausnahmsweise ein klares 1:0 für Isabella.
„Bevor du dir jetzt wieder etwas Hundsgemeines ausdenkst, Clemens, möchte ich das Thema schnell zum Abschluß bringen." erei-

ferte sie sich, wobei ich mich fragte, seit wann sie Gedanken lesen konnte.
„Während die Homöopathie mit dem Ähnlichen behandelt und heilt, behandelt die Allopathie mit dem Andersartigen, dem Entgegengesetzten." belehrte sie mich.
Der feine Unterschied in der Formulierung war mir nicht entgangen. Hier fehlte etwas ganz Entscheidendes. Isabella wurde wirklich immer raffinierter und durchtriebener. Aber ich tat so, als hätte ich nicht bemerkt, daß ihren Ausführungen zufolge die Homöopathie behandelte und dabei auch heilte, die Allopathie aber nur behandelte.
„Tu nicht so! Ich weiß genau, was du denkst, Clemens!" brüstete sie sich.
„Jetzt schlägt´s aber dreizehn! Wieso willst du wissen, was ich denke? Ich denke im Moment gar nichts. Mein Kopf ist frei von allen Gedanken." widersprach ich, obwohl ich mir irgendwie ertappt vorkam.
„Clemens, man kann dir vieles nachsagen, aber nicht, daß du einfältig oder dumm bist. Dir ist sicherlich nicht entgangen, daß ich das Heilen nicht erwähnt habe, als ich von der Allopathie sprach." sagte sie und sah mich dabei erwartungsvoll an.
Jetzt stand es 2:0 für Isabella.
„Kann sein! Aber ich weiß ja, daß dir die Schulmedizin, respektive Allopathie, nicht sympathisch ist. Deswegen wundern mich deine Aussprüche gar nicht." kam es mir ganz locker von den Lippen.
„Nur leuchtet mir beim besten Willen nicht ein, wieso das Allopathische nicht genauso heilen sollte. Wo ist der Beweis für deine Behauptung, Isabella?"
Jetzt saß sie irgendwie in der Klemme. Ihre nächste Antwort ließ entsprechend lange auf sich warten.
„Nimm als Beispiel unsere Ehe, Clemens. Wir sind völlig entgegengesetzte Menschen, also nicht nur logischerweise Mann und Frau,

sondern auch in unseren Neigungen, Eigenschaften und Wesenszügen völlig unterschiedlich. Und kann man unsere Ehe als Heilung bezeichnen? - Nein! Alles hat sich nur verschlimmert, aber die Heilung bleibt aus."
Für diesen Unsinn gab es absolut keinen dritten Punkt. Es blieb nach wie vor beim 2:0.

Ich holte tief Luft und setzte zum Finale an: „Was ich noch nie verstanden habe, ist, daß Allopathie eigentlich soviel heißt wie 'das entgegengesetzte Leiden'. Halten wir der Gerechtigkeit halber Hahnemann zugute, daß er sehr alt war und bestimmt nicht mehr richtig denken konnte. Aber es ist doch erstaunlich, daß Menschen der Neuzeit immer noch diesen maroden Begriff verwenden. Nenne mir bitte einen vernünftigen Grund, warum man in den Händen der Schulmedizin leiden sollte. Wo ist denn bei der Schulmedizin ein Leiden? Wer leidet denn, wenn er endlich eine Kopfschmerztablette bekommt? Wer leidet, wenn er bei Mandelentzündung zu guter Letzt ein segensreiches Antibiotikum bekommt oder wenn wir die schmerzenden Hühneraugen herausschneiden?"
„Alle leiden sie, das sag ich dir. Alle! Ich für meinen Teil leide am meisten an deiner Ironie, deinem Sarkasmus, deiner Satire. Man könnte es direkt schon Satiropathie nennen!" rief sie mit unschön geröteten Wangen aus und sah mich mit blitzenden Augen an.
Jetzt war ich aber sauer! Sollte sie sich doch den dritten Punkt an den Hut stecken!

An einem Sonntag abend kam Isabella strahlend von einem ihrer homöopathischen Wochenendseminare zurück. Ihre ehemals trüben Augen leuchteten wieder, ihre sonst so verzerrten Gesichtszüge waren wie verklärt, sie schwebte daher wie ein Luftballon und ließ sich fast schwerelos auf das Sofa gleiten.
„Nanu, was ist passiert?" fragte ich überrascht.

„Ach, das kannst du dir gar nicht vorstellen! Das Seminar war wunderbar! Unser Meister, Sri Scharlatananda, sagte mir, ich sei die Phosphor-Intelligenz des Homöopathie-Universums. Toll, nicht? Ich bin ja so glücklich!" hauchte sie.

„Das ist der komplette Wahnsinn! Bist du in einer Sekte?" rief ich entsetzt aus.

„Was heißt schon Sekte?" lispelte sie wie abgetreten.

„Bist du? Oder bist du nicht?" bohrte ich und merkte, wie ich lauter wurde.

„Nein, ich bin doch nicht verrückt."

Das mußte ausgerechnet Isabella sagen, die von diesem Zustand noch nie besonders weit entfernt war.

„Da sehe ich aber ganz andere Anzeichen! Die Phosphor-Intelligenz des Homöopathie-Universums! Der hat doch einen Knall! Und du erst recht! Du bist ja total durchgedreht!"

„Wenn du Glücklichsein mit Verrücktheit gleichsetzt, okay." flötete sie.

„Was für ein haarsträubendes Exotenmittel prüfst du denn gerade wieder?" wollte ich wissen.

„Keines! Wieso denn?" fragte sie naiv.

„Dann hast du Drogen genommen!" stellte ich fest, weil ich mir nichts mehr anderes vorstellen konnte.

„Nein, nein und nochmals nein!" widersprach sie, weil sie wie immer alles besser wußte.

„Also keine Sekte, kein Arzneimittel, keine Droge. Nur der Guru. Interessant!"

„Du bist doch nur eifersüchtig." war ihre abwegige Behauptung.

„Wie sollte ich? Das tangiert mich keineswegs. Ich bin schließlich die medizinische Licht-Wesenheit der Pharma-Galaxie."

Isabella sah mich zuerst konsterniert an, dann fuhr sie hoch, rannte unter wutentbranntem Gebrummel aus dem Raum und gab im Vorübergehen dem Zeitungsständer einen Fußtritt, daß er umkippte und seinen Inhalt in hohem Bogen auf den Fußboden entleerte. Ein recht merkwürdiges Verhalten für ein so hoch schwingendes Intelligenzwesen, oder etwa nicht?

In der nächsten Zeit mußte mir Isabella versprechen, daß sie sich nirgendwo und zu keiner Zeit mit diesem Guru ohne Begleitung aufhalten würde. Außerdem konnte ich sie davon überzeugen, daß sie sich von ihm - egal in welcher Weise auch immer - weder behandeln noch hypnotisieren ließ. Erst nachdem sie mir hoch und heilig versichert hatte, sich an meine Bedingungen zu halten, ließ ich sie weiter auf jenen Fortbildungskursen herumstreifen.

Eines Sonntags holte ich Isabella direkt vom Seminarort ab, weil wir anschließend noch einer gemeinsamen Einladung folgen wollten. Da sah ich auch den Meister. Was mir als erstes auffiel, war seine riesige Nase, die die untere Gesichtshälfte total überschattete, was sich bei seiner nicht vorhandenen Schönheit mehr als Vorteil denn als Mangel herausstellte. Wie heißt es doch immer so schön? - Große Ereignisse werfen ihre Schatten voraus. So war es auch hier, denn erst nach der zyklopisch angelegten Nase sah ich seine wallende, graue Haarmähne und sein obligatorisches weißes Gewand. Über seinen Kleidern trug er eine lange, schwere Halskette, die seinen mageren Hals gewaltsam nach vorne zu ziehen schien, während seine dünnen, schwächlichen Arme mit ausgeleierten Metallreifen geschmückt waren. Der Meister nickte unerträglich oft und auch beängstigend lange, so daß ich schon Angst hatte, seine Wirbelsäule habe sich irgendwo in seiner normwidrigen Anatomie verfangen und würde nicht mehr in die übliche Position zurückfinden. Matt und fade lächelte er mit seinen maisgelben Zähnen in die ehrfürchtig dreinblickende Heerschar seiner Schüler. Dann kam endlich Isabella und riß mit ihrem jüngst verfügbaren Elan den Wagenschlag auf.

Kaum saß sie neben mir auf dem Beifahrersitz, sprudelte sie gleich los.

„Es war wieder sagenhaft! Nächste Woche hat unser Meister Geburtstag, da wollen wir ihm etwas Hübsches schenken. Aber bis jetzt haben wir noch keine Idee."
„Wie wär's mit einem Lippenstift?" neckte ich.
„Hä?"
„Richtig, ein Lippenstift! Das wäre doch ein hübsches Accessoire zu den langen Haaren, zum Rock, zur Kette und zu den Armreifen."
„Warum bist du nur so gemein, Clemens!" rief sie aufgebracht aus und schwieg dann zu meiner Erleichterung für den Rest der ganzen Fahrt.

Eines Abends saß Isabella auf dem Sofa und beklebte fieberhaft eine Menge Umschläge mit Briefmarken.
„Verschickst du Einladungen oder Bekanntmachungen?" fragte ich neugierig.
„Das sind Prospekte für die neuen Kurse von Sri Scharlatananda." sagte sie beinahe vor Ehrfurcht erzitternd.
„Seit wann bist du seine Sekretärin?" wollte ich wissen.
„Er hat nur ehrenamtliche Helfer, keine festen Angestellten." klärte sie mich auf.
„Logisch, die würden ja alle nur sein Geld kosten."
Isabella sah mich eigenartig an und schüttelte den Kopf.
„Daß du immer nur ans Geld denkst!" tadelte sie mich.
„Wer hat übrigens die Briefmarken bezahlt?" fragte ich weiter, nachdem ich skeptisch geworden war.
„Ich. Äh, - oder so."
Sie wurde verlegen.

„Oder so? Damit meinst du sicherlich mich, Isabella. Ich bin doch nicht verrückt, diesem Pharisäer mein Geld hinzuschmeißen. Der soll sein Zeug gefälligst selbst bezahlen!"
„Aber ich habe mich doch freiwillig dazu gemeldet!" erhob sie zerknirscht Einspruch.
„Aha! Es ist also auch noch eine Ehre, etwas für den gnädigen Herrn umsonst tun zu dürfen. Du wurdest auserwählt, mein Geld für ihn auszugeben. Wie interessant! Dann teile ihm bitte umgehend mit, was ich dir jetzt sage. Du selbst hast keinen Pfennig Geld, und ich erlaube mir, mein Geld für etwas auszugeben, was nur ich selbst bestimme. Und das geht Seiner erlauchten Herrlichkeit einen Dreck an!"
Isabella begann zu heulen und rannte irgendwohin, vielleicht in ihre Besenkanzlei, vielleicht auch ins Schlafzimmer.

Einige Wochen nach diesem Vorfall hatte es Isabella plötzlich nicht mehr eilig, am Samstag morgen das Haus zu verlassen. Als sie auch am Sonntag zu Hause blieb, legte mir das die Vermutung nahe, daß mit dem Guru etwas passiert sein mußte. Den Namen Scharlatananda konnte ich sowieso nicht aussprechen, weil ich sonst daran erstickt wäre. Deshalb fragte ich nur: „Was ist mit deinen Seminaren los?"
„Habe ich alle abgesagt."
„Nanu, woher kommt dieser Umschwung? Wieso denn so plötzlich?"
„Null Bock."
„Ist der Bock nicht mehr..., äh, ist der Meister nicht mehr in dieser Stadt zugegen?"
„Dieser Schweinehund hat uns alle ausgenommen wie die Weihnachtsgänse. Er hat uns geschröpft und ganz gemein ausgenützt. Er hat immerzu Armut und Askese vorgetäuscht, so daß wir ihm das Geld hinten und vorne reingestopft haben. Wir haben immense Summen für seine beschissenen Kurse und die miserablen Skripten

bezahlt, die er uns angedreht hat. Und vor kurzem haben wir erfahren, daß er demnächst nach Kalifornien geht, weil er dort eine Riesenvilla und eine schwangere Freundin hat."

„Dort wird er die Schauspielerprominenz des Malibu-Universums tüchtig absahnen. Und alle Idioten fallen auf ihn herein." frohlockte ich.

„Dieser Saukopf!" schrie Isabella wütend.

„Na, na! Immerhin hat er dich zur Phosphor-Intelligenz des Homöopathie-Dingsbums auserkoren." höhnte ich.

„Hör doch auf!" rief sie und hielt sich wie ein kleines Kind die Ohren zu.

„Ich dachte, die Seminare waren so wunderbar. Jetzt sagst du plötzlich das Gegenteil. Das verstehe ich nicht ganz."

„Wir haben nur seinen himmlischen Singsang angehört und meditiert. Gelernt haben wir fast gar nichts."

„Na, bravo! Und wieder einmal hat das mein Geld gekostet!" rief ich entrüstet aus.

„Wir sind alle auf ihn hereingefallen, weil er immer in diesen weißen Unschuldsgewändern herumgelaufen ist."

„Aber, aber! Das hatten wir doch schon! Du selbst hast mir gesagt, daß hinter dem weißen Gewand der Teufel steckt. Wieso sollte das nun plötzlich nicht mehr stimmen?"

Eine Frau war an sich schon etwas Eigenartiges, aber meine ganz besonders. Als dieser Gaukler den Blödsinn von der Phosphor-Intelligenz verzapfte, bekam Isabella leuchtende Augen und schnappte vor Begeisterung über. Als ich das gleiche erwähnte, stopfte sie sich die Ohren zu. Meines Erachtens war Isabella sowieso himmelweit davon entfernt, eine wunderbare Phosphor-Wesenheit des gesegneten Homöopathie-Universums darzustellen. Ich hatte nämlich vor kurzem einige Arzneimittelbilder in den Büchern meiner Frau gelesen und war danach zu der Erkenntnis gekommen, daß

Isabella mit dem entworfenen Phantom des Gurus überhaupt nichts gemeinsam hatte. Für meine Begriffe war sie nur ein schlichter Calcium-Brocken aus einem oberbayerischen Bauernkaff und sonst gar nichts.

Dann endlich kam der Abend, wo sich die Stümperclique ein letztes Mal in unserer Wohnung traf, ehe wir endgültig in die Provinz umzogen. Es liegt ja leider in der Natur des heutigen zivilisierten Menschen, daß er jeden noch so kleinen, nichtigen Anlaß dazu verwendet, um eine Feier daraus zu gestalten, auch wenn diese einen Haufen Geld verschlingt. So war auch die Pfuscherbande darauf aus, zum Abschied noch mal richtig auf die Pauke zu hauen. Sie tat das wie immer auf meine Kosten, nur diesmal geschah das sowohl materiell als auch geistig-emotional. Ich hatte es mir gerade auf dem Sofa bequem gemacht, als die Sektkorken knallten und eifrig mit den guten Gläsern herumgeprostet wurde. Dann gab es noch ein bißchen Blabla, bis Isabella schließlich dominant das Wort an sich riß.

„Auch wenn diese Runde hier heute zum letzten Mal beisammen ist, wollen wir doch noch ein wenig arbeiten. Wir hatten bisher leider nie Gelegenheit, uns mit der Syphilis zu befassen. Laßt uns das heute nachholen." krächzte sie.
Ich wurde sofort hellhörig und wagte es nicht mehr, mich zu bewegen. Was hatte die Syphilis heute in unserem Wohnzimmer zu suchen? Die war doch zumindest in unseren Breiten bereits ausgestorben.
„Bei der Syphilis geht es um die Selbstzerstörung des Organismus." schnatterte Käthi.
„Mercurius ist das Hauptmittel für Syphilis." gab Ute ihren Senf dazu.
„Ich schildere euch kurz, wie die Syphilis bei Neugeborenen aussieht." faselte Droschko daher.

Wo zum Teufel blieb Sylvies Kommentar? Die schob sich wahrscheinlich schon wieder ein Lachsbrötchen in den Rachen.
„Wie groß ist der Anteil an syphilitischen Patienten in der Praxis?" fragte Isabella und wandte sich dabei offensichtlich an Droschko.
„Ich hatte kürzlich erst wieder einen." antwortete Droschko.

Das gab es doch nicht wirklich?! Das war doch alles erdichtet und erlogen! Droschko hatte sich das nur ausgedacht, um anzugeben! Und was hieß da überhaupt, daß er syphilitische Neugeborene beschreiben wolle! Wann hatte er Zeit, sich so eine Ungeheuerlichkeit auszudenken? Bisher hatte ich gedacht, daß Droschko wenigstens einen Instinkt hatte, wenn man bei seinesgleichen schon nicht von einem Verstand sprechen konnte. Ich bebte innerlich und äußerlich. Zwar erinnerte ich mich vage, daß ich Isabella versprochen hatte, mich niemals in die so wichtigen Gespräche des Arbeitskreises einzubringen, aber das hier stellte den Ausnahmezustand dar. Ich konnte und wollte nicht mehr ruhig zuhören! Aufgebracht sprang ich empor und rannte hinüber an den Eßtisch.

„Seid ihr jetzt völlig übergeschnappt?!" schrie ich dem rücksichtslos alles in sich hineinmampfenden Haufen zu. „Wie könnt ihr es wagen, über die Syphilis zu sprechen, als sei das die Norm?! Diese Krankheit ist absolut unüblich und außergewöhnlich! Sie ist gefährlich und heimtückisch! Aber erstens gibt es sie hier nicht mehr, und selbst wenn es sie zweitens doch gäbe, dann würde sie in die Hände von Fachärzten gehören! Wißt ihr überhaupt, was ihr für Aufschneider und Schaumschläger seid? Ihr seid doch - "
Isabella sprang auf und näherte sich mir beschwichtigend.
„Hoppla, Clemens. Hoppla!" wehrte sie mich ab.
Wie redete sie denn mit mir? War das die übliche Homöopathensprache? Die Gruppe war in großer Aufruhr. Alle stierten mich entsetzt und erschrocken mit riesigen Augen und offenen Mündern an.

„Clemens, wir sprechen hier nicht über die Geschlechtskrankheit Syphilis, sondern über das Miasma Syphilis. Das sind zwei grundverschiedene Dinge. Aber darüber reden wir später. Beruhige dich erst wieder und trink ein Schlückchen mit uns."

Isabella sprach mit mir, als ob sie einen Geisteskranken vor sich hätte, weshalb ich lieber nochmals in die Praxis hinüberging, anstatt ihr gräßliches Angebot anzunehmen. Nie und nimmer hätte ich mich zu diesen anmaßenden, dreisten Maulhelden gesetzt, die von einer Sekunde auf die andere plötzlich das Übel der Syphilis zum Leben erweckten. Ich hatte viel zu große Ehrfurcht vor dieser schlimmen Seuche, als daß ich ihren Namen in den Mund genommen hätte. Und diese Bande da machte sich mit der Syphilis einen gemütlichen Feierabend! Wie krank war doch unsere heutige Gesellschaft!

Als ich viel später wieder in die Wohnung zurückkam, räumte Isabella gerade die Küche auf.
„Also weißt du, Clemens, du hättest uns bald den ganzen Abend verdorben!" sprach sie mich vorwurfsvoll an.
Ich überging ihre Vorhaltung.
„Habt ihr zur Syphilis noch ein paar Schunkellieder gesungen? Oder vielleicht noch ein vergnügtes Tänzchen dazu gewagt? - Syphi hin und Syphi her, rundherum das ist nicht schwer!"
„Du bist unverbesserlich, Clemens!" rief sie aus und begann albern zu lachen.
„Ich finde die Syphilis überhaupt nicht lustig." tadelte ich sie.
„Clemens, ich sagte dir doch bereits, daß der von uns verwendete Begriff nichts mit der Geschlechtskrankheit zu tun hat. Wir meinen damit ein Miasma."
„Warum heißt euer komisches Miasma dann ausgerechnet Syphilis?"
„Weil die Geschlechtskrankheit sozusagen Patin gestanden hat für diese Zustände."

„Das nenne ich mir eine nette Patentante!" meinte ich spöttisch.

„So versteh doch endlich! In der Homöopathie verwendet man den Begriff Syphilis für Zustände, wo alles der Zerstörung entgegengeht. Die Syphilis bezeichnet Krankheitszustände, wo alles zerfressen wird. Bei der Sykose hast du doch auch verstanden, daß dabei alles wuchert."

„Demnach wäre mein Minus auf dem Bankkonto ein syphilitisches Geschehen?" fragte ich noch etwas verunsichert.

„Ja, richtig!" freute sich Isabella.

„Dieses syphilitische Geschehen auf meinem Bankkonto wird durch deine sykotische Manie ausgelöst! Dein Wucher zerfrißt meine Substanz!" warf ich ihr erbost vor.

„Ich glaube, jetzt hast du es verstanden, Clemens." sagte sie kleinlaut und trottete dann behäbig ins Schlafzimmer.

KAPITEL 12

Als die wichtigsten Räume unseres Hauses renoviert waren, konnte endlich der Umzug stattfinden. Obwohl wir eine Spedition beauftragt hatten, blieb mir doch noch eine ganze Menge Arbeit. Clemens rührte nicht viel an, war jedoch sehr eifrig im Kommandieren und unermüdlich im Kritisieren. Jetzt wo das Haus von den schäbigen und geschmacklosen Habseligkeiten seines Vorbesitzers geräumt war, kam seine eigene Bauweise und sein charakteristisches Profil besser heraus, aber auch seine vielseitigen Schwachstellen traten deutlicher zutage. Die meisten Mängel mußte man nicht lange suchen, denn sie stachen einem sofort unerbittlich und gnadenlos ins Auge. Mit so vielen Defekten hatte ich keineswegs gerechnet, und so mußte ich mich mit den zahlreichen unliebsamen Störungen erst abfinden. Clemens dagegen kam mit der unerwartet hohen Anzahl von Mangelerscheinungen überhaupt nicht klar. Wie bereits befürchtet, gab er mir an allem die Schuld. Egal, was ich gerade machte und wie ich mich fühlte, sobald er irgendwo im Haus wieder einen Schaden entdeckt hatte, schleifte er mich herbei, um mir diverse Zugeständnisse oder Reuebekenntnisse zu entlocken.

Erst jetzt sah Clemens zum ersten Mal die Speisekammer, die er aus mir nicht bekannten Gründen damals bei der Hausbesichtigung nicht betreten wollte. Leider hatte ich übersehen, sie zusammen mit Küche, Bad, Wohnzimmer und den beiden Schlafräumen etwas auffrischen zu lassen.

„In dieser ekligen Schmutzkammer bewahre ich keine Lebensmittel auf!" teilte er mir empört mit. „Hast du gesehen, in welchem Zustand sich dieses Loch befindet? Komm her und sieh es dir an!"

Obwohl ich genau wußte, was mich erwartete, bewegte ich mich dorthin, wo Clemens mich haben wollte.

„Auf diese dreckigen Speckbretter im Regal würde ich nicht einmal einen Mülleimer stellen!" erzürnte er sich.

„Das ist ja auch kein Müllplatz, sondern eine Speisekammer." meinte ich beiläufig.

Clemens rang nach Luft und kam eigenartigerweise sogar ins Stottern.

„D-d-da-da-das ist ja noch schlimmer! Wenn mir mein Müll für diese Kloake hier zu schade ist, werde ich sie wohl kaum für irgend ein Nahrungsmittel benützen, oder? Ich muß schon sagen, Isabella, d-d-du-du-durch deine besondere Logik haut es mir einfach die Sicherung hinaus!"

„Ist ja gut, Clemens. Beruhige dich wieder. Wir lassen das unappetitliche Zeug wegbringen und die Kammer renovieren." beschwichtigte ich ihn.

„Wieso hast du dieses Örtchen hier nicht genauer angeschaut?" versuchte er nun, mich zu beschuldigen.

„Nur durch das genaue Anschauen würde es jetzt auch nicht hübscher aussehen." verteidigte ich mich.

„A-a-a-aber durch solche Unzulänglichkeiten hätten wir den Kaufpreis herunterdrücken können!"

Nanu, was war denn heute mit Clemens los? Hatte er etwa einen Schock erlitten?

„Du hättest ja die ganze Ferkelei auch selbst inspizieren können!" drehte ich den Spieß um.

„Wann denn? Nach dem Hauskauf? Da war doch schon alles gelaufen!" ereiferte er sich.

Manchmal hatte er völlig recht, aber das hätte ich ihm gegenüber niemals offen zugegeben.

Als Clemens die stoffbespannte, dunkle Eckbank aus deutscher Eiche um den Kachelofen herum erblickte, war er zunächst sprachlos. Aber leider hielt dieser angenehme Zustand nicht lange an.

„Sagtest du nicht, du habest diesem Schmutzfink Horn eine Ablösesumme für diese grauenerregende Eckbank bezahlt?" wandte er sich an mich.
„Hm."
„Was hm?"
„Ja, habe ich." gab ich schließlich nur äußerst ungern zu.
„Für welche Zwecke ist dieses Möbelstück in unserem Haushalt gedacht?" erkundigte er sich gespreizt.
„Clemens, frag nicht so dumm!" antwortete ich grimmig.
„Dieses abscheuliche Gestell hier steht ja förmlich vor lauter Dreck. Du kannst ihm die Füße abschneiden, und es wird trotzdem stehenbleiben. Verstehst du?"
Das war die nur allzu bekannte Clemens-Logik, der man nicht viel entgegensetzen konnte.
„Auf diesem räudigen Möbelstück hat der Schmierfink Horn seine Tierleichen abgelagert und seine Schlachtorgien abgehalten." gab er jetzt zum Besten.
„Blödsinn, Clemens. Der alte Horn hatte einen Jagdhund, der ist sicherlich auf der Eckbank gelegen und hat sich am Kachelofen gewärmt." widersprach ich ihm.
„Er muß mit seinen Dreckpfoten auf dieser Bank spazierengegangen sein. Soviel Schmutz und Schmiere fliegt nicht einfach durch die Luft." sinnierte er.
„Siehst du Clemens, so einen Zustand bezeichnen wir Homöopathen mit Psora." erklärte ich ihm, um ihn auf andere Gedanken zu bringen. „Keine Wucherung, keine Geschwüre, aber eine beeinträchtigende Verunreinigung."

„Diesen schlampigen Horn kann man durch ein paar Kügelchen auch nicht heilen."
„Das ist doch nur ein Beispiel. Du sollst diesen verdreckten Zustand hier auf den menschlichen Organismus übertragen, Clemens. Stell dir vor, dieses vergammelte Anwesen sei ein kranker menschlicher Organismus!"
„Weißt du, daß mich das jetzt überhaupt nicht im geringsten interessiert? Ich will diese schmuddelige Psora nicht in meinem Hause haben. Ich finde das alles eklig und krätzig!" polterte er.
„Genau das ist es!" rief ich begeistert aus.

Clemens hatte jetzt durch die äußerlichen Umstände erlebt, wie sich die Psora für den Kranken anfühlen mußte, während der alte Horn anscheinend ganz glücklich damit war und sich pudelwohl in seiner Lage fühlte. Demnach entsprach der Zustand des letzteren einem psorisch verunreinigten Organismus, für den jedoch Heilung nie ein Thema sein konnte. Niemand hatte das Recht, einfach herzugehen und zu sagen: „He, weißt du denn nicht, daß du eigentlich krank bist? Du mußt dich schleunigst behandeln lassen!" So ein dickhäutiger, abgestumpfter Horn-Organismus würde in trauter Zweisamkeit und Symbiose mit seiner Psora leben und diese unangetastet mit ins Grab nehmen, nachdem seine irdische Zeit abgelaufen war.

Clemens aber litt unsagbar unter diesem morbiden Zustand, er fühlte sich dadurch beeinträchtigt und wollte schnellstens davon befreit werden. Folglich wäre Clemens jetzt in diesem Moment der ideale Kandidat für eine antipsorische Behandlung gewesen. Die sensiblen Clemens-Organismen, die gegen ihre psorische Fremdbesetzung rebellierten und sich von dieser Invasion befreien wollten, stellten mein zukünftiges Klientel dar. Erst jetzt hatte ich ganz erfaßt und verstanden, was mit Psora wirklich gemeint war. Danke Clemens, das war ein wunderbares Lehrbeispiel, das ich demnächst mit meinen Kollegen besprechen würde.

Leider war auch die Einbauküche in einem unbeschreiblich angeschmutzten Zustand, so daß die Wahrscheinlichkeit einer Neueinrichtung von Tag zu Tag zunahm. Zusammen mit einer Putzfrau, die uns Achim vermittelt hatte, versuchte ich mehrere Tage hintereinander, die Arbeitsflächen, die Schubladen, die Kästchen und den Fußboden einer grundlegenden Reinigung zu unterziehen.

„Wie kommt es, daß du seit Tagen nur in der Küche herumputzt?" fragte mich Clemens eines Nachmittags, weil sich in seinen Augen wohl kein sichtbarer Fortschritt zeigte.
„Weil sie unglaublich ölig, fettig und schmierig ist." antwortete ich.
Clemens betrachtete die Spüle und rief dann entsetzt aus: „Ölig, fettig und schmierig? - Das hier ist dreckig, mistig und versaut!"
Ich mußte mich schon wundern, wie der feine Herr Doktor loslegen konnte. Früher hatte er oft so getan, als ob ihm das Wörtchen Dreck völlig unbekannt wäre.
„Das ist ja ekelhaft, Isabella. Aus dieser Küche kann ich nichts essen. Wenn ich mir vorstelle, daß hier etwas geknetet, gebrodelt und gepanscht wird, das ich anschließend in den Mund nehmen soll, brrrr!"
Er schüttelte angewidert seinen Körper durch.
„Ich vergegenwärtige mir zum Beispiel, daß ich wacker und arglos in eines dieser Kästchen greife, um ein Päckchen jenes ...äh, anrüchigen Glückszuckers herauszuholen. Da greift meine unschuldige und ehrsame Hand in etwas Schwabbeliges, Feuchtes. Und was sehe ich? - Einen Klumpen alte, madige Hirschleber, die der verkalkte Horn zufällig eines Tages vergessen und verbummelt hat! Vielleicht hat er ja auch noch versiebt und verschusselt, daß der liebe Jagdhund

sein großes Geschäftchen hinter dem Herd gemacht hat, weil man ihm bei dem schlechten Wetter nicht zumuten konnte - "

„Komisch, wieviel Phantasie du plötzlich entwickelst!" rief ich überrascht aus.

„Wenn ich die schmutzstarrende Spüle hier anschaue oder diese glibberige, verschmierte Absaugvorrichtung, aus der literweise der Wildschweintran herunterrinnt, dann brauche ich doch keine Phantasie mehr!" erregte sich Clemens.

„Tran stammt ausnahmslos nur von Meerestieren." belehrte ich ihn amüsiert.

„Egal, dann fließt eben Wildschweintalg heraus."

„Talg ist ganz starres Fett, das tropft nicht und fließt nicht."

„Tut das jetzt etwas zur Sache? Du weißt genau, was ich meine. Schaue, rieche, schmecke, und du brauchst keine Worte!" rief er aus.

Ich fragte mich, ob er das bei Shakespeare oder bei Goethe gehört hatte.

„Dein schlaues Gerede hilft mir leider überhaupt nicht weiter, Clemens."

„Mir hat das deinige auch noch nie geholfen." wagte er mir frech zu unterbreiten.

„Und was soll ich jetzt aus deinen Worten schließen?" fragte ich genervt.

„Wir müssen - eine neue Küche kaufen." entrang er sich mühsam seiner Worte.

„Juhuuu!" rief ich ausgelassen und warf meinen Putzlappen übermütig nach oben, wo er zwar nicht an der Decke hängen blieb, aber einen öligen Fleck auf dem frisch gestrichenen Plafond hinterließ.

„Aber die billigste Küche, die wir kriegen können." schränkte Clemens seine Großzügigkeit sofort wieder ein.

Unser Haus verfügte über vier Bäder und über ebenso viele WCs. Ich hatte allerdings nur jeweils eines davon frisch streichen lassen, tropfende Hähne reparieren und lockere Fließen neu befestigen lassen. Mit Putzmitteln war in diesem Haus grundsätzlich viel zu machen, aber wenn man es genau besah, mußten sämtliche Sanitäranlagen erneuert werden. Dabei wollte ich nichts überstürzen, sondern sich die Dinge langsam entwickeln lassen. Noch dazu saß Clemens viel zu sehr auf seinem Geldsäckchen, als daß solche Maßnahmen leicht und schnell über die Bühne gegangen wären.

„In der Dusche sitzt der Schimmelpilz." eröffnete mir mein Mann eines morgens, als er soeben der Brause entstieg.
„Wahrscheinlich wurde früher viel zu wenig gelüftet." steuerte ich meinen Kommentar bei.
„Igitt! Wenn ich mir vorstelle, daß dieser Horn mit seinen muffigen Schimmelfüßen und seinem schwammigen Fußpilz in der selben Dusche stand wie ich!"
Clemens bewegte sich wie im Veitstanz, so als ob er den ganzen Schmutz und Mief aus der Horn-Aera von sich abschütteln wollte.
Ich wurde hellhörig: „Sollen wir eine neue Duschwanne kaufen?"
„Wir haben nicht im Lotto gewonnen!" wehrte er sofort ab.

Mittlerweile fragte ich mich selbst, wie ich auf die Idee gekommen war, dieses verlumpte und verlotterte Haus zu kaufen. Täglich kamen mir neue Hiobsbotschaften zu Ohren, da die Familie immer wieder einen neuen Defekt oder ein neues Manko entdeckte. Es verging kaum ein Tag, an dem keine Beschädigung oder kein Schönheitsfehler gemeldet wurde. Und jedesmal beklagte Clemens sofort das Verlustgeschäft und jammerte über die Flaute oder - schlimmer noch - über das Minus und die Fehlbeträge auf seinem Konto.

„Was hast du eigentlich renovieren lassen?" fragte jetzt Clemens.
Ich war irritiert und wußte nicht, was ich antworten sollte.
„Die Küche?" fragte er ungläubig.

„Auch die Küche." gab ich zu.
„Was wurde denn in dieser Höhle eigentlich erneuert?"
„Die Spüle war undicht, ein Fenster war verzogen und konnte nicht richtig geschlossen werden, der Abzug lief nicht, der Herd schaltete sich einfach ab und was noch? - Ach ja, die Küchenwände und die Decke wurden frisch gestrichen.
„Und im Bad?"
„Da wurden Fließen befestigt und Wasserhähne ausgetauscht."
„Und die Klobrillen?" fragte er irgendwie seltsam.
„Was soll mit den Klobrillen sein?"
„Die wurden nicht gegen neue ausgetauscht?"
„Nein, denn nach dem Putzen waren sie fast wie neu."
Clemens blickte so entsetzt drein, als ob er die schlimmste Schreckensmeldung gehört hätte.
„Heißt das, ich sitze genau auf der Stelle, wo der schmierige Horn sein häßliches Hinterteil in die Kloschüssel hängen ließ?"
„Ich war nie dabei, wenn der Horn - "
„Rede dich jetzt nicht heraus!" schrie er aufgebracht.
„Ich weiß weder, wie der Horn darauf gesessen hat, noch wie du darauf zu sitzen pflegst. Fest steht jedenfalls, daß es die alten, gebrauchten Klobrillen sind."
Noch mit dem Badetuch um die Hüften rannte Clemens zum Telefon und rief bei der nächsten Firma an, die sanitäre Einrichtungen installierte. Und dort bestellte er - sage und schreibe - acht neue Klobrillen.
Ich pfiff anerkennend durch die Zähne: „Jetzt haust du aber drauf!"
„Ich muß einfach sicher gehen, daß ich mich nicht irgendwann versehentlich irgendwohin setze, wo dieser abstoßende Horn jemals mit seinem noch abstoßenderen Hinterteil gesessen hat."

Die Praxisräume für Clemens waren, ohne Kosten zu sparen, rundum erneuert worden, denn sie waren schließlich das Aushängeschild unserer Familie. Jetzt ging ich daran, drei Räume für meine eigene therapeutische Tätigkeit ausbessern zu lassen. Ich wollte ein Behandlungszimmer, ein Büro oder Computerzimmer und ein kleines Wartezimmer einrichten. Zuerst ließ ich den Schreiner kommen, um die Fenster und Türen abzuschleifen und neue Beschläge anzubringen. Dann bestellte ich den Bodenleger und den Maler, die meine Räume sehr vorteilhaft auffrischten.

„Auffrischen?" äußerte sich Clemens, „deine Praxis wird aufgefrischt, und mein Konto fällt welk und verschrumpelt in sich zusammen."
Dergleichen Töne kannte ich ja schon zur Genüge, so daß sie mich nicht mehr sonderlich beeindruckten.
„Wann wirst du endlich Geld verdienen, Isabella, anstatt es immer nur auszugeben?"
Das war eine gute Frage, die ich aber nicht beantworten konnte. Zuerst einmal würde ich jedenfalls noch eine Menge investieren müssen, ehe ich auf ein eigenes Verdienst hoffen konnte.

So hatte ich mir beispielsweise vorgestellt, für das Wartezimmer drei Korbsessel mit einem passenden Tischchen und einer Garderobe zu kaufen. Für das Behandlungszimmer wünschte ich mir einen Arzneischrank, ein Bücherregal, einen Schreibtisch, zwei bequeme Sessel und ein kleines Sofa. Ich wollte bei meiner Behandlung eine wohlige Atmosphäre schaffen, in der sich die Patienten geborgen fühlen und in ihren Sorgen und Nöten fallen lassen konnten. Dazu brauchte ich behagliche Materialien wie Holz und natürliche Stoffe. Niemand konnte auf einem sterilen Metallgestell, umgeben von Apparaten, Maschinen und Robotern seine Seele nach außen kehren.

Aus diesem Grund wollte ich meinen jüngst erstandenen Arbeitscomputer nicht im Behandlungsraum deponieren, sondern ihn in einem eigens dafür vorgesehenen Bereich unterbringen. Für diese Zwecke war mein kleines Büro gedacht, für das ich jetzt noch einen Aktenschrank, einen Ablagetisch und einen Teppich benötigte. Und selbstverständlich brauchte ich Gardinen und jede Menge Bilder, um die leeren Wände zu schmücken. Alles zusammen würde keine geringe Summe ausmachen, was mich Clemens gegenüber noch viel Überredungskunst und Durchhaltevermögen kosten sollte.

Mein Mann machte nur dann Geld locker, wenn ich davon sprach, in welchen Dimensionen sich meine eigenen Einkünfte in Zukunft bewegen würden. Lediglich die Aussicht darauf, daß ich in nächster Zeit finanziell unabhängig sein würde, beflügelte Clemens immer wieder zu etwas mehr Großzügigkeit. Einzig und allein auf diese Weise konnte ich es schaffen, mir nach und nach die gewünschten Möbel quasi zusammenzureden und wieder ein paar Tausender aus ihm herauszuquetschen.

Zum Möbelkauf mußte ich Clemens mitnehmen, denn nur so hatte er auch einen Vergleich zu anderen Produkten und konnte sich davon überzeugen, daß ich nicht automatisch das Teuerste erstand. Auf meine Mitteilung hin, daß ich nach einer Praxiseinrichtung Ausschau halten wolle, hatte er sich anscheinend seine eigenen Visionen gemacht, die mit meinen Vorstellungen wiederum gar nichts gemeinsam hatten. Als ich ein hübsches und bequemes Behandlungssofa auswählte, wollte er mir entsetzt Einhalt gebieten.

„Für ein neues Wohnzimmer haben wir nun wirklich keine Reserven, Isabella!"

„Das ist mein Behandlungssofa." klärte ich ihn auf.

„Behandlungssofa? Noch nie gehört! Die Leute sollen doch nicht in deiner Praxis übernachten, sondern wieder Platz für neue Patienten machen. Je kürzer sie da sind, desto besser."

„Soll mir der Patient vielleicht in fünf Minuten sein ganzes Leben erzählen?" fragte ich gereizt.
„Was willst du mit seinem Leben? Er soll sagen, was er hat oder was ihm fehlt, und Schluß!"
„Wahrscheinlich fehlt ihm genau das, daß sich nämlich noch nie ein Arzt Zeit für ihn genommen hat, daß sich noch nie einer seine Geschichte angehört hat und daß ihn noch nie einer ernst genommen hat."
„Papperlapapp! Sein ganzes Leben, seine ganze Geschichte! Was sollte ich damit anfangen?"
„Genau das müßtest du dir eben einmal allen Ernstes überlegen. Nicht der ist Arzt, der die größten und meisten Maschinen hat! Vielleicht heißt Arztsein etwas ganz anderes."
Irgendwie hatte ich gehofft, daß ihn meine Worte etwas nachdenklich stimmen würden, aber statt dessen setzte er schon zum nächsten Papperlapapp an, das ich mir aber partout nicht mehr anhören wollte, weshalb ich schnurstracks in die Teppichabteilung voranschritt.

KAPITEL 13

Fieberhaft bereitete sich Isabella auf ihre Praxiseröffnung vor, obwohl ihr Behandlungszimmer eher einer kuscheligen Teestube oder einem lauschigen Mädchengemach glich als einem gehörigen Ordinationsraum. Zu diesem zweifelhaften Fest hatte sie alle möglichen Leute eingeladen, die ihr in Fichtenau in die Quere gekommen waren. Die ersten Einladungen verschickte sie an unsere Nachbarn, die himmelweit von uns entfernt waren und somit eigentlich gar keine Nachbarn mehr waren. Wenn man das Wort Nachbar ganz genau nehmen wollte, war ein Nachbar eigentlich ein „naher Bauer", von dem bei uns überhaupt keine Rede sein konnte. Weder waren sie nahe noch waren sie Bauern. Also gab es rein gar keinen Grund, diese Leute in unsere häuslichen Feierlichkeiten miteinzubeziehen. Aber Isabella ließ sich nicht davon abbringen, all die fernliegenden falschen Bauern in unser Haus und somit auch zu Tisch zu bitten.

Als nächstes lud sie die Lehrer von Elvira und Iris ein und sämtliche Geschäftsleute dieses unbedeutenden Städtchens. Zu guter Letzt durften natürlich auch die Mitglieder der Stümperclique nicht fehlen, die von weither angereist kamen und sicherlich einen Bärenhunger mitbrachten, vor dem mir schon jetzt graute. Selbstverständlich beorderte sie auch den Makler und die Handwerker hierher, um sich an unserer Tafel gütlich zu tun. Als sie jedoch auch noch den Jäger Horn herbitten wollte, legte ich massivsten Widerspruch ein. Wenn der herkam und auch nur irgend etwas berührte, dann wäre das Grund genug gewesen, hinterher die ganze Bude abzufackeln, um wieder die größtmögliche Sterilität zu erreichen.

Für mich taten sich schlagartig gleich mehrere Probleme auf. Zum einen mußte ich Isabellas übertriebene Gastfreundschaft so dämpfen, daß sie keinen allzu großen Schaden auf meinem Bankkonto anrichtete, und zum anderen war es nötig, irgendwo auch noch ein wirkungsvolles, aber preiswertes Geschenk aufzutreiben. Meine Frau hätte es natürlich immer am liebsten gehabt, wenn ich sie mit Schmuck behängt hätte, was ich jedoch von Anfang an strikt und konsequent abgelehnt hatte. Wenn man so tief in die Tasche greifen mußte, um seiner Lebensgefährtin eine Freude zu bereiten, dann war doch an dieser Beziehung einiges faul. Ich hatte es jedenfalls nicht nötig, mich dermaßen ins Geschirr zu legen. Isabella hatte zwar am Anfang unserer Ehe versucht, mich in diese Schiene zu drängen und mich dahingehend zu beeinflussen, aber dieser Punkt war schnell ausdiskutiert.

Isabella konnte beispielsweise nicht verstehen, wieso mir Schmuck an anderen Frauen generell ganz gut gefiel, während ich bei ihr eine - wie sie sich ausdrückte - geradezu erbärmliche Schlichtheit, Bescheidenheit und Kargheit bevorzugte. Ganz einfach! Für den Schmuck der übrigen Frauenwelt hatte ich nicht aufzukommen und konnte deshalb seine Schönheit und seine Raffinessen besser genießen und bewundern. Hätte dagegen Isabella einen hübschen, aber kümmerlich von meinem Munde abgesparten Schmuck getragen, so wäre ich gänzlich befangen und voreingenommen gewesen. Da meine Frau diesen Umstand anfangs nicht akzeptieren wollte und mit mir darüber zu verhandeln versuchte, appellierte ich an ihre Natürlichkeit und Ursprünglichkeit, die sie ja sonst unentwegt so stark herauszukehren verstand.
„Schau dir die Natur an, die trägt auch keinen Schmuck und ist wunderschön!" sagte ich ihr.

Daraufhin rief sie fanatisch aus: „Aber selbstverständlich schmückt sich die Natur! Schau dir die Blumen und die Bäume an, wie herrlich sie blühen!"
„Ja, ja, das schon! Aber sie schmücken sich aus sich selbst heraus, aus eigener Kraft. Sie ziehen diese Schönheit und Blüte aus ihren eigenen Wurzeln. Oder hast du jemals einen Apfelbaum gesehen, der zu einem seiner Artgenossen hingegangen ist, um ihm seine Blüten hinzuhängen oder anzustecken?"
Dagegen konnte Isabella natürlich nicht mehr argumentieren, womit sich das Thema Schmuck ein für allemal erledigt hatte.

Nun sollte ich zwangsläufig ein Geschenk für die Praxiseröffnung kaufen, denn viele Gäste würden Isabella neugierig danach fragen, was ihr denn der liebe und gute Gemahl geschenkt habe. In solchen Fällen war es am besten, etwas zu schenken, das preiswert war, aber von den Anwesenden nicht richtig eingeschätzt werden konnte. Um dieses teilweise recht unnötige Präsent wenigstens von der Steuer absetzen zu können, zog ich den Apotheker zu Rate. Selbstverständlich weihte ich jenen nicht in alle meine Beweggründe ein, die mich zu ihm geführt hatten. Zuerst bot er mir Buttermilchpräparate zur Schönheitspflege an, dann Aufbaupräparate wie Doppelblut und Tausendgüldenwein. Aber damit ließ sich keine repräsentative Aufwartung machen, die die Bürger von Fichtenau zum Erstaunen bringen würde.

Als ich schließlich das Wort Homöopathie fallen ließ, blitzten die Augen des Apothekers sichtlich auf. Er hatte nämlich gerade einen neuen Prospekt erhalten, in dem Büsten von Hahnemann angeboten wurden. Diese Köpfe gab es in vielerlei Größen, Macharten, Farben und Materialien, so daß mir der Entschluß ganz leicht gemacht wurde. Ich war nicht so dumm, einen Kopf aus Marmor mit diamantenen Augen und einem teuren Glanzüberzug zu kaufen. Auch die billige

Büste aus Plastik würde ihren Effekt nicht verfehlen. Damit dieses superleichte Gebilde nicht durch den ersten Windstoß wegflog, wählte ich die aufwendigere Version mit Sandfüllung, deren Aufpreis nicht die Welt ausmachte.

Gerade noch rechtzeitig zur geplanten Feierlichkeit traf die bestellte Ware ein. Ich überreichte Isabella dieses außergewöhnliche Geschenk, als die Gäste schon alle im Hause waren und somit Zeuge meiner Extravaganz und Großzügigkeit werden konnten. Meine Frau war überaus verblüfft und natürlich völlig sprachlos, als ich ihr die lebensgroße weiße Büste in den Arm drückte. Die Gäste applaudierten und zückten ihre mitgebrachten Fotoapparate, um dieses wirklich urhomöopathische Sinnbild festzuhalten.

Einige Tage danach fand ich zufällig auf der Terrasse noch eine leere Sektflasche, die beim Aufräumen offenbar übersehen worden war. Wieder einmal ließ ich mich dazu herab, die Schlamperei Isabellas zu beseitigen, und brachte die Flasche zu den unzähligen Mülltonnen. Ich öffnete eine nach der anderen, um mich an die sogenannte Glastonne heranzuarbeiten. Da war die Biotonne, gefüllt mit Matsch, dann die Papiertonne, dann die Hausmülltonne, dann auch die Plastiktonne...Nein! Das durfte doch nicht wahr sein! In der Plastiktonne lag die funkelnagelneue Plastikbüste ohne Sand! Ich holte sie sofort heraus und rannte mit ihr zu Isabella, die gerade in einem Buch blätterte. Als sie mich in so trauter Zweisamkeit mit Hahnemann sah, errötete sie und blickte verlegen zur Seite.
„Tut man das?" fragte ich nur.
„Eigentlich nicht. Aber ich will unter keinen Umständen so ein scheußliches Gestell in meiner Praxis haben!"
„Wo ist der Sand?" wollte ich noch wissen.
„Den habe ich auf den Gehweg im Garten gestreut, denn der war noch das Beste an der ganzen Sache."

Was sollte ich dazu noch sagen? Zuerst war Hahnemann ihr Lebenselexier und der Mann ihrer Träume gewesen, nach dem sie sich unentwegt verzehrt hatte, und wenig später warf sie ihn kaltblütig zwischen Joghurtbecher und Plastikfolie in die Mülltonne. Dieses ungebührliche und beinahe schon beängstigende Verhalten war typisch für alle Frauen. Zuerst umgarnten sie uns mit einem Säuseln wie von Engelszungen oder mit dem verlockenden Gesang der Sirenen, dann betörten sie uns mit ihrem Augenaufschlag und ihrem glockenhellen Lachen. Sobald sie uns jedoch festgenagelt hatten, entpuppten sie sich zu grausamen, sadistischen Bestien, die uns erbarmungslos stets eins vor den Latz knallten.

Während das Monsterhaus gierig meine Gelder verschlang, wagten sich die neuen Patienten nur sehr zaghaft heran. Das lag jedoch weniger daran, daß ich ihnen noch nicht vertraut und in ihrem Milieu noch ein Unbekannter war, sondern daß eine fadenscheinige sommerliche Gesundheitswelle über unser Land hinwegschwappte. Ein Teil der Bevölkerung fühlte sich jetzt wie immer um die warme Jahreszeit schwuppdiwupp gesund und wollte auch von der Sommergrippe keinen Gebrauch machen. Die andere Gruppe fuhr in den recht zweifelhaften Urlaub und vergaß dann schlechtweg, daß sie eigentlich todkrank war.

Übrig blieb das verschwindend kleine Häufchen der armseligen Heuschnupferer, die anscheinend eine Tapferkeitsmedaille anstrebten, da sie sich trotz ihres verheulten und verrotzten Zustandes hartnäckig um einen Arztbesuch herumdrückten. Ich begegnete ihnen allerdings immer wieder an der Tankstelle, auf der Post, auf der Bank oder im Zeitschriftenladen, wo sie mit verquollenen Augen und tropfender Nase ein Bild des Jammers abgaben. Diese Leute erbarmten mich allerdings überhaupt nicht, denn sie waren es, die mit ihren ewigen Durchhalteparolen und ihrem aufgezwungenen, unnatürlichen Märtyrertum meine Praxis in den unaufhaltbaren Ruin trieben. Was ihnen unentwegt aus Augen und Nase tropfte, hätte mir sozusagen in Form von klingender Münze in meine Kasse fallen müssen. Da sie aber allesamt von einem guten Wohlbefinden nichts wissen wollten, blieb mir nichts anderes übrig, meine Zeit anderweitig zu vergeuden, indem ich daranging, unseren privaten Dschungel zu durchforsten.

Da die dringend notwendigen und sehr umfangreichen Gartenarbeiten auf unserem Schmuddelanwesen keinesfalls finanzierbar gewesen wären, war ich mit Isabella übereingekommen, das Grundstück in Eigenregie zu bearbeiten. Das heißt, ich beabsichtigte, die Regie zu führen und Isabella arbeiten zu lassen. Aber wie so oft setzte sie mir gerade in diesem Punkt heftigen Widerstand entgegen. Eigensinnig beharrte sie darauf, daß auch ich Hand an dieser matschigen und morastigen Wildnis anlegen sollte. Sie sprach davon, daß sie sich andernfalls überfordert, ausgenützt und natürlich auch - wie sollte es anders sein - mißbraucht fühle. Der Mißbrauch war ja in jüngster Zeit sehr stark in Mode gekommen und hatte in den letzten Jahren an Popularität gewonnen. Da war es naheliegend, daß auch Isabella davon profitieren und ein Stück dieses Psychokuchens abschneiden wollte.

Isabella kapierte einfach nicht, wie schwierig es war, Verantwortung zu übernehmen, Entscheidungen zu treffen, Anweisungen zu geben, Arbeiten zu delegieren und deren Ausführung zu überwachen. Dagegen war es doch ein Kinderspiel, ein bißchen in der Erde herumzuwühlen, ein paar Samen auszusäen und mit der Heckenschere ein klein wenig Schnippschnapp zu machen. Aus dieser Unkenntnis und mangelnden Einsicht heraus stellte sich Isabella stur, und so blieb mir nichts anderes übrig, als mich in das grüne Chaos zu stürzen.

Der ganze Garten war für mich ein einziger, großer Komposthaufen, wo alles seinem sicheren Verderben entgegenfaulte. Es war das Eldorado für Wühlmäuse, Schnecken, Raupen, Maden, Stechmücken und Läuse. Kurzum, alles was ich nicht haben wollte, war voll präsent. Dazu zählten auch das Moos und die Disteln in der Wiese, kniehohes Laub unter allen Bäumen sowie eine Menge Unkraut zwischen den Staudenpflanzen und unter dem Heckenzaun. Alles wucherte völlig wild und unkontrolliert ineinander. Eigentlich hätte ich mich daneben hinstellen und hämisch darauf warten können, bis sich die ganzen Pflanzen, die sich jetzt schon untereinander Raum, Luft und Nahrung wegnahmen, gegenseitig den endgültigen Garaus machten. Dazu fehlte mir aber die Geduld, so daß ich dem sykotischen Wuchern ein für allemal ein Ende bereiten mußte. Tonnenweise zerrte ich Brennesseln und Disteln aus dem Boden, zupfte Gras aus den Beeten und zerschnitt überbordende Pflanzen, die ein unterirdisches Netz an Wurzeln aufgebaut hatten und aufs engste miteinander verflochten waren. Währenddessen stellte ich mir immer wieder vor, daß ich gerade einen kranken Körper vom Krebsgeschehen zu befreien suchte, der von Metastasen übersät war. Manchmal wurde mir deswegen ziemlich übel, aber dann malte ich mir geschwind aus, daß es sich dabei um einen wohlhabenden Privatpatienten handelte, dem ich anschließend eine ansehnliche Rechnung schreiben konnte.

Der Sommer wurde ziemlich heiß, so daß die Bedingungen für heimtückische und sehr wirkungsvolle Krankheitserreger ausgezeichnet waren, was in der Folge eine durchaus akzeptable Anzahl von Magen- und Darmgrippen auslöste. Als die Abende wieder etwas kühler zu werden begannen, stellten sich erfreulicherweise auch die ersten Erkältungen ein. Da sich wunderbarerweise auch die Pilzsaison auf ihrem Höhepunkt befand, kamen noch eine ganze Menge von Vergiftungen hinzu.

Meine Frau versuchte mir einzureden, daß es bei zunehmendem Mond die meisten Pilze gab, so daß ich fortan schon ab Neumond erwartungsfroh die entsprechenden Entgiftungskuren bereithielt. Isabella legte meine Vorbereitungen völlig unsachgemäß aus, wertete sie total falsch und ließ bissige Bemerkungen fallen.
„Zunehmender Mond, Clemens! Reibst du dir schon die Hände? Du wirst ja schon deine Messer wetzen, oder?"
Ihre Worte brachten mir wieder ins Gedächtnis, was Sven damals über den Futterneid der Heilpraktiker gesagt hatte, und ich gab ihm völlig recht.

Langsam aber unaufhaltsam begann sich eine völlig neue Seuche fast unmerklich einzuschleichen, um sich dann immer schneller auszubreiten und in der ganzen Umgebung zu kursieren. Anfangs hatte sie noch allergrößten Seltenheitswert, dann trat sie vereinzelt zutage und zuletzt war sie dermaßen ausgeprägt, daß sie mir höllisch auf die Nerven ging. Es war die Naturheilkundeseuche!

Als Isabella ihre Praxis mit großem finanziellen Aufwand eingerichtet hatte, ließ sie an der Hauswand ein Schild anbringen, das auf ihre fragwürdige Tätigkeit hinweisen und die Menschen in ihren Bann ziehen sollte. Ab diesem Zeitpunkt stellten mir die Patienten allerlei seltsame und konfuse Fragen.
„Arbeiten Sie selbst nicht naturheilkundlich, Herr Doktor?"
„Glauben Sie, daß Homöopathie für mich das Richtige wäre?"
„Widerspricht sich Ihre Behandlung mit der ihrer Frau Gemahlin?"
„Sollte ich nicht lieber etwas Homöopathisches einnehmen?"
„Können Sie mich zu Ihrer Frau überweisen?"
„Haben Sie nichts Pflanzliches?"

In den meisten Fällen war es diesen Leuten unmöglich, den Begriff Homöopathie richtig auszusprechen, so daß ich nach einer Stammelei, die mit „Homo-homo" begann, schon ganz genau wußte, welches Ungemach jetzt wieder grassieren würde. Zunehmend gewann ich den Eindruck, daß die Patienten nur noch zu mir kamen, um mich über Isabellas „Homo-Praxis" auszufragen und um sich dafür einen Überweisungsschein ausstellen zu lassen. Letzteres war natürlich ein Ding der Unmöglichkeit, da sämtliche Krankenkassen völlig zu Recht diesen Humbug gar nicht bezahlten und außerdem eine Zusammenarbeit zwischen Arzt und Heilpraktiker per Gesetz verboten war. Letzteres ließ mich häufig schmunzeln, denn es gab nichts Unnötigeres als diesen Paragraphen. Welcher Arzt war schon so irregeleitet, daß er mit einem Heilpraktiker zusammenarbeiten konnte und wollte! Das war einfach völlig irrational! Ich fragte mich, ob es noch weitere solcher spaßiger Gesetze gab, daß zum Beispiel ein Priester nicht mit einem KFZ-Mechaniker, oder ein Rechtsanwalt nicht mit einem Konditor zusammenarbeiten durfte. In all den genannten Fällen ließ sich eine berufliche Gemeinsamkeit genauso wenig herstellen wie zwischen mir und meiner Frau.

Wie gesagt, das beinahe schon krankhafte Allgemeininteresse an der Praxistätigkeit meiner Frau machte mich nervös, aber ich wußte nicht, wie ich dem Abhilfe schaffen konnte. Oft lag ich nachts wach und grübelte darüber, aber eine Lösung schien mir nicht in Sicht. Da flatterte mir eines Tages die Werbung eines namhaften Kollegen ins Haus, der sich offenbar den Naturheilweisen verschrieben hatte, aber mit der Berufssparte der Heilpraktiker nichts am Hut hatte. Anscheinend war ich nicht der einzige unter den Ärzten, der solche Probleme hatte, denn der Brief sprach mir vollkommen aus der Seele.

„Wandern ihre Patienten auch zu anderen Kollegen ab? Oder verlieren Sie Ihre Patienten womöglich gar an praktizierende Heilpraktiker?"
Existierten also doch auch praktizierende Heilpraktiker?! War es also doch kein Märchen?! Ich stand da wie vom Blitz getroffen. Für mich war das ein ziemlicher Schlag, vergleichbar mit einem Kind, das Hexen, Wölfe, Drachen und böse Zauberer nur aus der Fabel kannte und plötzlich erfahren mußte, daß es diese ganzen Ungeheuer auch in Wirklichkeit gab. Es war ungefähr so, als ob man gerade noch über UFOs lachte und scherzte, und dann klopfte einem grinsend ein grünes Männchen auf die Schulter. Ich fühlte mich wie beim bösen Erwachen aus einem furchtbaren Alptraum, in dem einem die angetraute Ehefrau gerade noch mit Fledermausflügeln und Krallen erschien, während man sie beim Aufstehen aus dem Bett dabei erwischte, wie sie soeben ihre Hauer einem unschuldigen Kaninchen in die Halsschlagader stieß.

„Wie lange wollen Sie das noch dulden? Wie lange wollen Sie da noch zuschauen?" las ich weiter. Da entschloß ich mich auf der Stelle, diesem unerträglichen und erniedrigenden Zustand ein für allemal ein Ende zu machen. Ohne noch länger nachzudenken, meldete ich mich beim nächsten Seminar an, das in wenigen Wochen stattfinden sollte.

Isabella erhielt immer mehr Zulauf von besagten Patienten, so daß ich mich allem Anschein nach um unsere Finanzlage nicht länger unnötig sorgen mußte. Als ich mich diesbezüglich anhand ihrer Rechnungsunterlagen genauer informieren wollte, erlebte ich schon wieder eine unangenehme Überraschung. Meine Frau arbeitete mit einem Abrechnungsmodus, der mir die Vermutung nahelegte, daß wir in unserer Praxis Benefizvorstellungen gaben. Selbstverständlich mußte ich sie deswegen sofort zur Rechenschaft ziehen.

„Deine Abrechnungen sind der größte Witz aller Zeiten!" warf ich ihr vor.
„Das Computerprogramm beherrsche ich noch nicht vollständig." antwortete sie völlig daneben.
„Ich beziehe mich auf deine Gebühren, Isabella."
„Was stimmt daran nicht? Die Gebührennummern, oder was?"
„Die Gebühren selbst sind der reinste Hohn!"
„Wieso? Zuviel oder Zuwenig?"
„Hatten wir jemals ein Problem mit zuviel Geld?" fragte ich etwas höhnisch.
„Eigentlich nicht."
„Du mußt für deine Behandlungen mehr verlangen! Würde ich so abrechnen wie du, wären wir schon längst verhungert! Wie willst du sonst jemals deine Investitionen abzahlen? Ich nenne nur einige davon, nämlich Kurse, Bücher, Möbel, Computer. Du mußt rechnen wie in jedem anderen Unternehmen! Deine Praxis muß raus aus den roten Zahlen! Dein jahrelanger Bezuschussungsbetrieb muß jetzt endlich mal etwas abwerfen! Eigentlich müßte ich selbst auch meine Gebühren erhöhen, denn die abgerechneten Summen gehören nicht mir alleine. Von den Gehältern der Angestellten und den auszehrenden Steuersätzen des Finanzamts ganz abgesehen, muß ich auch noch das Unternehmen bezahlen, das meine Rechnungen schreibt und mit den Krankenkassen abrechnet."

„Du hast es gut, Clemens. Bei euch Ärzten glauben die Kassenpatienten sowieso, daß ihr alles umsonst macht, weil sie nie eine eurer Rechnungen zu Gesicht bekommen. Dadurch sieht es so aus, als ob ihr nur aus lauter Menschenliebe und Mitgefühl bestündet. Edel sei der Mensch, hilfreich und gut." palaverte sie.
„Goethe, dieser Phantast! Den können wir hier überhaupt nicht gebrauchen!" unterbrach ich ihren Redeschwall.

„Clemens, ich wage es nicht, mehr Geld zu verlangen. Ich höre nämlich die Leute schon reden, daß der gute und ehrenwerte Doktor Hofmann alles umsonst macht, während seine gierige Frau nicht genug kriegen kann."
„Vergleichst du dich etwa mit mir? Das ist doch absurd! Nein, ist das drollig und putzig! Wirklich ein gelungener Witz! Der Ulk des Jahrhunderts! Du bist ja schon beinahe so spaßig und urkomisch, als ob ich dich als Hofzwerg zu meiner Unterhaltung angestellt hätte!"
„Klar, Clemens Hofmann! Als Mann vom Hofe ist es unabdingbar, daß du auch einen Hofzwerg oder Hofnarren zur Verfügung hast!" schrie sie mich an.
Ich lachte solange, bis sie wieder einmal kapitulierte, wütend hinausrauschte und die Tür mit einem heftigen Knall hinter sich zuschlug.

Aber bald darauf kam sie leider wieder und setzte einen noch keifenderen Ton an: „Eigentlich bin ich froh, daß meine Patienten alles aus eigener Tasche bezahlen müssen und daß ihre Behandlung nicht von der Krankenkasse ersetzt wird."
„Wieso denn das?" fragte ich verwundert.
„Dadurch gehen sie viel verantwortungsvoller mit ihrer Gesundheit um. Wem das Geld für seine eigene Gesundheit nicht zu schade ist, der hat ein echtes und tiefes Interesse daran, wirklich gesund zu werden." sagte sie fast ein wenig schadenfroh.
„Du Glückspilz!" rief ich aus. „Du kannst herumpfuschen, wie du willst, und die Patienten werden dabei auch noch gesund! Wenn allerdings nur die Menschen zu dir kommen, die aus tiefster Seele gesund werden wollen, ist deine Behandlungsstrategie natürlich keine besondere Kunst mehr. Zu mir kommen alle, die Angst haben, im Leben etwas Wichtiges und Sinnvolles zu verändern. Deshalb wollen sie lieber krank bleiben. Da kann ich mich anstrengen, wie ich will! Diese Leute bleiben schlicht und einfach immer krank."

Isabella sah zuerst etwas skeptisch drein, verzog aber dann ihre säuerliche Miene zu einem Lächeln und meinte: „Du und ich, wir sind nur die Katalysatoren. Durch unsere Anwesenheit führen wir bei den Patienten gewisse Reaktionen herbei oder beeinflussen das Krankheitsgeschehen in irgendeiner Weise, positiv oder negativ. Da finde ich es schon bemerkenswert, daß sich ausnahmslos alle, die krank bleiben oder noch kränker werden wollen, ausgerechnet dich als Behandler aussuchen. Angenommen, diese Leute würden zu mir kommen, da wären sie eindeutig am falschen Fleck. Deshalb geraten sie nur in deinen Einflußbereich. Bei dir bekommen sie das, was sie brauchen und wollen."

„Moment mal!" brachte ich mich jetzt ein. „Du willst auch mir eine Teilschuld zuweisen, daß diese Menschen nicht gesund werden?"

„Na klar! Es ist doch schon lange bekannt, daß man auf keinen Fall zum Arzt gehen darf, wenn man gesund werden will." kicherte sie. „Todsicher prüfst du gerade wieder ein Arzneimittel! Solche Faxen können nicht aus einem einfachen Gehirn kommen! Derartige Hirngespinste müssen hineindirigiert, eingeflößt und suggeriert werden. Deine Patienten mögen körperlich alle gesund sein oder möglicherweise gesund werden, Isabella! Aber wer überprüft schon ihr Gehirn? Meines Erachtens ziehst du Patienten an, die genau auf der gleichen Ebene krank sind, auf der du nämlich unheilbar bist."

Bevor sie hinausfetzte, kreischte sie nochmals lautstark auf, was meine soeben dargelegte Theorie hinreichend bestätigte.

Endlich kam das Wochenende, an dem ich inmitten meines werten Kollegenkreises etwas für meine Fortbildung und somit gleichzeitig auch für mein finanzielles Wohl tun konnte. Ich hatte mir von Isabella das Notebook mit Arbeitsprogramm ausgeliehen, was die einzige Bedingung für die Teilnahme gewesen war. Der Initiator und Referent des Kurses, ein ausgefuchster Wissenschaftler und hochintelligenter Arzt zu gleichen Teilen, haderte nicht lange mit den ohnedies recht langweiligen Grundlagen homöopathischer Wirkungsweisen herum. Er ging effizient vor und machte gleich Nägel mit Köpfen.

Der Referent unterwies uns darin, wie wir am schnellsten eine durchschlagende homöopathische Verschreibung tätigen konnten. Man brauchte dem Computer nur ein Kürzel anzubieten, wie zum Beispiel „Übelk...", und augenblicklich zog er die wenigen Buchstaben ähnlich wie ein Staubsauger in sich hinein. Mir erschien es, als ob man ihn wie einen Gänsegeier auf diese Wortbrockenbeute angesetzt hätte. Jedenfalls geiferte er förmlich nach dem sogenannten Input, damit er dann im Bruchteil einer Sekunde anzeigen konnte, mit welchen Arzneimitteln man den angegebenen Krankheitszustand behandeln und beheben konnte. Das alles ging schneller, als wenn ich einem Fahrkartenautomat eine Münze zusteckte, den gewünschten Knopf drückte und das Billet erhielt. Was sollte ich noch mehr sagen, als daß dieser Kurs ein voller Erfolg war und daß die Teilnehmer allesamt ohne Ausnahme als gewiefte Top-Homöopathen mit Diplom den Lehrsaal verließen.

Drei Tage später fuhr Isabella wieder einmal auf eine Homöopathietagung, wo sich alle wichtigen Eminenzen, Majestäten und ehrwürdigen Hoheiten aus dieser grotesken Szene zusammenfanden. Dort konnten sie sich alle in Ahnungslosigkeit und Unkenntnis ihres kläglichen Daseins brüsten und mit ihren erfundenen Heilerfolgen prahlen. Kaum war Isabella eine Stunde aus dem Haus, da wurde mir schon ein Notfall aus ihrer Praxis gemeldet. Ein junger Mann hatte beim Sport unerträgliche Leistenschmerzen bekommen und wollte nun von der ach so guten Homöopathin fachmännisch behandelt werden. Als er hörte, daß es für die unabkömmliche Therapeutin keinen ebenbürtigen Ersatz gab, geriet er in tiefste Verzweiflung. Schließlich bat er mich um Hilfe, was mit Sicherheit schon von Anfang an der richtigere und bessere Weg gewesen wäre.

So wie ein Rennfahrer seinen Motor aufheulen läßt, ließ ich schnellstens meinen Computer hochfahren und speiste ihn mit jener einzelnen Information, die ich soeben vom Patienten erhalten hatte. Das Programm zeigte mir sodann in Windeseile eine Serie von Lösungen an, wovon ich mich gleich für die erstbeste entschied, so wie ich es in meinem Kurs gelernt hatte. Dann verabreichte ich dem Jüngling das angezeigte Arzneimittel und ermahnte ihn eindringlich, die Kügelchen viertelstündlich einzunehmen. Sollte trotz dieser hochwirksamen Dosierung keine Besserung eintreten, was ich mir beim besten Willen nicht vorstellen konnte, so müßte er sich am Abend dringend nochmals an mich wenden. So lautete meine kunstgerechte Beratung. Wie nicht anders erwartet, hatte meine raffinierte und qualifizierte Methode einen durchschlagenden Erfolg, denn die Mutter meldete mir am nächsten Tag der Vollständigkeit halber, daß die Leistenschmerzen ihres Sohnes wie weggeblasen waren.

Als Isabella am übernächsten Tag wieder zurückkam, konnte ich nicht umhin, ihr unverzüglich meinen ersten Superfall vorzustellen. „Diese Art der Behandlung ist banal, ja geradezu primitiv. Es ist so stinkeinfach, daß ich mich schäme, so etwas Simples überhaupt auszuführen. Es gibt dabei keinen einzigen Dreh, keinen Kniff, keinen Trick. Man muß dazu weder sonderlich geschickt sein noch irgend etwas Außergewöhnliches gelernt haben. Ehrlich gesagt, ich verstehe nicht, wieso du Jahre benötigt hast, um diese Technik zu erlernen. Du rennst von einem Seminar zum anderen, kaufst stoßweise Bücher, und ich kann das alles auf Anhieb!"

Zuerst fiel ihr vor Verblüffung der Unterkiefer herab, während sich ihre Augen unnatürlich weiteten. Sie hätte wohl nie gedacht, daß sie auf die Schnelle eine so routinierte und gefährliche Konkurrenz bekommen würde! Dann aber hellten sich ihre Gesichtszüge plötzlich auf, und sie lachte wie eine Irre drauf los. Konnte es sein, daß Neid und Eifersucht im Handumdrehen solche verhängnisvollen Auswirkungen zeigten? Warum nicht? Aus so nichtigem Anlaß hatten schließlich schon klügere Köpfe als Isabella ihr bißchen Verstand verloren!

In jener Nacht war mein Schlaf sehr unerquicklich. Ich warf mich von einer Seite auf die andere, schlief mehrmals kurz ein und erwachte wieder. Das belastende Tagesgeschehen verfolgte mich bis in meine vielfältigen Träume, was alles andere als erbaulich war. Benebelt und benommen entstieg ich dem Bett und geisterte verloren durch das Haus. Meine Wahrnehmung war sehr oberflächlich, so daß ein Raum nach dem anderen an mir vorüberglitt, bis ich mich zuletzt in Isabellas Praxiszimmer befand. Wie magnetisch wurde ich zuerst von ihrem Schreibtisch angezogen und dann von ihrem behäbigen Sessel angesaugt.

Da saß ich nun und nahm wie mechanisch das Repertorium, Isabellas wichtigstes Nachschlagwerk, zur Hand. Das Buch war unglaublich schwer und mußte eine horrende Summe meines Geldes gekostet haben. Als ich darin herumblätterte, aber keinesfalls aus seinem Inhalt schlauer wurde, nahm ich gezielt die Schere zur Hand und schnitt einige Seiten aus dem Buch. Mit transparenten Klebestreifen befestigte ich sodann dieselben Seiten wieder neu, allerdings in völlig falscher Anordnung. Auf diese Art würde Isabella nichts mehr auf Anhieb finden und in ihrer Arbeit schwer beeinträchtigt werden. Das verschaffte mir höchste Genugtuung, und ein inneres Wohlgefühl durchströmte mich bei all diesen Gedanken.

Das Bücherregal winkte mich förmlich zu sich heran, was mich aus dem Sessel lockte und hinübergleiten ließ. Da standen massenhaft Bücher in allen Farben, die mein geschundenes Bankkonto kaltblütig gebeutelt haben mußten. Wozu brauchte Isabella so viele Bücher? Hieß das, daß sie nichts im Kopf hatte und alle Informationen nachlesen mußte? Das würde doch bedeuten, daß sie von diesen Büchern komplett abhängig war. Auweia! Da konnte doch jeder dahergelaufene Strolch etwas daran drehen! Flugs zog ich eines der Bücher mit dem Titel „Materia Medica" heraus und studierte einige ihrer Seiten.

Dann geschah etwas Eigenartiges. Irgendwie erstanden vor mir plötzlich die grauenvollen Prüfungssymptome des Arzneimittels Pygmälium, das ja in Wirklichkeit ganz anders hieß, aber dessen richtiger Name mir im Moment nicht mehr geläufig war. Bei diesem Arzneimittel wußte Isabella auswendig, welche Symptome dazugehörten, weil sie dieselben am eigenen Leibe gespürt hatte. Aber was all die anderen Arzneimittel anbelangte, hatte sie ein Gehirn wie ein Sieb, wie sie das selbst immer ihrer Pfuscherbande gegenüber so bezeichnet hatte. Was wäre, wenn ich diese Arzneimittellehre, die so hochtrabend „Materia Medica" genannt wurde, total umschreiben würde? In meinem Sinne, versteht sich! Ich würde inhaltlich alles kräftig durcheinanderwirbeln! Danach würde zum Beispiel bei einem Mittel wie diesem widerwärtigen Pygmälium nichts mehr über den Wahn von zu vielen Armen und Beinen zu lesen sein, sondern etwa, daß der Patient am liebsten auf dem Kopf stand.

Ich machte mich geschwind an die Arbeit. Verschiedene Arzneimittel komponierte ich zu einem neuen, allerdings unter altem Namen. Isabellas Verschreibungen würden künftig nicht mehr den Nagel auf den Kopf treffen, sondern ein ziemliches Chaos erzeugen. Während ich eifrig schrieb, kam mir plötzlich in den Sinn, daß mein Vorgehen einen Riesenhaken hatte. Ich konnte Isabella doch kein handgeschriebenes Buch, noch dazu mit meiner verräterischen Handschrift, ins Regal mogeln, ohne daß dieser Clou aufgefallen wäre! So genial mein Einfall sein mochte, meine handgeschriebenen Bücher würden

zwangsläufig großes Mißtrauen wecken. Da war guter Rat t e u e r !
Mein Gott, auch das noch! Mußte denn alles einen Haufen Geld kosten! Wenn meine Scharlatanerie unentdeckt bleiben sollte, war es dringend nötig, meine selbst verfaßte Arzneimittellehre fachmännisch drucken und binden zu lassen. Bildlich sah ich die Rechnung der Druckerei vor mir, und bei diesem Gedanken durchdrang mich ein eisiger Kälteschauer.

Aber dann nahm eine neue Idee von mir Besitz, die mein Herz vor Freude höher schlagen ließ. Wozu die ganze Arbeit? Ich würde die Bücher so lassen, wie sie waren, und dafür die homöopathischen Kügelchen gegeneinander austauschen. Das war weit weniger arbeitsintensiv und hatte praktisch den selben Effekt zum Nulltarif.

In fieberhafter Geschäftigkeit holte ich sämtliche Glaszylinder und Fläschchen mit den kleinen Globuli aus dem Schrank hervor und legte sie vor mir auf den Schreibtisch. Voller Erwartungsspannung entleerte ich das erste Gläschen mit der Aufschrift Pulsatilla auf dem Tisch, um ihm danach die Kügelchen eines anderen Fläschchens namens Stramonium einverleiben zu können. Und auf diese Weise setzte ich meine Arbeit fort, vertauschte wohlgemut Belladonna mit Silicea, Arnica mit Lachesis und Phosphorus mit Ipecacuanha.

Irgendwann im Verlaufe dieses Geschehens überkamen mich peinigende Zweifel, ob ich bei diesem Spielchen nicht etwa doch zu weit ging. Wenn nun im Verhältnis 1:1000 doch die Möglichkeit bestand, daß dieses verdünnte Zeug eine Wirkung hatte, dann konnte ich mit meinen Machenschaften womöglich einem unschuldigen Menschen schaden. Mit gemischten Gefühlen hielt ich in meinem Tun inne und besann mich erneut, wie ich Isabella einen Denkzettel erteilen konnte, ohne daß ein anderer Mensch dafür büßen mußte.

Das war es! Natürlich! Ich würde die Mittel nicht gegeneinander vertauschen, sondern alle durch Placebo, also völlig unwirksame Zuckerkügelchen, ersetzen. Wahrscheinlich würden das weder Isabella noch die Patienten bemerken, weil die ganzen homöopathischen Arzneien sowieso unwirksam waren und damit bereits allerbesten Placebocharakter hatten. Wäre ich mir nun darüber ganz sicher gewesen, so hätte ich mir abermals Geld und Arbeit sparen und alles so belassen können, wie es jetzt schon war. Aber ich hatte diesen inneren Zwang, mich hier ein bißchen nützlich zu machen. Also suchte ich nach blanken Streukügelchen, um das bereits begonnene Tauschverfahren in anderer Weise fortzusetzen. Es war ein gigantisches Werk, eine unbeschreibliche Fieselei, eine Geduldsarbeit ohnegleichen, die mich beinahe zermürbte.

Während ich mit dem Rest meiner Konzentration darum bemüht war, endlich die letzten Röhrchen umzufüllen, hörte ich die Uhr des Kirchturms schlagen. Ich zählte mit. Nanu, konnte das stimmen? Es schlug dreizehn, dann vierzehn und ging weiter bis vierundzwanzig. Seit wann hatten wir hier im Bayerischen Wald eine digitale Kirchturmuhr? Ich war doch nicht in New York oder Tokio, wo beinahe alles möglich war. Kurz nach dem vierundzwanzigsten Schlag sprang zu alledem auch noch knarrend die Tür auf, was mir einen heftigen Schauder über den Rücken jagte. Ein entsetzter Schrei entrang sich meiner Kehle, da packte mich Isabella am Arm und rief: „Was ist denn Clemens? Hast du schlecht geträumt?"

Verstört sah ich sie im Halbdunkeln neben mir im Bett liegen und murmelte nur: „Die ganze nächtliche Schufterei für nichts und wieder nichts."

KAPITEL 14

Nachdem Clemens bemerkt hatte, daß meine Praxis nach den ersten mageren Jahren immer mehr Zulauf erhielt, begann er auffallend ruhig und besonnen zu werden. Anscheinend stimmte ihn die Tatsache nachdenklich, wie ich es schaffte, erfolgreich zu sein, obwohl ich in seinen Augen nicht kompetent genug war, den Heilberuf auszuführen. Seiner Meinung nach konnte ich die an mich gestellten Anforderungen und Erwartungen niemals zufriedenstellend erfüllen. Irgendwie war er wohl neidisch, auch wenn er das niemals zugegeben hätte. Schließlich war es unter seiner Würde, sich oder gar jemand anderem gegenüber einen persönlichen Mangel zuzugestehen.

Um auf der Welle der allseits beliebten Naturheilkunde mitschwappen zu können, belegte er sogar ein Fortbildungsseminar. Diese Ausbildung hatte nur zu einem äußerst geringfügigen Prozentsatz mit Homöopathie, aber bis zu 99 Prozent mit einem teuren Computerprogramm zu tun. Für diese Software rührte einer seiner erfinderischen und gerissenen Kollegen die Werbetrommel und hoffte, unter seinesgleichen entsprechend regen Absatz zu finden. Nach jenem Kurs bildete sich Clemens allen Ernstes ein, die homöopathische Weisheit mit dem Löffel gefressen zu haben und ein Ausbund an nie dagewesenem Wissen zu sein. Er fühlte sich als großer Homöopath, wenn nicht gar als der größte aller Zeiten. In Wirklichkeit war sein Getue nur Schaumschlägerei und Angeberei, denn Clemens hatte nach wie vor nicht die leiseste Ahnung von diesem Fachgebiet. Im Gegenteil, seine diesbezüglichen Kenntnisse waren gleich Null. In dieser Hinsicht gab er sich jedoch wie ein kleiner Junge, der Sand in eine Kuchenform füllte, sie umstürzte und dann glaubte, ein hervorragender Konditor zu sein. Allerdings würde man bei einem Kind solche Phantasien eher begrüßen, während bei einem Erwachsenen eine derartige Verkennung der Umstände doch eher einem unaufhaltsamen Größenwahn zuzurechnen war.

Unglücklicherweise geriet während meiner Abwesenheit einer meiner armen Patienten in Clemens' Fänge und wurde dementsprechend von ihm verpfuscht. Ich hatte zu keiner Zeit ein Problem damit, meine Patienten an andere Behandler abzutreten, obgleich das unter Umständen unangenehm oder desillusionierend sein konnte. Aber ich war sehr stark aufgebracht, wenn sich jemand an meinen Patienten vergriff und sie bis zur Unkenntlichkeit verkorkste und vermurkste. Jedenfalls wurde mir der besagte Patient in einem beängstigenden Zustand wieder in meine Hände zurückgegeben, nachdem er von Clemens ziemlich miserabel therapiert worden war. Als ich Clemens darüber mein Mißfallen äußerte, zeigte er sich wieder einmal auffallend locker und lässig.

„Deine Anschuldigungen haben überhaupt keine Grundlage! Noch nie habe ich einen Patienten verpfuscht, Isabella."
„Wie würdest du denn deine Arbeit an meinem Patienten bezeichnen?" fragte ich ihn.
„Was ist denn eigentlich los mit ihm?" stellte er seine Gegenfrage.
„Er ist schwerkrank, Clemens."
„Na und? Kann ich etwas dafür? Soweit ich informiert bin, ging es dem Patienten vor einigen Tagen noch ganz gut."
„Das stimmt nicht. Nur seine Leistenschmerzen waren weg, sonst ging es ihm dreckig."
„Das ist eine Verschlimmbesserung! Oder wie heißt es doch gleich? Ach ja, eine Heilverschlimmerung!" rief Clemens jubilierend aus.
„Nei-ein! Pfusch und Unterdrückung!"
„Das habt ihr aber sonst immer Heilverschlimmerung genannt!"

„Jetzt hör mir mal gut zu, Clemens. Die Leistenschmerzen des Patienten vergingen blitzschnell, viel zu schnell. Dafür gab es im Körper eine Verschiebung des Krankheitszustandes. Jetzt klagt der Patient über Übelkeit, Schwindel, Herzklopfen, Blähungen und Aufstoßen."
„Was hat das alles mit seiner Leiste zu tun?"
„Die beiden Zustände sind unverkennbar miteinander gekoppelt, da die anderen Beschwerden erst nach dem Verschwinden der Leistenproblematik aufgetreten sind."
„Blödsinn. Alle meine Patienten haben heute Bauchweh, morgen Husten, übermorgen Schlaflosigkeit. Und weiß Gott, was noch alles! Heute tut der Finger weh, morgen die Schulter und übermorgen der Kopf. Da hätte ich viel zu tun, wenn ich deine Logik hier ansetzen wollte."
„Es wäre ein Segen für deine Patienten, wenn du ihr Leiden einmal aus dieser Sicht betrachten könntest."
„Aber Isabella! Das hat nicht Hand, nicht Fuß! Was soll ich mit dieser verdrehten Theorie und total unwissenschaftlichen Methode anfangen?"
„Mir egal! Aber hör auf, mit der Homöopathie Mißbrauch zu betreiben!"
„Mißbrauch? Papperlapapp!"
Natürlich, das mußte ja kommen. Dieser dumme und gleichermaßen unsympathische Ausspruch hatte beinahe etwas Pflichtgemäßes an sich. Er mußte zwangsläufig immer wieder fallen, so wie das Amen in der Kirche.
„Wenn der Patient eine Heilverschlimmerung gehabt hätte, dann wäre er jetzt bereits gesund oder zumindest auf dem Wege der Genesung. Aber es geht ihm viel schlechter als zuvor. Seine Leistenschmerzen waren noch etwas Handfestes, Greifbares. Aber sein jetziger Zustand ist undefinierbar. Du hast aus einer konkreten und gut behandelbaren Beschwerde einen abstrakten Zustand der Verwirrung geschaffen, Clemens."

Er wehrte mit beiden Händen ab: „Ich war das nicht. Das hat deine Homöopathie gemacht."
„Wäre es nicht so traurig, würde ich jetzt lachen."
„Du hast mit deiner albernen, unqualifizierten Computermethode aus einem normalen Menschen einen homöopathischen Quasimodo geschaffen, Clemens."
„Was is'n das?"
„Du weißt schon, was ich meine." sagte ich bestimmt. „So einen Mist konntest du nur machen, weil dir die Grundkenntnisse des Heilens vollständig fehlen. Du scheinst überhaupt nicht zu wissen, was in einem menschlichen Organismus alles los ist."
Clemens rührte sich nicht. Anstatt etwas Entschuldigendes zu sagen, zeigte er mir mit einer Geste der größten Arroganz einfach nur den Vogel.
„Die Computerbehandlung ist nicht das Nonplusultra der Naturheilmethode. Das schlaue Computerprogramm zeigt dir lediglich Möglichkeiten an. Es gibt dir eine gewisse Vorlage. Aber die endgültige Entscheidung, wie und womit du therapierst, das muß aus deinem eigenen Wissen kommen. Und du weißt ja nur, wie man den Computer bedient, sonst gar nichts. Sonst hättest du meinen Patienten mit deiner Unheilkunst niemals so zurichten können."
„Vielleicht habe ich deinen Patienten lediglich mutiert, ihn zu etwas anderen gemacht. Eine grundlegende Veränderung konnte bei der laschen Konstitution des Patienten sowieso nicht schaden."
„Noch so eine Mutation, Clemens, und du hast die Scheidung!" rief ich aus, verließ den Raum, aber schloß die Tür diesmal so leise, wie ich es in meinem Ingrimm zu tun vermochte.

Einige Minuten später kam ich wieder zurück und griff das mißliebige Thema nochmals auf.
„Weißt du," sagte ich, „daß du dem Patienten nicht das Heilmittel gegeben hast, wäre noch lange nicht das Schlimmste. Es ist nämlich

gar nicht so einfach, immer auf Anhieb das Richtige zu tun. Daß du aber so dreist warst und den armen Burschen mit dem falschen Arzneimittel richtiggehend gefüttert hast, das ist ein Vergehen. Das ist eine Zuwiderhandlung gegen alle Regeln der Kunst. Du hättest dein komisches Computermittel ein einziges Mal verabreichen sollen und dann die Reaktion abwarten müssen. Dann hättest du schon bald bemerkt, daß etwas nicht richtig läuft. Aber durch die wiederholten Einnahmen ist der Patient in einen Zustand der Einprägung gekommen."

„Einprägung? Was heißt da Einprägung? Ich bin ihm doch nicht mit dem Brenneisen auf den Leib gerückt!"

„Aber die Symptome des Arzneimittels haben sich durch die häufigen Wiederholungen dem Organismus eingeprägt."

„Was ist das denn für eine absurde Theorie? Würde sich alles tief in uns einprägen, was sich oft wiederholt, dann hättest du zum Beispiel irgendwann einmal kapieren müssen, daß du das Geld nicht zum Fenster hinauswerfen sollst. Vor wenigen Augenblicken hat eine Spedition angerufen, die uns eine Fuhre Gartenmöbel liefern will. Ich sagte ihnen natürlich sofort, daß ich nichts bestellt habe."

Clemens wollte es nicht anders, deshalb nahm ich eine Illustrierte und schleuderte sie in seine Richtung, ehe ich wutschnaubend aus dem Zimmer rauschte.

Clemens und ich kamen uns nicht nur bei den Behandlungen gegenseitig in die Quere. Bei der Fortsetzung unserer über Jahre hinweg geplanten Hausrenovierung waren wir uns genauso uneinig wie bei der nicht enden wollenden Instandsetzung unseres Gartens. Wegen der übertriebenen Sparmaßnahme meines Mannes arbeiteten wir in jeder Minute unserer Freizeit unermüdlich daran, das Grundstück immer wieder von allen Schmarotzerpflanzen zu befreien. Da gab es Gewächse, die unterirdisch eng miteinander vernetzt waren und denen mit ein bißchen Schneiden und Zupfen schwer beizukommen war. Um von diesen hartnäckigen und widerstandsfähigen Wurzelgebilden endgültige Befreiung zu erlangen, war es nötig, den Boden kräftig durchzuhacken und ihn immer wieder nach Wurzelteilen zu durchwühlen. Als Clemens mich dabei beobachtete, wie ich die Erde einer intensiven Bearbeitung unterzog, kam er näher, um mich zu kritisieren.

„Wir suchen hier nicht nach Gold, Isabella." rief er tadelnd aus.
„Leider nicht, denn bei der Aussicht auf eine solche Ausbeute würdest du dich hier draußen sicherlich auch mehr engagieren. Ich wette sogar, daß du in diesem Fall sogar nachts mit der Taschenlampe noch in der Erde graben, schürfen und sieben würdest."
„Wie sollte ich mit der Taschenlampe graben können? Und sieben auch noch?"
„Das ist ja wieder ganz typisch, Clemens! Du legst jedes Wörtchen auf die Goldwaage." eiferte ich mich und war erstaunt, wie gut meine zufällig getroffene Bemerkung zum Thema paßte.
„Wenn ich schon kein Gold drauflegen kann, dann wenigstens Worte!" meinte er mit säuerlicher Miene.
„Dieses Gewächs hier ist ja nicht auszurotten!" beschwerte ich mich und wischte mir etwas erschöpft den Schweiß von der Stirn.
„Ich habe dir schon vor Tagen gesagt, daß wir diesem überdimensionalen Wachstum nur mit Gift Herr werden können. Wir besorgen ein Schädlingsbekämpfungsmittel aus der Drogerie, und fertig!" sagte er in seinem üblichen Befehlston.
„Ha, das ist ja wieder ein ganz charakteristisches schulmedizinisches Antibiotikadenken!" frotzelte ich.
„Antibiotika? Ich sprach von Schädlingsbekämpfungsmitteln, wenn ich mich recht entsinne."
„Das bleibt sich doch gleich, Clemens. Mit beiden Mitteln will man Schädlinge oder Schmarotzer bekämpfen und bedenkt dabei nicht, daß man mit dieser Methode auch dem Umfeld oder dem Organis-

mus des Wirtes schadet. Ich bin doch nicht wahnsinnig und spritze in meinem Garten mit Pestiziden herum! Mit Gift verseuchen wir die ganze Erde und die Kleinstlebewesen. Somit schaden wir letztlich auch uns selbst."
„Deine biologische Säuberungsaktion hier ist jedenfalls sträfliche Leichtfertigkeit. Merkst du nicht, daß dein Kampf zur Vernichtung dieses Unkrauts nur Zeitverschwendung ist?"
Der Tadel in seiner Stimme war unüberhörbar.
„Bei meiner Aktion vergifte ich wenigstens keinen. Dieses Unkraut hier bildet richtige Kolonien und verdrängt alles andere. Deswegen muß es immer wieder ausgestochen werden. Wahrscheinlich hat es schon seine Samen ausgeworfen, deshalb müssen wir nach einiger Zeit wieder alles untersuchen, nochmals nacharbeiten und wieder alles herausstechen."
Ich war zwar nicht im richtigen Goldfieber, aber es mußte so etwas ähnliches sein, denn ich war wie besessen von der Idee, die Erde vollständig durchzubuddeln.
Clemens setzte meinem Vorhaben Widerspruch entgegen: „Du könntest auch etwas schonender vorgehen, anstatt aus dem Garten eine Baustelle zu machen, wo das bißchen vorhandene Schönheit auch noch draufgeht. Wegen der Vision von einem utopisch gepflegten Garten zerlegst du komplett alles. Das ist der alles zerstörende Wahn der Perfektion! Dein Machbarkeitswahn überschreitet alle Grenzen, gute Frau."
„Gute Frau? Sag mal, spinnst du?"
Ich hätte zwar Grund genug gehabt, mich über die anderen Äußerungen aufzuregen, die Clemens gerade getan hatte, aber die gute Frau nervte mich am meisten. Plötzlich erkannte ich etwas ganz Wichtiges in seinen Worten, was meine Entrüstung auf einen Schlag völlig unwichtig erscheinen ließ.
„Mensch, das ist es! Clemens, das ist es!" rief ich wie vom Donner gerührt aus.

„Falls du soeben die Wasserwaage erfunden haben solltest, die gibt es bereits! Oder bist du beim Wurzelziehen auf eine neue Formel gestoßen?" setzte er ironisch hinzu, als ich gerade wieder eine Handvoll Wurzelwerk aus der knochentrockenen Erde zog.

„Was ich gerade entdeckt habe, ist viel weitreichender." kündigte ich verheißungsvoll an.

Clemens' Augen weiteten sich, während er mich gespannt anblickte.

„Du sagtest doch vorhin, daß der Perfektions- und Machbarkeitswahn aufgrund einer utopischen Vision alles zerstört. Oder?" hakte ich nach, um mich nochmals abzusichern.

„Ja, so ähnlich. Dazu mußt du die gesprochenen Worte nicht lange sezieren. Das ist die unverkennbare Realität und die absolute Wahrheit."

„Gut, Clemens. Das was ihr mit der Chemotherapie und den Bestrahlungen macht, ist genau das gleiche. Ihr Ärzte in eurem Machbarkeitswahn und eurer Vision von utopischer Gesundheit zerstört mit der chemotherapeutischen Vorgehensart den ganzen Organismus."

Ich machte absichtlich eine Pause, um die Wirkung meiner Worte abzuwarten.

„Pa - " setzte er zum Reden an.

„Nein! Verdammt noch mal!" schrie ich ihn an.

„Pa - " wiederholte er.

„Deine dummen Schlagwörter hängen mir zum Hals heraus!" fuhr ich ihn abermals an.

„Paß auf, was du sagst!" vollendete er endlich seinen Satz. „Du kannst doch nicht diesen lumpigen Garten hier mit einem Menschen vergleichen!" konterte er.

„Wieso nicht? Der Garten ist von einer krebsartig wuchernden Pflanze übersät, und der kranke Mensch von einem Gewächs. Radikal und ohne Rücksicht auf Verluste setzt ihr die Chemotherapie ein, wobei ihr auch das gesunde Gewebe nachhaltig zerstört. Ich nenne das nicht Be-handlung, sondern Miß-handlung. Sollte der Mensch

diese Tortur tatsächlich überleben, wird er später in gleicher Weise weitertraktiert, damit nicht etwa auch noch die neue Saat aufgeht. Wieso regt dich eigentlich mein Vorgehen im Garten so furchtbar auf, während du doch haargenau das gleiche in deiner Praxis machst?"
„In meiner Praxis gibt es keine Chemo."
„Aber du befürwortest diese Radikalkur, indem du die Krebskranken dorthin schickst, wo sie die Chemo bekommen. Das ist wie im Dritten Reich, Clemens. Manche haben eine saubere Weste, weil sie niemanden umgebracht haben. Aber sie haben die Opfer denunziert und sie dorthin geschickt, wo sie vernichtet wurden. Glaubst du, daß diese Kerle ihre Hände tatsächlich in Unschuld waschen können? Nein, sie haben sich genauso des Mordes zu verantworten wie diejenigen, die den Finger am Abzug hatten."
„Hab ich den Finger am Abzug? Schicke ich jemanden ins KZ?" fragte er mit Unschuldsmiene.
„Die Handlanger sind oft schlimmer als die Scharfrichter." mußte ich unbedingt noch ergänzend hinzufügen.
„Du siehst doch langsam Gespenster, Isabella. Irgendwie kann das nicht mehr normal sein."
„Ein Normaler wird von den Unnormalen immer als Irrer hingestellt."
„Pa - "
„Irgendwann spring ich dir an die Gurgel, Clemens." unterbrach ich ihn wütend.
„Pa - "
„Egal, ob du mir das glaubst oder nicht!" schrie ich, daß mir das Blut spürbar ins Gesicht schoß.
„Paranoia ist eine ernst zu nehmende Krankheit, Isabella. Du bist meines Erachtens nicht mehr weit davon entfernt."
Machte der Mistkerl das aus Absicht? Jetzt wo ich auf sein widerliches Papperlapapp abgefahren war und es gewissermaßen noch im

Keim ersticken wollte, kam jedes Mal ganz etwas anderes zum Vorschein.

Die Gartenarbeit nahm mich phasenweise genauso in Anspruch wie meine Praxis, und nicht selten erkannte ich interessante Parallelen zueinander. Als diverse Samen in der Erde aufgegangen waren, erkannte ich, daß ich sie viel zu eng gestreut hatte. Die kleinen Sprößlinge nahmen sich gegenseitig den Platz weg und konnten sich nicht entfalten. Eilig zerrte ich Clemens herbei, damit er sich ein Bild davon machen konnte.

„Schau es dir gut an, Clemens."
„Ich schau schon die ganze Zeit. Na und?"
„Siehst du, wie sich die jungen Pflänzchen gegenseitig verdrängen und im Wachstum blockieren?"
„Hm. Und was weiter?"
„Sie blockieren sich gegenseitig, können sich nicht entfalten - "
„Das hatten wir schon!" unterbrach er mich ungeduldig.
„...und sie laugen in dieser Gedrängtheit nur unnötig den Boden aus, ohne etwas Sinnvolles zu bewirken."
„Wie ich dich kenne, kommt jetzt der homöopathische Clou des Jahrhunderts."
„So ähnlich, ja. Die häufigen Wiederholungen bei den Arzneimitteln bewirken ähnliches."
„Ähnliches heilt Ähnliches." plapperte er daher.
Seine unangebrachten Bemerkungen reizten mich höllisch.
„Hör endlich richtig zu, Clemens, sonst machst du wieder nur Stuß!"
„Wie bitte?" Seine Stimme stieg sprunghaft an.
„Die häufigen Gaben der Arzneimittel, ohne dazwischen eine Reaktion der betroffenen Organismen abzuwarten, bewirken ebenfalls eine unnatürliche Gedrängtheit und laugen nur die Patienten aus."

„Na bravo! Und jetzt ein Tusch auf deine erkenntnisreiche Rede!" rief er aus und klatschte zur Untermalung seiner ironischen Worte in die Hände. Manchmal hätte ich Clemens stundenlang nur durchschütteln mögen, bis er endlich zur Besinnung kam.

Meinem neu angelegten Kräutergarten ließ ich besondere Pflege angedeihen. Auch wenn ich gerade keine Zeit für die Gartenarbeit hatte, lief ich schnell hinaus und inspizierte das junge Grün, das sich forsch und zielgerichtet den direktesten und kürzesten Weg aus der dunklen, feuchten Erde bahnte. Gerade als ich den Humus an einer Stelle begradigte, wo anscheinend Vögel gescharrt hatten, traf mich ein Gegenstand am Hinterkopf, was ein patschendes Geräusch verursachte. Ich spürte keinen Schmerz, griff mir aber dennoch sofort erschrocken ins Haar.

Meine Finger berührten etwas Klebriges, Feuchtes, etwa von der Größe und dem Format einer Kartoffelkrokette. Während ich noch verzweifelt daran herumnestelte, weil sich dieses Teil in meinen Haaren verklebt hatte, dachte ich an ein besonders schönes, fleischiges Exemplar einer Dattel. Ähnlich wie jene exotische Palmfrucht fühlte es sich weich und glibberig an. Aber wir waren ja schließlich nicht in einer Wüstenoase, wo diese Früchte wie im Schlaraffenland von den Bäumen fielen! Endlich hatte ich das Ding in der Hand und glaubte im ersten Moment, mit meiner Vermutung recht zu haben. Es war ebenfalls dunkelbraun wie eine Dattel, aber es war ...

„Iiiiiiiiiiii!" schrie ich aus Leibeskräften und rannte schnurstracks zur Regentonne, wo ich sofort meinen Kopf oberflächlich eintauchte und dazu synchron die Hände wusch. Die ganze Zeit über hatte ich von weitem Clemens irgendwo im Gebüsch herumhacken gehört, dessen Schritte sich mir nun rasch näherten.

„Was schreist du denn, als ob man dich abgestochen hätte?"
Ich hörte seine Stimme hinter mir, die ziemlich aufgebracht klang. Dann erst erblickte er mich wohl in meiner besonderen Position, denn ich hörte ihn in meine Richtung rufen: „Kopfwaschen im kalten Regenwasser, aber ein furchtbares Gebrüll veranstalten, und mich bei der Arbeit stören! Und ich dachte schon, ich müßte dir zu Hilfe eilen, weil dir etwas passiert sei! Ich sollte dir wirklich einmal gehörig den Kopf waschen, aber jetzt tust du es ja schon selbst."
„Clemens, du Hornochse! Was fällt dir ein, mit diesen ekelhaften Nacktschnecken wie mit Gummibällen herumzuwerfen?" fuhr ich ihn an, während mir das Wasser übers Gesicht lief.
„Öööh, wieso?"
„Tu doch nicht so scheinheilig! Außer dir ist weit und breit kein Mensch hier draußen, und außerdem sind Schnecken Kriechtiere, die im Fliegen nicht besonders erfahren sind."
„Vielleicht lernen sie gerade - "
„Ich lasse mich doch von dir nicht zum Narren halten!"
„Mach nicht so ein Getue, Isabella! Ich wußte ja nicht, daß du dich hier draußen aufhältst. Die Schnecken sind gräßliche Wegelagerer und waren mir bei meiner Arbeit hinderlich, da habe ich ihnen in einem Intensivseminar das Fliegen beigebracht."
„Und was soll der Unfug bringen? Dieses eklige Zeug hält sich trotz deiner Bemühungen immer noch in unserem Garten auf. Da mußt du schon andere Maßnahmen ergreifen!"
„Zum Beispiel?"
„Was weiß ich! Ich habe darin auch keine Erfahrung. Vielleicht mit Salz bestreuen oder mit Bier in die Falle locken."
„Bist du noch zu retten? Mein Bier trinke ich selbst. Ich lasse mir doch nicht von diesem Ungeziefer mein teures Bier wegsaufen! Das hätten schon ganz andere versuchen wollen! Aber es gibt ja schließlich auch Schneckenkorn."

„Kommt gar nicht in Frage, Clemens! Auf diesem Grundstück gibt es keine schulmedizinische Vorgehensweise."

„Dieses Anwesen gehört uns beiden, folglich entscheide ich zur Hälfte mit, was hier geschieht."

„Dann teilen wir in Zukunft den Garten hier an dieser Stelle in zwei Hälften." Ich deutete eine Trennungslinie an. „Und wehe es kommt etwas von dir über die Grenze zu mir herüber! Dann mache ich dich zur Schnecke, Clemens!"

„Tu, was du willst, Isabella. Um es in den geistreichen Worten von euch intelligenten Homöopathen auszudrücken: Ich finde die syphilitischen Schnecken in diesem sykotischen Wuchergarten total krätzig. Darum hole ich jetzt ein Skalpell und schneide die ganzen Schnecken, die sich mir so dreist in den Weg stellen, einfach in der Mitte durch."

„Du Barbar! Du Metzger!" fauchte ich ihn an. „Ich kann das nicht mitverantworten, Clemens."

„Brauchst du auch nicht!"

„Ich hole jetzt einen Eimer und sammle alle Schnecken ein, die ich finden kann." kündigte ich mit großer Entschlossenheit an.

„Man darf also gespannt sein, wie es weitergeht." meinte er etwas spöttisch.

„Wie soll es schon großartig weitergehen? Ich packe den Eimer ins Auto und fahre die Schnecken in den Wald. Vielleicht mögen die Rehe anstatt Kastanien - "

„Du machst was? Du verfährst ein paar Liter Benzin für den ganzen Unsinn? Kommt ja gar nicht in Frage! Ich hole jetzt mein Skalpell!"

Clemens hastete ins Haus und kam mit einem glänzenden Metallgegenstand in seiner Hand wieder zurück, während ich mir den nächstbesten Blumentopf und Gartenhandschuhe schnappte und auf Schneckensuche ging. Es ist mir nicht bekannt, ob Clemens seine Androhung wahrmachte und tatsächlich seine chirurgischen Kenntnisse auf so tragische Weise anwandte. Ich jedenfalls suchte unermüdlich den westlichen Teil des Grundstücks nach Schnecken ab und karrte sie mehrmals wöchentlich eimerweise in den Wald.

KAPITEL 15

Nichts lag mir so fern wie die homöopathische Denkweise, die durch und durch krankte und voller Ungereimtheiten war. Mir fiel immer wieder auf, daß selbst die Homöopathen nicht wußten, woran sie mit ihr waren. Oft reichte schon meine einfachste Frage aus, um die Verfechter jener Lehre völlig zu verunsichern. Meist antworteten sie mir in großer Verlegenheit, was sie zu Stottereien und Verhaspelungen führte. Oder sie verloren sich in dermaßen weitschweifigen Phrasen, daß sie am Ende des Gesprächs nicht mehr wußten, wovon eigentlich am Anfang die Rede war. Überhaupt schien ihnen wenig an einem Meinungsaustausch mit Andersdenkenden gelegen zu sein, denn sie gingen einer Konversation mit mir allzu häufig aus dem Wege.

Was es mir am schwersten machte, an der Homöopathie etwas Vernünftiges zu finden, war zweifellos die Tatsache, daß ihre Medikamente bis ins Unendliche verdünnt wurden. Als sich Isabella gerade wieder einmal auf einen ihrer verknöcherten Zusammenkünfte vorbereitete, mußte ich sie zwingend auf den größten aller Irrtümer der Homöopathie aufmerksam machen.

„Hör mir mal kurz zu, Isabella. Du mußt mir doch recht geben, daß ein Wirkstoff in dem Maße immer weniger zum Tragen kommt, wie er zunehmend verdünnt wird."
Sie ließ zuerst ein eigenartig widerstrebendes Stöhnen hören und brummte dann nur: „Hm."
„Gut, das hast du also verstanden." sagte ich erleichtert und fuhr dann mit anschaulichen Beispielen fort, die das Gesagte noch vertie-

fen sollten. „Wenn ich also Salz in die Suppe gebe, dann kannst du das schmecken, oder?"
„Seit wann kochst du denn Suppe?" fragte sie etwas dümmlich zurück, nur um mich aus dem Konzept zu bringen.

So war Isabella immer, wenn ich mich abmühte, sie von einem folgenschweren Fehler abzuhalten oder vor einer Fehlentscheidung zu warnen. Ich hatte das Gefühl, daß sie sich nur ungern aus Verstrikkungen befreien lassen wollte. Lieber dämmerte sie weiterhin in ihren verworrenen Einbildungen und Hirngespinsten dahin, als daß sie sich meinen Aufklärungen geöffnet hätte, die sie naturgemäß ernüchtern mußten. Jeder Spinner war doch ernüchtert, wenn man ihm klarmachte, daß er Seifenblasen nachjagte. Mir oblag somit die schwierige Aufgabe, Isabella zwangsweise aus ihrer Bewußtseinstrübung herauszuholen, weil sie sonst vollständig in ihrem Wahn untergegangen wäre.

„Es spielt keine Rolle, wer die Suppe kocht. Hier geht es um ein Naturgesetz, Isabella!
„Oh Wunder! Du glaubst an Naturgesetze?" ihre Stimme klang skeptisch.
„Keine Ablenkungsmanöver! Also, hör mir zu. Wir haben einen Topf gesalzener Suppe, wovon ich einen Löffel voll in eine Gießkanne mit Wasser gebe. Dann hole ich einen Löffel voll aus der letzten Mischung und schütte ihn in einen weiteren Eimer mit Wasser."
„Solch mühselige Panschereien machst du doch sonst nicht!" lachte sie närrisch.
„Unterbrich mich doch nicht dauernd mit deinen Albernheiten. Aus dem besagten Eimer nehme ich abermals einen Löffel voll heraus und werfe ihn in die Regentonne - "
„Was hat der Löffel in der Regentonne zu suchen?"

„Willst du mich nicht verstehen oder tust du nur so? Selbstverständlich werfe ich nur die auf dem Löffel befindliche Flüssigkeit in die Regentonne und nicht den Löffel selbst. Und wie schmeckt jetzt diese Brühe?"

„Weiß ich doch nicht. Vielleicht nach Moos."

„Aha! Es schmeckt also nach Moos. Und warum nicht nach Suppe? Wir hatten doch als Ausgangsbasis eine köstliche Suppe."

„Daß sie köstlich war, haben wir nicht gesagt."

„Papperlapapp! Das tut nichts zur Sache. Du bist jedenfalls nicht erstaunt, daß die Kostprobe nicht nach Suppe schmeckt. Das Zeug mag zwar labberig schmecken, aber mit Suppe hat es sogar deiner Meinung nach nichts mehr zu tun. Beachtlich! Weshalb glaubst du dann an das Märchen, daß die homöopathischen Arzneien eine Wirkung haben?

„Ganz einfach, weil nämlich erst die Potenzierung den Effekt ausmacht." ließ sie sich vernehmen.

„Potenzierung! Daß ich nicht lache! Ich weiß nicht, welches Problem ihr Homöopathen mit eurer Potenz habt, aber es muß jedenfalls ein gewaltiges sein. Wie kämet ihr sonst auf die abwegige Idee, diesen abergläubischen Vorgang des Herumschüttelns und Zerreibens als potentes Vorgehen zu bezeichnen? Wo kommt denn die Potenz so plötzlich hergeflogen? Zeig mir doch, wo sie sich aufhält! Sie muß von einer unbekannten Stelle mir nichts dir nichts und völlig aus der Luft gegriffen auf die Zuckerkügelchen oder auf den Alkohol überspringen."

„Potenz ist etwas Geistiges, sie ist so etwas wie eine unsichtbare Energie." meinte sie.

„Ich sehe meine Potenz sehr wohl!" widersprach ich ihr sofort.

Isabella kicherte unreif: „Was du an dir zu sehen glaubst, ist nicht die Potenz selbst, sondern nur ihre Auswirkung auf deinen Körper."

„Isabella, erzähle mir doch nichts über meinen Körper! Den kenne ich selbst doch am besten!" belehrte ich sie.

„Potenz hin, Potenz her, ich glaube, daß die freigesetzte Energie beim Schüttel- oder Verreibungsvorgang das Phänomen ausmacht." versuchte sie, das Gespräch mit solchen Floskeln abzuwürgen.
„So, das glaubst du? Kannst du auch glauben, daß wir eine potenzierte Suppe haben, wenn ich die Regentonne kräftig durchbeutle?" fragte ich.
„Nein!"
„Warum nicht?"
„Weil du bereits beim ersten Verdünnungsschritt gezielte Schüttelschläge in einer bestimmter Anzahl machen müßtest. Das heißt, schon die erste Gießkanne müßte geschüttelt werden. Außerdem müßtest du bei jedem Verdünnungsschritt die gleiche Menge Flüssigkeit nehmen, die wiederum in einem bestimmten Verhältnis zu der Menge des Eßlöffels stehen muß. Zum Beispiel ein Eßlöffel Suppe auf hundert Eßlöffel Wasser. Also ist es unsinnig, einmal einen Kochtopf, einmal eine Regentonne und ein anderes Mal eine Tasse zu nehmen."
„Merkst du nicht, was das für ein Verwirrspiel ist, Isabella? Man macht diese Sache absichtlich besonders kompliziert, damit sich zuletzt keiner mehr auskennt!"
„Nein, so ist das nicht, Clemens. Vielmehr hinkt dein Vergleich sehr stark. Es geht in der Homöopathie gar nicht darum, ob man nach der Verdünnung noch etwas schmeckt, sondern ob der Ausgangsstoff zur Auswirkung kommt, ob man ihn spürt."
„Aber Isabella, wenn man zuletzt so scharf darauf ist, den Ausgangsstoff zu finden, dann kann man sich doch gleich die ganze Prozedur sparen!" Ich mußte so lachen, daß mir die Tränen aus den Augen hervorquollen und nicht mehr zum Stillstand kamen. Die Bauchmuskulatur schmerzte schon vehement, als Isabella davonrannte und mit einem kleinen Buch zurückkam, das sie mir frech vor die Nase warf.

„Da steht alles drin. Lies es selbst, und laß mich jetzt in Ruhe! Ich möchte mich geistig noch ein wenig auf mein Treffen vorbereiten."

Es war mir schleierhaft, wieso man sich auf das Einnehmen eines Imbisses geistig besonders vorbereiten mußte. Und was Isabella mir da als Lektüre zumutete, war das konfuse Werk eines senilen Mannes, über den wir schon öfter gesprochen hatten. Seine Sätze waren so ausgedehnt und lang wie Rattenschwänze und für einen Menschen des dritten Millenniums so unverständlich wie die Grunzlaute der steinzeitlichen Höhlenbewohner. Es mochte vielleicht ein gutes Buch sein, aber was half es, wenn man es nicht lesen konnte? Jammerschade, denn ich hätte wirklich echtes Interesse an diesem vielversprechenden, obskuren Potenzierungsvorgang gehabt. Ich hatte nämlich schon erwogen, künftig Geld zu potenzieren. Was wäre das für eine famose Sache gewesen! Eine Mark zerrieben und verdünnt, und man hätte schon wieder einen Tausender mehr in der Tasche gehabt!

Was waren das eigentlich für Leute, die an den ganzen Unfug der Homöopathie glaubten? Vermutlich bestand ein Teil von ihnen einfach nur aus Zuckerschleckern, die nicht gerne zugaben, daß sie ein Suchtproblem hatten. Aber unter dem Deckmäntelchen einer Krankheit immer wieder mal fünf Globuli in den Mund geschoben, das brachte in seiner Summierung auch etwas! Wenn man noch dazu davon ausging, daß die Kügelchen potenziert waren und demnach viel stärker wirkten als der reine Ausgangsstoff, dann waren fünf Globuli vielleicht schon soviel wie eine Tafel Schokolade. Und die andere Gruppe, die sich die homöopathischen Mittel in Tropfenform einverleibte, bestand dann wahrscheinlich aus verkappten Alkoholikern. Zwei Tropfen eines homöopathischen Mittels eingenommen, und sie hatten quasi eine ganze Flasche Schnaps intus!

Mit großem Interesse beobachtete ich Isabellas Praxisgeschehen. Dabei fiel mir auf, daß ihr Patientenstamm zum Großteil aus Frauen und Kindern bestand. Frauen natürlich! Das sah ihnen ähnlich. Sie konnten keine Dose auf- und keinen Reißverschluß selbst zumachen, aber sie ließen sich von allem esoterischen Klimbim beweihräuchern. Sie ließen sich von Isabella besäuseln und umgarnen, aber keine von ihnen hatte eine Ahnung, wie schlecht die Homöopathie wissenschaftlich dastand und wie inexistent sie eigentlich war. Die Kinder wurden selbstverständlich nicht gefragt, ob sie zum kompetenten Onkel Doktor oder zur Hokuspokus-Zuckerfee gehen wollten, die ihnen mit kleinen Kügelchen angeblich wieder auf die Sprünge half. Und die Handvoll Männer, die bei Isabella aus- und einschlichen, waren sowieso dermaßen degeneriert, daß sie eine eigene, nicht überlebensfähige Gattung darstellten.

Es war unübersehbar, daß die weiblichen Patienten frohgemut die Praxis betraten und sie heulend wieder verließen. Gepudert, mit frischem Teint und gestyltem Haar schritten sie forsch über die Schwelle, um sie zwei Stunden später welk, verfallen und mit hängenden Strähnen in der Gegenrichtung erneut zu überqueren. Isabellas Praxis war so etwas wie ein umgekehrter Jungbrunnen. Aus jungen, gesunden Geschöpfen wurden alte, kranke und leidende Kreaturen. Als eines Tages wieder eine junge Frau mit verquollenen Augen und roter Nase den Ausgang suchte, mußte ich Isabella unbedingt beim gemeinsamen Mittagessen meine Meinung sagen. Als die Kinder sich trotz beinahe voller Teller schon vom Tisch erhoben hatten, setzte ich zur Moralpredigt an.

„Was du mit deinen Patienten treibst, spottet jeder Beschreibung. Eigentlich müßte ich eine Überprüfungskommission zu Hilfe rufen, damit dir mal jemand auf die Finger klopft und dir die Ohren langzieht."

Isabella hatte gerade den Mund mit einer undefinierbaren einheimischen Speise vollgestopft, die ich als Fichtenauer Kaugummischmelze bezeichnete, da unsere neue Haushälterin himmelweit davon entfernt war, eine begnadete Köchin zu sein. Diese Nahrung schmeckte Gott sei Dank nach nichts, denn das war noch besser als irgendein übles Aroma. Wenn man dieses Zeug erst einmal in den Mund geschoben hatte, war es eine Kunst, es auf dem üblichen Wege wieder loszuwerden. Die gummiartige Masse ließ sich nämlich nicht gut zerkauen, sondern mußte zwischen Gaumen und Zunge unendlich lange dahinschmelzen oder mutig und draufgängerisch als Ganzes hinuntergeschluckt werden. Isabella schob den Brei von einer Backe in die andere und setzte immer wieder zu neuen Schluckversuchen an.

„Du mußt dein Praxisschild ändern lassen." hänselte ich sie.
„Mmmpf."
„Da steht Heilpraxis drauf."
„Mmmpf."
„Der Richtigkeit halber solltest du es Heulpraxis nennen."
„Gulp."
Jetzt hatte sie den Brocken offenbar auf einmal hinuntergewürgt, denn sie rang noch etwas nach Luft und trank schnell einen Schluck Wasser nach.
„Was erzählst du den Leuten, daß sie so marode aus deiner Praxis treten?" fragte ich sie und hielt sie durch das Festhalten ihrer Gabel gewaltsam davon ab, einen weiteren Bissen dieser Pampe nachzuschieben.
„Ich erzähle ihnen gar nichts. Meine Funktion ist, den Patienten etwas bewußt zu machen. Ich bin ihnen nur behilflich, wie eine Hebamme ein Kind zur Welt bringen hilft."
„Hebamme? Das darfst du doch gar nicht!"

„Hör doch ordentlich zu! Ich meine das im übertragenen Sinne."
„Und da muß man heulen?" fragte ich verständnislos.
„Ja, manche Geburten sind sehr schmerzhaft. Bei dir ist das natürlich ganz anders, Clemens. Du untersuchst deine Patienten nur mit Maschinen, das weckt nicht viele Emotionen, außer Angst und Frust vielleicht. In der Kürze der Behandlungszeit und in der Sterilität deiner Praxis erfrieren die Patienten höchstens, aber sie werden nicht ihr Innerstes nach außen kehren."

Ich ließ sofort ihre Gabel los, weil mir der Verlauf, den dieses Gespräch zu nehmen drohte, alles andere als passend erschien. Und solange Isabella den Mund voll hatte, war eine wohltuende Ruhe im Raum.

KAPITEL 16

Mir war es sehr ernst damit, den Garten künftig in zwei Hälften zu teilen. Ehe dies jedoch unwiderruflich geschehen konnte, mußten vorher noch einige morsche und störende Bäume umgesägt, mehrere Büsche herausgeschnitten und ein paar wenige und kleinere Exemplare an andere Stellen verpflanzt werden. Diese schwere Arbeit mußten wir noch gemeinsam ausführen, ehe an eine endgültige Teilung zu denken war. Die großen Bäume auf dem Grundstück, wie Kastanien und Walnuß, waren mir grundsätzlich willkommen, denn sie stellten eine schöne Bereicherung des Anwesens dar. Aber diejenigen von ihnen, die zu nahe am Haus standen, übers Dach hinauswucherten und auf diese Weise kein Sonnenlicht einließen, mußten leider meiner Säuberungs- und Umgestaltungsaktion zum Opfer fallen. Der Baumbestand kannte kein Konzept, was ich rasch zu ändern gedachte. Es gefiel mir nicht, wenn Ziersträucher und Obstbäume untereinander wuchsen. Ich hatte die Vorstellung, daß ein bestimmter Abschnitt des Grundstücks als Nutzgarten dienen sollte, während ein anderer Bereich als reiner Park oder Ziergarten angelegt werden konnte. So mußten einige Fliederbüsche, ein paar Haselsträucher und eine Weide in den abgelegeneren Teil des Anwesens versetzt werden, während aus dem hinteren Bereich eine Schattenmorelle, Stachelbeeren und Johannisbeersträucher in den Obstbaumsektor verfrachtet werden sollten.

Als Clemens Umpflanzungen ins Auge faßte, riet ich ihm eindringlich, die Mondphasen zu berücksichtigen. Das hielt er natürlich für wissenschaftlich unhaltbar und überging deshalb meinen Ratschlag. „Ach was! Zunehmender Mond, abnehmender Mond. Ich brauche trockenes Wetter, sonst gar nichts. Morgen habe ich meinen freien

Nachmittag, und der Wetterbericht kündigt ein Azorenhoch an. Also gehen wir die Sache morgen an!"
Als ich am nächsten Morgen erwachte, hörte ich es draußen plätschern. Es regnete in Strömen. „Das Azorenhoch zeigt sich heute von einer recht merkwürdigen Seite." zog ich Clemens auf, als er mürrisch aus den Federn kroch.
„Das kommt schon noch. Bis zum Nachmittag wird es schön."
„Aber dann ist die Erde zu feucht und zu schwer."
„Sobald die Sonne herauskommt, trocknet alles im Nu ab."
Da war ich natürlich gespannt. Aber wie ich es erwartet hatte, regnete es auch am Nachmittag mit unverminderter Heftigkeit weiter.

„Dein Wetterbericht war ein Riesenreinfall." sprach ich Clemens an, als er sich gerade mit beiden Armen am Fensterbrett aufstützte und in das graue Naß hinausblickte.
„Eine Frechheit ist das! Man sollte die Meteorologen anzeigen. Was tun die denn überhaupt die ganze Zeit? Sie haben doch nur die alleinige Aufgabe, das Wetter richtig vorherzusagen. Sie arbeiten lediglich mit lachhaften vier Qualitäten, nämlich warm, kalt, feucht und trocken. Und wegen dem bißchen Zeugs machen sie gleich eine ganze Wissenschaft daraus, die noch nicht einmal hinhaut! Um so eine schlampige, unzuverlässige Prognose zu stellen, ist ein gigantischer Aufwand nötig, der Milliarden unseres Geldes verschlingt. Da kann ich doch gleich nach der schlauesten aller schlauen Bauernregeln gehen!"
„Und wie heißt die?" fragte ich gespannt.
„Kräht der Hahn auf dem Mist, ändert sich das Wetter oder es bleibt, wie es ist. Bei so einer unspezifischen Prognose erwartet man wenigstens nichts Genaues."

„Aber Clemens, du schimpfst über etwas, was du selbst die ganze Zeit praktizierst." wandte ich ein.

Ich bemerkte, wie er seine gesamte Muskulatur anspannte, und wie es ihm an den Schläfen die Venen herausdrückte.

„Das ist so absurd und an den Haaren herbeigezogen, daß ich annehme, du willst wieder nur streiten." sagte er schließlich, fuhr aber fort, weiter hinauszustarren.

„Vielleicht. Aber die Parallelen sind dermaßen eklatant, daß ich bei dieser Gelegenheit darauf aufmerksam machen muß."

„Welche Parallelen in Gottes Namen?"

Er wurde langsam lauter, wandte sich aber immer noch nicht um.

„Die meteorologischen Prognosen und die schulmedizinischen Diagnosen."

Jetzt drehte er sich ruckartig um und sah mich forsch an.

„Wo ist da eine Übereinstimmung?"

„Die schulmedizinischen Untersuchungen kosten ebenfalls Milliarden, und es ist rein gar nichts dahinter. Dem Patienten geht es durch die aufwendige und kostspielige Diagnose kein bißchen besser, nach dem Motto 'das Wetter bleibt wie es ist'. Ihr Ärzte arbeitet sogar bloß mit lächerlichen zwei Qualitäten, denn der Patient kann entweder nur gesund oder nur krank sein. Und eure Medikamente haben nur wenige unterschiedliche Wirkungsweisen. Entweder wird der Patient mit Psychopharmaka, Schmerz- und Beruhigungsmittel betäubt, mit Herz- und Kreislaufmitteln aufgeputscht, mit Expektorantien und Diuretika durchgeräumt oder mit Antibiotika, Betablockern und Zytostatika gebremst. Sehr vielfältig und variabel ist das auch nicht gerade, mein Lieber."

„Also, also, das ist doch..."

Ihm fehlte offensichtlich die Sprache, was ich mit einem glatten 1:0 für mich wertete.

Weil es gerade so schön lief, schnitt ich gleich noch ein weiteres Thema an, das mir schon länger Kopfzerbrechen bereitete.

„Eigentlich ist es ja unfair, dich jetzt immer noch als reinen Schulmediziner zu bezeichnen, wo du doch neuerdings zum Spitzenhomöopathen mit Diplom geworden bist."
Clemens wählte zuerst einmal die nonverbale Verständigung, indem er sich mit dem Zeigefinger ein paarmal an die Stirn tippte und dann auf mich zeigte.
„Sag schon endlich, was du von mir willst!" schnauzte er mich dann an.

„Mich würde brennend interessieren, wie du die beiden unterschiedlichen Denkweisen der Schulmedizin und der Homöopathie miteinander in Einklang bringst."
„Für mich hat die Homöopathie keine Denkweise. Wenn die Leute 'Homo-Homo' wollen, dann finde ich über den Computer kurz heraus, was ich geben kann. Wenn aber ein Patient sagt: 'Herr Doktor, haben sie nichts Stärkeres?', dann verabreiche ich schulmedizinische Präparate. So einfach ist das." ließ er ungeniert verlauten.
„Mit dieser Denkweise hast du freilich nie ein Problem. Jetzt ist mir alles klar. Und wie gehst du vor, wenn du einen passiven Patienten hast, der nichts von beiden Varianten verlauten läßt?"
„Wenn er nur leicht krank ist, verwende ich homöopathische Mittel. Und wenn er schwer krank ist, dann muß ich selbstverständlich Nägel mit Köpfen machen und etwas Richtiges nehmen."
Jetzt war wieder seine arrogante Masche dran.
„Das heißt, bei leichten Symptomen machst du Nägel ohne Köpfe und nimmst etwas Falsches." forderte ich ihn heraus.
„Du bist eine Wortklauberin und Wortverdreherin, Isabella!" rief er erzürnt aus.
„Was tust du eigentlich, wenn ein Patient eine ernste Symptomatik hat und über Schmerzen klagt, aber deine Untersuchungen sind negativ? Gibst du ihm dann auch etwas Richtiges?"

„Wenn jemand jammert, aber in Wirklichkeit nichts hat, ist das psychosomatischer Kram, oder der Patient ist ein Hypochonder und gehört somit zum Psychiater. Da bin ich nicht mehr zuständig, das überschreitet meine Kompetenzen." lachte er überheblich.

„Was heißt da 'in Wirklichkeit nichts hat'? Dein Ultraschall, dein Blutdruckmeßgerät, dein EKG, deine Blutsenkung und dein Röntgengerät zeigen doch nicht die absolute Wirklichkeit an. Die Wirklichkeit des Patienten sieht so aus, daß er Schmerzen hat, also ist er eindeutig krank. Da ist es doch eine Vermessenheit ohnegleichen, ihn deswegen nicht für ganz voll zu nehmen und zu denken, daß er..."
Da mir in der Aufregung nicht die passenden Worte einfielen, kreiste ich mit der Hand einige Male vor meiner Stirn herum und begleitete diese Gestik mit einem kurzen Pfeifen.
„Es gibt keine Krankheit, nur weil der Patient das sagt. Krank ist er nur, wenn das auch nachweisbar ist. Das ist auch im Sinne der Krankenkassen."
„Zum ersten Mal höre ich, daß du dich mit den Belangen der Krankenkassen solidarisch erklärst. Das hat dich doch sonst nie interessiert. Ganz im Gegenteil!"
„Das geht mir jetzt doch zu weit! Ich habe noch jede Menge Schreibarbeiten in der Praxis, da lasse ich mich doch nicht von dir durch den Kakao ziehen. Am Wochenende ist schönes Wetter, oder vielleicht auch nicht. Dann sehen wir weiter."
Und schwupps war er weg, was nach einem glatten 2:0 für mich aussah.

Gerade an dem Tag, als der Wetterbericht Regen vorhersagte, wurde es schließlich sonnig und trocken. So konnten wir endlich die Aktion zum Ausschneiden der Bäume beginnen. Wir wollten nicht den regulären Obstbaumschnitt durchführen, der ja im allgemeinen bereits im

Frühjahr erfolgen sollte, sondern endlich den Zuschnitt von verwilderten Bäumen aller Art verwirklichen, den wir schon seit längerem geplant hatten. Wir befanden uns außerdem in der Phase des abnehmenden Mondes, der für diese Tätigkeit sehr günstig und vielversprechend war.

Während ich emsig und fürsorglich die Leiter hielt, stand Clemens auf den oberen Sprossen und hantierte irgendwie hilflos mit seiner Säge herum. Obwohl er sich dort oben in einer aussichtsreichen Position befand, mangelte es ihm am nötigen Überblick, welche Äste beschnitten und welche belassen werden sollten. So blieb mir nichts anderes übrig, als die Initiative zu ergreifen und Clemens entsprechende Anweisungen zu erteilen, was er einerseits überhaupt nicht schätzte, was ihm andererseits aber doch wieder sehr willkommen und hilfreich war. Mit diesen zwiespältigen Gefühlen fuchtelte er in den Baumkronen herum und klagte zunehmend über Schwindel, der meines Erachtens nur von seiner übertriebenen Ängstlichkeit herrührte.

„Hältst du auch die Leiter ordentlich fest?" fragte er mich immer wieder, wie um sich zu vergewissern, daß ich überhaupt noch da war. Die Blicke nach unten hatte er sich anscheinend in seinem überaus starken, ja beinahe zu starken Überlebenstrieb komplett untersagt. Andernfalls wäre er sicherlich hilflos und inflexibel wie ein Stein nach unten gefallen, denn von der Akrobatik eines flinken Klettermaxe war er himmelweit entfernt. Als mir auffiel, daß Clemens beim Absägen von Ästen und Zweigen, egal welcher Stärke und an welcher Position, immer einen Stumpf überstehen ließ, mußte ich meinen Einwand geltend machen.
„Wieso läßt du überall etwas überstehen?" rief ich nach oben.
„Laß deine Maßregelungen, Isabella!" ermahnte er mich.

„Du mußt die Äste direkt an der Gabelung abschneiden!" unterwies ich ihn.
„Die Arbeit mache ich! Also sei still!" wagte er es herabzukeifen.
„Clemens, ich war OP-Schwester! Kein Arzt ließ etwas überhängen oder überstehen, was dem Organismus nichts mehr brachte und sich bestenfalls nur entzünden konnte."
„Du bist jetzt nicht im OP!" unterrichtete er mich unnötigerweise.
„Wäre mir jetzt nicht aufgefallen, aber jetzt wo du es sagst, Clemens, merke ich es auch." giftete ich nach oben.
„Rede nicht soviel, Isabella! Halte die Leiter ordentlich gerade!" erhielt ich seine Anweisungen.
„Du warst doch auch einige Zeit in der Chirurgie tätig, oder?" fragte ich.
„Na und?"
„Da müßtest du doch ganz gut wissen, daß so bruchstückhafte Teile weder zur Verschönerung noch zur Gesundung eines Organismus beitragen. Noch dazu haben sie keinerlei Funktion und sterben eines Tages ab. Spätestens dann mußt du dieses Zeug sowieso abschneiden."
„Ja, aber ich habe mir angewöhnt, daß ich das in zwei Raten mache, nämlich erst dann, wenn der Stumpf eben definitiv abstirbt." rief er eigensinnig nach unten.
„Ich weiß auch warum, denn zwei Operationen bringen mehr Geld."
„Bist eben ein kluges Mädchen!" hörte ich ihn spotten, was mich ziemlich provozierte.
„Clemens!" rief ich hinauf, „entweder du tust augenblicklich, was ich dir sage, oder ich schüttle dich herunter wie reifes Obst!"
„Mach keinen Blödsinn, Isabella!" schrie er mich flehentlich an.
„Das wäre kein Blödsinn, im Gegenteil! Das wäre die beste Tat, die ich in meinem Leben bisher vollbracht habe." grinste ich überlegen nach oben, was ihm aber leider entgehen mußte, da er anscheinend

zitternd und bebend danach Ausschau hielt, wo er sich in seiner Not hinflüchten konnte, falls ich meine Drohung wahrmachte.

„Du schneidest jetzt sofort all das überflüssige Geäst ab, oder ich vereitle, daß du heil hier runter kommst!" ermahnte ich ihn nochmals. „Und probiere erst gar nicht, die Leiter herabzusteigen, ohne meine Anweisungen erfüllt zu haben. Beim ersten Schritt nach unten werfe ich die Leiter um!"

„Ist gut, Isabella! Beruhige dich wieder! Ich weiß, daß du nicht alle Tassen im Schrank hast, deswegen werde ich mich hüten, mich dir zu widersetzen."

Was sollte ich dazu sagen? Er hatte zwar Angst, aber konnte es dennoch nicht endgültig lassen. Deshalb entschloß ich mich, die Leiter wenigstens ein bißchen zittern und vibrieren zu lassen, was seine Wirkung nicht verfehlte.

„War nur Spaß, Bellchen." rief er verzagt herab und begann zittrig die abgekappten Äste nachzuschneiden.

Beim Umsetzen der kleineren Bäume oder Sträucher war uns mehr oder weniger viel Erfolg beschieden. Zwar hatte ich Clemens instruiert, bei dieser Tätigkeit auf den richtigen Zeitpunkt zu achten, indem er die zunehmende Mondphase nützte. Er aber überging meine Ratschläge größtenteils mit überlegenem Augenaufschlag und höhnischem Grinsen.

Es dauerte jedoch nicht lange, bis die Natur die Auswirkungen und die Ergebnisse seiner frevelhaften Taten sichtbar werden ließ. Während die Pflanzen, die tatsächlich bei zunehmendem Mond umgesetzt wurden, sich rasch erholten und gediehen, ließen ihre benachteiligten Leidensgenossen, denen man diese vorteilhafte Starthilfe nicht gegeben hatte, alsbald ihre Blätter und Zweige hängen. Manche von ihnen erholten sich nur schwer und sehr langsam von dieser einschneidenden Veränderung, manche dagegen gingen an diesem Umbruch total zugrunde. Vorwurfsvoll zeigte ich Clemens eine welke, nicht angewachsene Kletterrose und ein absterbendes, verdorrtes Kirschbäumchen.

„Na und?" meinte er nur und zuckte die Achseln.

„Dein Werk, Clemens!" sagte ich mit tadelnder Stimme.

„Natürlich mein Werk! Du tust ja nichts, also kannst du auch nichts falsch machen."

„Ist das eventuell ein Eingeständnis, daß du etwas falsch gemacht hast?" hakte ich sofort nach.

„Keinesfalls. Da könnte ja jeder kommen und mir Konzessionen abringen."

„Wie kommt es, daß alle Pflanzen eingehen, die du vorletzte Woche versetzt hast?"

„Was weiß ich! Ich bin kein Botaniker und kenne nicht die Eingeweide und das Gekröse von Pflanzen."

„Ich kann es dir schon sagen, Clemens. Der Fehler liegt daran, daß du all diese Pflanzen bei abnehmendem Mond versetzt hast."

„Pa..." sagte er herausfordernd und wartete dann gespannt ab, was passierte.

Da ich aber überhaupt nicht darauf reagierte, fuhr er enttäuscht mit:

„...perlapapp" fort.

„Woran kann es denn deiner Meinung nach liegen?" bohrte ich hartnäckig weiter.

„Ach, da kommen viele Ursachen in Betracht. Vielleicht lag es an einer Nierensenkung, an einer Wanderleber, an einem Mastdarmbruch, an einem Bandscheibenvorfall, an einem Gehirnschlag oder an einem Herzstillstand." lachte er kindisch.

„Ich werde dich zur Rechenschaft ziehen, Clemens. Hoffentlich bist du gut versichert und hoffentlich kannst du dir einen guten Anwalt leisten! Ich werde dich wegen fahrlässiger Tötung belangen. Deine Vorkehrungen für diese Transplantationen waren nämlich äußerst lasch und miserabel."

Während Clemens läppisch grinste, wäre mir nicht im Traum eingefallen, mitzulachen. Ich hatte überhaupt kein Interesse daran, mich zum Kumpanen für seine nachlässige, hemdsärmelige und kriminelle Chirurgie machen zu lassen!

Was die Frage der Schädlingsbekämpfung im Garten anbelangte, blieb Clemens hartnäckig bei seiner Variante der Vergiftung oder der Hinrichtung durch das Skalpell. Hier prallten unsere unterschiedlichen Lebenseinstellungen und Meinungen besonders hart aufeinander, was mir zunehmend das Gefühl gab, mit einem Exekutanten verheiratet zu sein. Wenn er seine Urteile nicht an den Schnecken und Läusen vollzog, dann führte er sie in seiner Praxis aus. Meiner Meinung nach war das, was er mit seinen Patienten veranstaltete, auch nichts anderes, als die schleichende und getarnte Vollstreckung von Todesurteilen. Gerade weil es zwischen uns leider noch viel zu viele Berührungspunkte gab, wollte und mußte ich im Garten den ersten endgültigen Trennungsstrich ziehen.

Dazu nützte ich die Zeit, als Clemens einmal mehrere Stunden außer Hause war. Entlang einer gedachten Linie zog ich von Norden nach Süden einen kleinen Graben, indem ich mit dem Spaten mühevoll Keile aus der Grasnarbe hob. Diese Abgrenzung sollte nicht nur eine sichtbare Unterteilung darstellen, sondern gleichzeitig verhindern, daß die Schnecken aus dem anderen Abschnitt des Gartens womöglich zu mir herüberkamen. Es war nämlich gut möglich, daß Clemens in der Pflege seines Sektors nicht besonders viel Sorgfalt walten ließ, und daß ich oder beziehungsweise mein Gartenabschnitt in der Folge unter Clemens' Faulheit zu leiden hatte. Um genau das zu verhindern, legte ich diesen schmalen, langgezogenen Graben mit Folie aus und schüttete Bier hinein. Ich benötigte mehrere Flaschen davon, die ich wohlweislich von meinem eigenen Geld bezahlte, weil sonst der Terror schon vorprogrammiert war.

Da ich mir meine Schneckenfalle nicht durch Regen verwässern und unwirksam machen lassen wollte, postierte ich zu beiden Seiten des Grabens kleine Holzklötzchen und legte zuletzt Bretter darüber. Das verwendete Holz hatte ich mir im nahegelegenen Sägewerk so schneiden lassen, wie ich es für meine Zwecke brauchte. Jetzt konnten die Schnecken aus Clemens' Garten unter den Brettern durchkriechen und ihr verdientes Bierbad nehmen. Wenn gleichzeitig auch von meiner Seite welche baden gingen, war ich darüber auch nicht besonders traurig, denn das ersparte mir allenfalls eine Spazierfahrt in den Wald.

Schmunzelnd stellte ich mir vor, wie Clemens vor dem Biergraben stand und verzweifelt grübelte, wie er sich das gute Bier einverleiben konnte, das auf diese Weise so schrecklich vergeudet war. Er würde den Schnecken diesen Genuß gründlich mißgönnen, da war ich mir ganz sicher. Vielleicht entfernte er die Bretter, legte sich dann bäuchlings auf den Boden und versuchte, wie ein kleiner Terrier etwas von dem kostbaren Naß aus der Rinne zu schlabbern. Wenn er schlau war, holte er sich dazu vielleicht sogar einen Strohhalm. Soviel Noblesse traute ich ihm aber nur zu, wenn er klaren Kopf behielt. Sollte er jedoch angesichts dieser Verschwendung durchdrehen, dann war es gut möglich, daß er von der ersten Version Gebrauch machte.

Leider blieb mir seine Erstreaktion vorenthalten, weil gerade in dem Moment, als Clemens nach seiner Rückkehr zum ersten Mal in den Garten hinausschlenderte, eine akut erkrankte Patientin meinen freien Nachmittag unterbrach. So erlebte ich Clemens erst eine Stunde nach seiner grausigen Entdeckung. Welches Drama sich in diesen sechzig Minuten in seinem Gehirn abgespielt hatte, konnte ich nur vermuten. Eine Explosion war jetzt nicht mehr zu erwarten, aber daß er noch Luft ablassen mußte, daran bestand kein Zweifel.

„Ich muß schon sagen, Isabella, der Garten profitiert ganz gewaltig von deinem einzigartigen Schönheitssinn. Dieser Bretterverschlag ist ja geradezu eine nicht mehr wegzudenkende Bereicherung für unser Grundstück." sprach er mich in seiner satirischen Art an.

„Die Konstruktion ist zwar für andere, eher nützliche Zwecke gedacht, aber wenn sie dir gleichzeitig auch noch so gut gefällt, dann um so besser!" paßte ich mich seinem Tonfall an.

„Daß du als kleine Spießbürgerin eine Demarkationslinie brauchst, kann ich noch akzeptieren. Aber daß du einen so albernen Grenzwall errichtest, hätte ich nicht erwartet. Dieser komische und gleichermaßen häßliche Limes schreit ja förmlich zum Himmel! Sind wir im Mittelalter, daß wir so eine Wehranlage brauchen?"

„Du weißt genau, daß es auf dem Grundstück von Schnecken wimmelt. Ich kann sie nicht alle von Suchhunden aufspüren lassen, also muß man geeignete Maßnahmen ergreifen, um mit ihnen fertig zu werden."

„Geeignete Maßnahmen nennst du das, wenn man dieser verfressenen und versoffenen Meute ein Faß Bier vorsetzt?"

„Ehe du dich darüber aufregst, das Bier habe ich aus meiner Tasche bezahlt."

„Spendabel, spendabel! Freibier für alle Schnecken! Wein für alle Wühlmäuse! Eine Runde Schnaps für den Stammtisch der Mistkäfer! Und natürlich Schampus für die besten aller Regenwürmer! Mich hast du noch nie zu einem freien Getränk eingeladen!" protestierte er heftig.

„Wenn du dich auch zu dem ganzen Viehzeugs zählst, dann gebe ich dir selbstverständlich auch einen aus. Eine Flasche Bier ist mir sowieso noch übrig geblieben."

KAPITEL 17

Ich arbeitete beinahe Tag und Nacht, um das verschluderte Anwesen auf Vordermann zu bringen. Isabella hatte mich zu ihrem Knecht gemacht, während sie die vornehme und edle Dame des Hauses spielte. Mit ihren geliebten Schützlingen, den pappigen und schleimigen Nacktschnecken, spazierte sie durch die luftigen Wälder um Fichtenau, nachdem sie kaltblütig den Tank unseres Wagens leergefahren hatte. Wenn ich mich abrackerte und schuftete, bis mein Kreuz lahm und meine Hände voller Wasserblasen waren, stakste sie leichtfüßig mit dem Rasenmäher auf dem Grundstück herum. Einmal lustwandelte sie gerade wieder mit demselben auf der Wiese, als ich sie deswegen ansprach.

„Siehst du, mit dem Handrasenmäher geht's doch auch ganz gut. Wozu diese sündteuren und lauten Höllenmaschinen, die nur eine Unmenge an Treibstoff schlucken?"

Isabella schlenderte weiter, ohne mich eines Blickes zu würdigen.
„Der billige Handrasenmäher mit dem Balkenmähwerk macht den schönsten Rasen, da kommen alle hochgelobten und technisch raffinierten Geräte nicht mehr mit." rief ich ihr zu.

Sie machte jetzt eine Kurve und bummelte wieder langsam zurück.
„Und so anstrengend ist das Rasenmähen mit der Hand schließlich auch wieder nicht." ergänzte ich, nachdem sie mir immer noch eine Antwort schuldig blieb.
„Wenn du jede Woche ein- bis zweimal mähst, wird das Gras nicht so lang. Dann ist das Mähen praktisch gar keine Arbeit mehr, und gleichzeitig ist der Rasenschnitt auch Dünger. Auf diese Weise spart man Kunstdünger."

Wieder schritt sie in einiger Entfernung an mir vorbei, so als ob ich gar nicht anwesend wäre.

„Verdammt noch mal, Isabella! Bist du taub?" schrie ich aufgebracht.

Jetzt endlich blickte sie belämmert in meine Richtung.

„Ist was?" rief sie so lautstark, als ob sie tatsächlich ihr Gehör verloren hätte.

„Ich sagte, das Rasenmähen ist trotz des mechanischen Mähers ein Kinderspiel."

Sie grinste, als ob ihr gerade eine Sicherung durchgebrannt wäre und promenierte weiter.

„Je öfter du mähst, desto kürzer ist natürlich der Rasenschnitt." rief ich ihr aufmunternd zu, als sie wieder an mir vorbeiflanierte.

Abermals erwiderte sie keinen Ton.

„Daß du ja nicht ein Wörtchen zuviel sagst! Mäh doch zu, mäh!" brüllte ich.

„Määäh?" blökte sie in meine Richtung.

„Wenn der Rasenschnitt kurz genug ist, kann er liegen bleiben und muß nicht mühselig zusammengerecht werden."

Keine Reaktion. Allmählich bekam ich eine Stinkwut! Da entdeckte ich erst den Stöpsel in ihrem Ohr und den Walkman, den sie in der Brusttasche ihres Overalls mit sich herumtrug wie ihre ausgeflippten Töchter und andere alberne Teenies. Mit meiner Geduld am Ende marschierte ich zu ihr, riß ihr den Knopf aus dem Ohr und schrie sie an: „Wieso stopfst du dir die Ohren zu? Sei froh, daß du fähig bist zu hören!"

„Ich habe gehört, Clemens. Aber ich habe Musik gehört, die ich mir selbst ausgesucht habe, und nicht das, was du mir zugedacht hast."

sagte sie ganz seelenruhig, preßte den Stöpsel wieder in ihr verkorkstes Ohr und tänzelte abgehoben weiter.

Isabellas Idee, den Garten in zwei Hälften zu teilen, war durchaus begrüßenswert und praktikabel, wenngleich das halbierte und streng abgegrenzte Areal kein Garant für ein harmonisches Miteinander war und statt dessen wieder allerlei neue Probleme aufwarf. Meine Hälfte sah ordentlich und diszipliniert aus, während in Isabellas Teil ein schweinisches Durcheinander herrschte. Wenn ich mir ihren Anteil betrachtete, hätte sich Isabella gut und gerne mit dem schmierigen Dreckspatz Horn verbünden können. Zusammen hätten die beiden sicherlich allem Unflat und aller Sudelei noch die Krone aufgesetzt. Bei mir war das jedenfalls ganz anders, denn im Garten herrschte auf meinem Teil die gleiche Zucht und Geradlinigkeit wie in meiner Praxis.

Strikt zog ich meinen Plan zur Schädlingsbekämpfung durch und ergriff drastische Maßnahmen in Bezug auf das ganze lästige Kleingetier. Ich ging massiv gegen die Schnecken vor und hatte für diese ungebetenen Gäste immer einen Sack voller „Rapid-Schneckenkorn" auf Lager. Die Weinbergschnecken waren besonders ungut, denn die schlampten sich auf meine Kosten durch die Natur und ließen dabei ihre Häuser stehen und liegen, wo und wie sie gerade Lust hatten. Mit großem und durchschlagendem Erfolg legte ich „Mäusetod und Raupenschreck" aus, was mir die gleichnamigen unliebsamen Gesellen vom Halse hielt. Gegen die Läuse spritzte ich energisch und reichlich mit „Krabbel-Ex", denn ich wollte und konnte nicht darauf warten, bis die Ameisen ihnen den Garaus machten. Letztere fand ich nämlich genauso störend wie ihre lausigen Opfer und legte deshalb für jene Gattung immer wieder eine Packung „Ameisen-Abschied" aus. Für die Kröten und Frösche gab es stets ein paar Flaschen „Amphibien-Morphin", während ich die flatternden Kreaturen, die ringsum alles unterschiedslos vollkoteten, mit einer gehörigen Dosis „Vogel-Finale" oder „Träller-Schluß" ins Jenseits beförderte. Was mit all diesen wirksamen Mittelchen nicht totzukriegen war, bekam einmal monatlich eine Ration meiner selbstgemischten Komplexmittel wie „Toxische Gartenparade", „Insektenhölle" oder dem sogenannten „Henkernektar" ab.

Obwohl das alles hervorragend funktionierte, gab es einen Wermutstropfen in diesem beinahe perfekten Giftszenario. Das ganze elende, kreuchende und fleuchende Viehzeugs, das in Isabellas Wirrnis Unterschlupf und Nahrung fand, wollte sich partout nicht an die vorgegebene Gartengrenze halten. Kaum hatte ich auf meinem Terrain für Sauberkeit gesorgt, da drängte sich die tierische Phalanx aus Isabellas Wuchervegetation auch schon zu mir herüber. Zwar wurden die Schnecken durch den gezogenen Graben aufgehalten und tummelten sich sozusagen noch genüßlich im Bierstübchen, ehe sie das Zeitliche segneten. Aber alles, was Flügel hatte, flog eiskalt oben drüber und scherte sich nicht im geringsten um die Trennungslinie. Die Schmetterlinge flatterten und flirrten herum, wie sie wollten, denn sie erhielten von Isabella Sonderrechte und jederzeit Asyl. Alle Falter hatte sie unter ihren besonderen Schutz gestellt, denn offenbar war ihr nicht bewußt, daß diese Tiere sich schon als Raupen durch den gesamten Garten gefressen hatten, ehe sie endlich ihre Flügel auspackten und das Fliegen lernten. Käfer, Regenwürmer und Tausendfüßler unterhöhlten frech den Grenzgraben, weil sie als Antialkoholiker anscheinend keinen lohnenden Zwischenaufenthalt im Bierstübchen für nötig befanden.

Isabella, die Patronin allen Ungeziefers, legte allergrößten Wert darauf, daß die Ökologie in ihrem Garten stimmte. Dieser Stimmigkeit wollte sie unter keinen Umständen durch eigene Arbeit nachhelfen,

weswegen sie den kompletten Garten sich selbst und somit seiner Verrottung und seinem Verderben überließ.
„Die Lebenskraft bringt das schon alles in Ordnung." oder „Es ist ein Blödsinn, in die Natur einzugreifen. Damit wird alles durcheinandergebracht und die Lebenskraft unterdrückt." palaverte sie daher.
Sie war auch noch stolz darauf, daß sich in ihrer Parzelle das überall unbeliebte und verfolgte Getier niedergelassen hatte. Unerklärlicherweise freute sie sich auch noch darüber, wenn sich Kröten, Mäuse, Insektenlarven und Heuschrecken lückenlos aufeinandertürmten, als müßten sie den Bremer Stadtmusikanten den Rang ablaufen. Die total chaotischen Zustände und der Schlendrian auf Isabellas Seite nötigten mich schließlich dazu, während Isabellas Abwesenheit wiederholt mit der „Toxischen Gartenparade" oder auch mit „Krabbel-Ex" auf die verbotene Seite hinüberzusprühen, wenn ich auf meiner Seite ein gesundes Gleichgewicht erhalten wollte.

Wie aus heiterem Himmel traf mich an einem rundherum häßlichen Morgen die unrühmliche Kunde, daß Isabella mit ihren Behandlungen zu teuer war. Was war denn jetzt wieder los? Zuerst rechnete sie Pfennigbeträge ab und jetzt plötzlich verlangte sie überhöhte Gebühren? Was half ihr der ganze Wucher, wenn die Leute nicht darauf eingingen? Wenn der Patientenzustrom nachließ, verdiente sie ja wieder nichts! Isabella fiel wie ein Pendel von einem Extrem ins andere. Gut, sie war eine Frau, der man aufgrund ihres ungünstigen Geschlechts vieles nachsehen konnte, aber mußte denn alles so eskalieren?
„Ich habe von deinem Nepp und deiner Ausbeuterei gehört, was mir äußerst unangenehm war. Du ruinierst auch meinen Ruf, nicht nur deinen eigenen." sprach ich sie beim darauffolgenden Mittagsmahl an.
„Wer behauptet denn so etwas?" fragte sie sichtlich entsetzt.
„Tja, die Leute reden eben." gab ich ihr zu bedenken.

„Und du glaubst alles, Clemens?" zweifelte sie.

„Was bleibt mir anderes übrig?"

„Typisch! Mir vertraust du nicht, aber irgendeinem dummen Gerede schenkst du sofort Glauben. Das ist wirklich mehr als traurig."

„Du sollst jetzt nicht in Betrübnis und Niedergeschlagenheit verfallen, sondern mir endlich Rede und Antwort stehen. Mein Ruf steht auf dem Spiel. Wir hatten doch vor nicht allzu langer Zeit das unerfreuliche Gespräch über deine lächerlich geringen Gebühren. Du erinnerst dich hoffentlich?"

„Hm."

Diesen widerwärtigen Brummlaut gab Isabella immer von sich, wenn ihr etwas nicht paßte.

„Und was hast du anschließend unternommen?" bohrte ich weiter, da sie durch und durch verstockt war.

„Danach habe ich so abgerechnet, wie wir beide es besprochen hatten. Übrigens verlange ich noch jetzt die gleichen Gebühren wie damals." brüstete sie sich voller Stolz.

„Dann rechnest du ja eher zuwenig ab!" rief ich entsetzt aus. „Wie kommt dann so ein rufschädigendes Gerede in Umlauf?" versuchte ich, endlich eine Information aus ihr herauszuquetschen.

„Ich weiß, daß meine Gebührenforderungen nicht gering sind, aber unter meinem Wert verkaufe ich mich nicht mehr. Es gibt natürlich Therapeuten, die für ihre Behandlung nur die Hälfte verlangen. Und die Patienten sehen nur diesen einen Betrag. Sie können vorher ja gar nicht wissen, daß solche Behandler oft Rezepte schreiben, für die man in der Apotheke das vier- bis fünffache des Behandlungsbetrages bezahlt. Letztlich kommt so eine Behandlung um einiges teurer als bei mir, denn ich verschreibe nur Einzelmittel, die finanziell überhaupt nicht ins Gewicht fallen."

„Dann solltest du diesen Umstand bekannt machen und von nun an deutlicher herauskehren, sonst rennen die Leute nur in die Falle der ganzen sogenannten Billigtherapeuten."
„Das ist aber nett von dir, daß du dich so darum sorgst, Clemens." wollte sie mich einseifen.
„Ich tue das nur für mich." wehrte ich sie ab, ehe sie auf die Idee kam, mir mit scheinheiligen und honigsüßen Worten wieder Geld aus der Tasche zu locken, wie sie das bisher immer wieder zur Genüge getan hatte.

„Was ich dir schon längst sagen wollte, Isabella, ihr Homöopathen habt ja unglaubliche Vorgehensweisen. Es ist schockierend, was mir wieder alles zu Ohren gekommen ist."
„Was mußt du auch jeden Pipifax glauben, der dir von irgendeinem dahergelaufenen Spinner zugetragen wird!"
Die Ausdrucksweise meiner Frau war unglaublich. Isabella zögerte nicht, einfältige Kinderlaute mit einem vulgären Ganovenjargon zu verquicken, und so zu tun, als bediene sie sich einer geachteten und ehrenhaften Hochsprache.
„Meine Information stammt aus erster Hand, nämlich von einem meiner Patienten." teilte ich ihr mit.
„Seit wann redet man mit der Hand?" versuchte sie zu scherzen, wonach mir jedoch seit langem nicht mehr zumute war.
„Dieser Patient war jahrelang bei einem Homöopathen und weiß bis heute nicht, welche Arzneimittel ihm verordnet wurden."
„Wenn er nie danach gefragt hat, selbst schuld!"
„Doch, das hat er. Aber der Homöopath hüllte sich diesbezüglich in Schweigen. Jener verordnete ihm bisher eine ganze Litanei an Arzneimitteln und sagte, solange er nicht das wirkliche Konstitutionsmittel des Patienten gefunden habe, gebe er nichts über die Behandlung preis."

Isabella lachte, als ob ich gerade den ulkigsten Witz zum besten gegeben hätte.

„Hast du mich überhaupt verstanden, Isabella?" fragte ich vorsichtshalber noch mal nach.

„Ich lache mich tot! Dieser Klamauk stammt aus deinen Reihen, Clemens. Da gibt es hochdotierte Ärzte, die sich selbst zum Homöopathen ernannt haben und die aus Angst und Unsicherheit niemals preisgeben, womit sie ihre Patienten behandeln. Sie therapieren ziemlich einfallslos, ungefähr so wie du mit deinen Computermitteln."

Sie machte eine kurze Pause und sah mich erwartungsvoll an. Ich aber räusperte mich nur und sagte zur Strafe gar nichts, worauf sie wieder in ihrem Redeschwall fortfuhr.

„Durch das Verheimlichen des verabreichten Arzneimittels ersparen sich solche Homöopathen natürlich eine Menge Ärger und Unannehmlichkeiten. Entstehen nämlich durch die Einnahme des Mittels beim Patienten irgendwelche eigenartigen Symptome, nämlich Prüfungssymptome, dann streiten diese Behandler jeglichen Zusammenhang mit ihrem Mittel ab. Der Patient kann ihnen ja in keiner Weise gefährlich werden, weil er von nichts weiß und sich keinen Reim darauf machen kann. Sollte ein Patient trotzdem unangenehm werden, dann betreiben diese Homöopathen eine Vogel-Strauß-Politik. Sie stecken ganz einfach ihr kluges Köpfchen in den Sand. Sie sagen nichts, hören nichts, sehen nichts, genau wie nach einer Impfung, die ihre Folgen zeigt."

„Isabella, du bist ja eine Nestbeschmutzerin!" rief ich aus, weil mich ihre Aggression entsetzte.

„Blödsinn! Glaubst du vielleicht, ich muß mit allem einverstanden sein, nur weil es sich fälschlicherweise Homöopathie nennt? Im

Grunde haben die erwähnten Therapeuten große Probleme mit ihrem Selbstwertgefühl. Sie haben Angst, nicht das Heilmittel zu finden, das einzig und allein wirklich homöopathisch ist. Deshalb halten sie ihren verabreichten potenzierten Arzneistoff lieber geheim. Auf diese Weise können sie sich in die Nebelschwaden ihrer Hexenküche hüllen. In ihrer tiefen Unsicherheit befürchten sie, sich eventuell einem Gespött auszusetzen und ihre Patienten zu verlieren, sobald sie das verabreichte Arzneimittel verraten. So binden sie natürlich den unmündigen Patienten an sich. Außerdem kostet die Therapie bei dieser eingebildeten Elite ein Schweinegeld, so daß der Patient trotz des ausbleibenden Behandlungserfolgs bei seinem angestammten Behandler bleiben muß, wenn er nicht woanders noch mal von vorne anfangen und wieder die aufwendigen Anamnesen bezahlen will. Und sollte tatsächlich das Heilmittel gefunden und der Patient gesünder werden, dann haben diese Homöopathen noch mehr Grund, alles geheimzuhalten. Durch ihre Geheimhaltetaktik behalten sie alle Fäden in der Hand, denn der Patient wird ehrfürchtig erzittern und denken, das war eine besondere Magie."

Ich konnte nur noch sagen: „Du bist so gemein, Isabella."
„Ich? Wieso denn ich?"
„Woher stammt denn dieses angebliche Wissen?" erkundigte ich mich.
„Auch ich habe Patienten aus diesen Reihen bekommen, Clemens."
„Und woher willst du wissen, daß diese Homöopathen einfallslos in ihrer Arzneimittelwahl sind, obwohl doch davon nie etwas nach außen dringt?"
„Weil es Patienten gibt, die eine solche Information vor Gericht erstreiten und natürlich ihr Recht bekommen."
„Es ist ein Wahnsinn, welch hintertriebene Patienten es gibt!" rief ich entrüstet aus.

„Es ist aber noch ein viel größerer Wahnsinn, welch skrupellose Ärzte es gibt!" gab Isabella sofort ihr überflüssiges Kontra. Sie mußte in letzter Zeit dauernd das letzte Wort haben, selbst wenn ihre Einwände noch so profan und nichtssagend waren.

Auch wenn es Isabella nicht paßte, wandte ich dennoch meine von ihr verpönte Computermethode bei der Auswahl von homöopathischen Arzneien an. Dazu benützte ich vorläufig noch ihren Computer, da derartige hohe Investitionen zunächst noch nicht von mir vorgesehen waren. Die solchermaßen durchgezogenen Behandlungen liefen wie am Schnürchen, denn noch schneller und effizienter als mit dieser Arbeitsmethode konnte man nicht zu einer Arzneimittelverordnung kommen. Dennoch zweifelte ich manchmal daran, ob diese durchschlagende Vorgehensweise auch die raffinierteste von allen war. Manchmal hatte ich den herrlichsten Erfolg, aber manchmal geschah gar nichts. Ich hatte das Gefühl, daß ich doch noch etwas schlagkräftiger arbeiten könnte. Aber gewußt, wie! Da flatterte mir unaufgefordert die Werbung für ein Komplexmittelseminar ins Haus. Und diesen Reibach wollte ich mir auf keinen Fall entgehen lassen.

Als Isabella davon erfuhr, reagierte sie angemessen, das heißt, sie schnappte förmlich über. Ich mußte mir die unmöglichsten Reden anhören, in die sie allem Anschein nach den ganzen Frust der letzten Jahre hineinpackte.
„Komplexmittel! Weißt du denn überhaupt, was das heißt?" fuhr sie mich rüpelhaft an.
„Ich nicht, aber du wirst es sicherlich wissen, meine Teuerste." sagte ich, wobei ich das letzte Wort genauso meinte, wie ich es sagte, denn Isabellas Verschwendungssucht kannte inzwischen keine Grenzen mehr.

„Ein Komplexmittel besteht aus mehreren potenzierten Arzneistoffen. Es ist eine willkürliche Mischung, die rein symptomatisch - , ach, was sage ich denn! ...die nicht einmal mehr symptomatisch, sondern nur noch für irgendeinen fiktiven Krankheitsbegriff eingesetzt wird."
„Aber ein Komplex ist doch die Verknüpfung von verschiedenen Teilen zu einem geschlossenen Ganzen!" widersprach ich ihr, da sich ihre Definition in meinen Ohren viel zu negativ anhörte.
„Ja, ganz richtig. Und dieses geschlossene Ganze ist eine einzige Katastrophe."
„Isabella, ich glaube, daß du selbst unter dem größten Komplex leidest. Deine Reaktionen sprechen Bände. Man braucht nur mit dem Finger zu schnippen und vielleicht noch ein Wörtchen dazu sagen, wie beispielsweise 'Impfung' oder etwa 'Antibiotika', dann ist der Teufel los. Gewisse Begriffe oder Wörter sind bei dir enorm stark affektbesetzt und lösen in dir Zwangsvorstellungen aus, was dich zu Fehlleistungen und sogar zu einer Art Unzurechnungsfähigkeit führt."
„Bla, bla, bla! Willst du mich jetzt in die geschlossene Abteilung bringen, oder was? Dann mußt du aber schnell machen, denn so ein Mord im Affekt ist schnell passiert. Und bei meiner Unzurechnungsfähigkeit lassen sich die Geschehnisse sowieso nur ganz schwer vorhersagen."
Der Blick oder die Wahrnehmung für ihre eigenen Schwächen fehlte Isabella gänzlich. Sie war kratzbürstig und unsachlich wie immer.

„Frau, du bist überhaupt nicht offen für etwas Neues. Alles, was über die Erbsünde und Hahnemann hinausgeht, lehnst du doch von vornherein komplett ab. Aus deinen Worten sprechen doch nur Haß, Neid und Eifersucht. Was ist übrigens so schlimm daran, daß ein Komplexmittel für einen Krankheitsbegriff eingesetzt wird?"

„Man bedient sich der potenzierten Arzneistoffe, aber ignoriert alle anderen wesentlichen Fakten und Aspekte, die in der Homöopathie wichtig sind."

„Na und? Was geht das dich an, wenn die anderen nur eine Teilhomöopathie betreiben?"

„Teilhomöopathie? So etwas existiert nicht. Du kaufst doch dein Brot auch nicht bei einem Teilbäcker, der gehört hat, daß Schwarzbrot, Hefezopf, Mandelkekse, Baumkuchen, Sahnetorte und Laugenbrezen zusammen besonders gut schmecken und wirksam gegen den Hunger sind. Nehmen wir an, daß dieser Teilbäcker sämtliche Zutaten der erwähnten Backwerke zu einer einzigen Teigmasse vermischt und so ein neues Komplexgebäck kreiert. Jetzt hat er gewissermaßen für jeden Geschmack etwas. Wem Baumkuchen nicht zusagt, dem wird vielleicht die Mandelkekskomponente schmecken. Wer keine Sahnetorte mag, soll sich am Schwarzbrotgeschmack gütlich tun. Und wer Hefezopf nicht ausstehen kann, der muß sich eben Mühe geben, daß er dem Laugenbrezenaroma etwas abgewinnen kann. Durch seine wundersame Gebäckmischung hat der fragwürdige Bäcker gewissermaßen für jeden Geschmack etwas. So glaubt er. Aber in Wirklichkeit sind in dieser unglückseligen Mischung keine sechs verschiedenen Geschmacksrichtungen mehr erkennbar. Jetzt haben wir ein völlig neues Aroma, einen komplett eigenen Geschmack, der jedem Kunden den Magen umdrehen dürfte. Aber immerhin hilft dieses neue Gebäck eindeutig gegen den Hunger. Es sei denn, die Kunden übergeben sich nach diesem zweifelhaften Genuß. Dann müssen die sich eben ein anderes Komplexgebäck aussuchen. Vielleicht versuchen sie es mal mit Erdbeer-Salz-Käse-Mohn-Streusel-Creme?"

„Hör auf, mir wird schlecht!" setzte ich ihrem Redeschwall immerhin ein vorläufiges Ende.

„Was meinst du, wie dir erst übel zumute wäre, wenn du die potenzierten Komplexmittel einnähmest." weissagte sie, ohne mit der Wimper zu zucken.
„Mit dir stimmt etwas nicht, Isabella!"
„Wieso? Dem Teilbäcker ist doch mit dieser Idee eine wunderbare Schöpfung gelungen." spottete sie nun.

Ich seufzte tief und streckte mich im Sessel. Mit Isabella war es hoffnungslos. Aber trotzdem konnte ich die Sache nicht einfach im Raum stehen lassen, und so griff ich das Gespräch erneut auf.
„Wir sind vom Thema abgekommen. Wo waren wir denn? Ach so, ja! Was kümmert es dich, wie und womit andere behandeln?"
„Es tut mir einfach weh, mit anzusehen, wie durch so eine Vorgehensweise die Menschen kaputtgemacht werden."
„Wieso denn? Die Komplexmittelbehandlung wird hochgeschätzt und gelobt."
„Ja, aber nur von denen, die lediglich ein Symptom verdrängen und dabei den Menschen als Ganzes immer kränker machen. Ein Komplexmittel hat doch überhaupt keine Grundlage. Die verschiedenen Einzelmittel, aus denen das Komplexmittel hergestellt wird, wurden durch Einnahme am gesunden Menschen geprüft. Aber keiner wagt es, die unerquickliche und unbekannte Mixtur der Komplexzauberlehrlinge zu prüfen.

Wenn ich zehn verschiedene Farben zusammenmische, habe ich anschließend nicht ein wenig Blau, ein bißchen Rot, ein Eckchen Gelb, ein Streifchen Grün und so weiter. Nein, ich bekomme durch das Zusammenmischen eine völlig neue Farbe! Welche? Das weiß vorher keine Mensch! Das müßte man erst ausprobieren, testen, prüfen. Manche der Farben harmonieren sehr schlecht miteinander und ergeben eine grauenvolle Mischung. Und so wie jede Farbe hat auch jedes der potenzierten Einzelmittel seinen eigenen unverkennbaren

Charakter. Aber keiner weiß, was eigentlich passiert, wenn man diese ganzen Charaktere untereinandermischt. Vielleicht widersprechen sie sich gegenseitig, vielleicht heben sie sich auf, vielleicht bekämpfen sie sich? Wer weiß?

Der Versuch, mehrere verschiedene Menschen unter einen Hut zu bekommen, ist nicht minder schwierig. Nimm ein Taxi und setze nur vier Leute rein, die du willkürlich irgendwo triffst! Der eine will nach Stockholm, der andere nach Rom, der nächste nach Moskau und der letzte will nach Lissabon. Weißt du, wie es dem Taxifahrer geht, wenn er vier verschiedene Anweisungen bekommt? Er gerät in Verwirrung und weiß nicht mehr, auf wen er hören soll und was er tun soll. Er kann versuchen, Ordnung in den Haufen zu bringen, die Leute zu beschwichtigen und zur Vernunft zu bringen. Aber wenn ihm in seinen Bemühungen kein Erfolg beschieden ist, bleibt er solange blockiert, bis er sie letztlich alle vier aus seinem Taxi schmeißt."

„Pa - " setzte ich an, wurde aber mitten im Wort von Isabella unterbrochen.
„Nein, nein und nochmals nein!" kreischte sie hysterisch, wie sie das in solchen Situationen rätselhafterweise immer öfter zu tun pflegte.
„Pa - use!" konnte ich endlich dazwischenrufen. „Was hat eigentlich der Taxifahrer mit der Homöopathie zu tun?" mußte ich der Vollständigkeit halber fragen, als Isabella endlich die geforderte Unterbrechung einlegte.
„Öh, öh." stammelte sie irgendwie konfus und blickte ins Leere.
„Deine Beispiele sind sehr obskur." knurrte ich unzufrieden.
„Du stellst so blöde Fragen, daß du mich ganz durcheinanderbringst, Clemens. Der Taxifahrer in meinem Beispiel ist natürlich der Patient, der das Komplexmittel eingenommen hat."

„Ich verstehe einfach nicht, wieso er die vier verschiedenen Fahrgäste überhaupt zusammensuchte und einsteigen ließ." grübelte ich.
„Er hat das nicht freiwillig getan. Man hat ihm die vier einfach reingewürgt, verstehst du. Den Patienten fragt ja schließlich auch keiner, ob er als Versuchsobjekt ein unbekanntes und unzuträgliches Arzneimittel einnehmen möchte. Dem Taxifahrer sagt man lediglich, er bekomme jetzt ein paar Fahrgäste. Im guten Glauben daran, daß er jetzt die unwiederbringliche Gelegenheit hat, ein bißchen Geld zu verdienen, nimmt er die Fuhre an. Erst als alle Fahrgäste im Wagen sitzen, tut sich urplötzlich das beinahe unlösbare Problem auf. Dem Patienten geht es genauso. In der Annahme, daß seine Beschwerden durch das Medikament geheilt werden, nimmt er letzteres vertrauensvoll ein. Und wenn er es schließlich geschluckt hat, beginnt seine Verwirrung oder seine Blockade."

„Hast du schon einmal ein Komplexmittel eingenommen?" fragte ich sie.
„Nein, wieso?"
„Du redest so neunmalklug, als ob du es ganz genau wüßtest."
„Ich habe darüber von Patienten erfahren, die eine solche Schlappe bereits hinter sich gebracht haben."
„Sie haben es also überlebt?" zog ich sie jetzt auf.
Ich merkte, wie sie wütend wurde und nach bitterbösen Worten suchte, die sie mir auftrumpfend entgegenschleudern konnte.
„Bist du Arzt geworden, damit die Patienten nach deiner Behandlung mit Ach und Krach dem Tode entrinnen, oder hattest du irgendwann einmal auch das Ideal, die Menschen tatsächlich von ihrer Krankheit zu heilen?"
Schlagfertig war sie ja, die Isabella, aber an ihrem tiefen inneren Komplex hatte sie ganz schön zu beißen.

KAPITEL 18

Wenn wir beide uns morgens an den Frühstückstisch setzten, waren die Kinder schon auf dem Weg zur Schule. Clemens war während des Frühstücks in seine Tageszeitung versunken und deswegen grundsätzlich nie ansprechbar, und so lief wenigstens diese eine Mahlzeit am Tage ruhig und stillschweigend ab. Mit der linken Hand blätterte er, mit der anderen machte er sich seine Brötchen zurecht, und sein Kopf hing zwischen den spektakulärsten Seiten. Im Grunde konnte er gar nicht sehen, was seine rechte Hand eigentlich tat. Gewohnheitsmäßig ging er einfach davon aus, daß alles immer am rechten Fleck stand. Einmal hatte ich ihn gefragt, ob er denn nicht lieber dorthin schauen wollte, wo er gerade so eifrig hantierte. Da meinte er, daß er seine Sehkraft nicht unnötig für etwas dermaßen Primitives beanspruchen wolle, was er ohne hinzuschauen genauso gut bewerkstelligen könne. Manchmal hätte ich gute Lust gehabt, die Butter gegen Streichkäse und das Marmeladenglas gegen einen Senftopf auszutauschen. Dann hätte er entweder einen Riesenrummel veranstaltet, oder er hätte frech behauptet, daß ihm die neue Variante sowieso wesentlich besser schmeckte als das ewige, alte Einerlei.

An einem Morgen war Clemens jedoch völlig anders als sonst, was ich mit sehr großer Skepsis aufnahm. Er begrüßte mich lächelnd mit einem überaus freundlichen „Guten Morgen", sah mich im Gegensatz zu sonst sogar einmal flüchtig an und legte höflich die Zeitung beiseite. Mir wurde leicht mulmig, denn das konnte kein besonders gutes Zeichen sein. Irgend etwas würde Clemens sicherlich im Schilde führen. Er mußte sogar bewußt die Zusammensetzung des Frühstücks registriert haben, denn er nahm sich entgegen seiner sonstigen Gewohnheit nicht Butter mit Marmelade, sondern Streichwurst und Radieschen. „Er wird sich doch nicht plötzlich ändern!" ging es mir durch den Kopf, aber dann belehrten mich seine folgenden Worte schnell eines anderen.

„Wie wollt ihr schlauen Homöopathen eigentlich einen Appendix, einen ...äh, Blinddarmdurchbruch operieren?" fragte er und setzte sich mit verschränkten Armen zurecht.
Schon alleine seine selbstgefällige, siegesgewisse Sitzhaltung verriet mir, daß er nicht mit einer Antwort rechnete, die zu seinen Ungunsten verlaufen könnte.
„Wir operieren keinen Blinddarm." antwortete ich kurz.
„Na so was! Warum denn nicht?"
„Dafür haben wir doch euch Schulmediziner!"
„Heißt das, ihr könnt so eine Operation tatsächlich zulassen, ohne daß euch der gute, alte Hahnemann nachts im Traum erscheint?"
„Es gibt durchaus Situationen, in denen wir machtlos sind, und wo die Chirurgie ein Segen ist." mußte ich in diesem Fall neidlos zugeben.

„Ei, ei! - Wo bleiben übrigens die Eier fürs Frühstück?"
„Wir haben keine. Der Eiermann kommt erst heute nachmittag."
„Du hast also kein Problem damit, daß du keinen Blinddarmdurchbruch behandeln oder operieren kannst?"
„Nein. Wir Homöopathen sind genauso wenig Götter wie ihr Schulmediziner." gab ich notgedrungen zu.
„Immer wenn es wirklich schwierig oder kompliziert wird, sind wir dran. Dann braucht ihr uns." brüstete er sich.
„Nicht immer. Nur manchmal. Wenn ihr Schulmediziner euch nur darauf konzentrieren wolltet, wo ihr wirklich gut seid und wo ihr den kranken Menschen helfen könnt, dann wäre alles in bester Ordnung. Aber ihr tut zuviel Unnützes und Schädliches und meint vor allen

Dingen, daß ihr alles im Griff habt. Dieser Wahn kostet viele Menschenleben. Wenn ihr doch endlich auch einmal lange und ausgiebig streiken würdet wie andere Berufsgruppen!"
„Was wäre dann?" fragte er verständnislos.
„Dann wären die Menschen viel gesünder."
„Eigentlich sollte ich jetzt Papperlapapp sagen, aber das lenkt vom eigentlichen Thema ab. Ihr Homöopathen laßt alle Menschen mit Blinddarmdurchbruch sterben und redet so respektlos über uns Schulmediziner daher."
„Ich will es mal ganz vorsichtig ausdrücken, Clemens. Eine sinnvoll eingesetzte und gut durchgeführte Chirurgie ist sicherlich auch soviel wert wie eine gute homöopathische Therapie."
„Mindestens! Aber eher mehr!" rief er.
„Übrigens lassen wir nicht einfach alle Menschen mit Blinddarmdurchbruch sterben."
„Was macht ihr denn dann, außer gescheit palavern?"
„Wenn ein Mensch vernünftig lebt und über längere Zeit in einer guten homöopathischen Konstitutionsbehandlung ist, befindet er sich auf einer gesundheitlichen Ebene, wo es keinen Blinddarmdurchbruch gibt."
„Das ist aber wacker dahergeredet!"
„Es kann wohl eine Blinddarmreizung geben, aber wenn diese rechtzeitig erkannt und richtig homöopathisch behandelt wird, kommt es nicht zum Durchbruch."
„Soll ich dir diesen Ausspruch widerlegen?" fragte er.
„Keine falsche Rücksicht! Nur zu!"
„Erst vor wenigen Wochen habe ich ein Mädchen mit Blinddarmdurchbruch in die Klinik eingewiesen, die zuvor von einem Homöopathen behandelt wurde. Was sagst du dazu?"
„Entweder haben die Eltern zu lange gewartet, oder der Homöopath hat den Zustand nicht eindeutig erkannt. Vielleicht liegt sogar eine Kombination von beidem vor. Es gibt auch Eltern, die ihren Kindern

selbst potenzierten Arzneistoff geben und auf diese Weise ungewollt den Zustand und die ursprüngliche Symptomatik verschleiern. Dann ist es für den Homöopathen sehr schwer zu erkennen, was sich darunter verbirgt."

„Gute Ausreden sind auch was wert!" seufzte er und ließ dann endlich von mir ab.

Was meine Praxistätigkeit anbelangte, so hatte ich in den letzten Monaten viele, ja sogar die meisten meiner Illusionen abbauen müssen. Zwar verrichtete ich meine Aufgabe immer noch mit großer Überzeugung, aber ich konnte nicht behaupten, daß ich einen schönen Beruf gewählt hatte und daß rundherum alles eitel Sonnenschein war.

Da gab es zum Beispiel die Mütter mit Kleinkindern, die zu mir in die Behandlung kamen, aber nebenbei ihren Nachwuchs auch noch selbst nach sogenannten homöopathischen Kochrezepten traktierten. Durch dieses unbesonnene Vorgehen unterbrachen oder störten sie häufig den Prozeß, den mein verabreichtes Arzneimittel in Gang gebracht hatte. Danach behaupteten sie zwar allesamt, daß es dem Kind nach ihrem Eingreifen deutlich besser ginge, was aber leider nur damit zu tun hatte, daß sie die Problematik und Symptomatik ihres Kindes nur vorübergehend verdrängt hatten. Kaum bekamen sie wieder ein Arzneimittel nach meiner Verschreibung, ging der ganze Klamauk wieder von vorne los. Das medikamentöse Eingreifen der Mütter sollte Geld einsparen helfen, bewirkte aber letztlich genau das Gegenteil, weil es die meisten Fälle nur unnötig verkomplizierte.

Das Ernüchterndste für mich war die Tatsache, daß sich die meisten Mütter zwar von mir beraten ließen, aber danach mit ihren Schützlingen zum Impfen gingen, weil ihre schulmedizinische Gläubigkeit einfach alles übertraf. Clemens rieb sich dabei natürlich die Hände und schürte fleißig die Ängste der verunsicherten Mütter, damit es ihnen ja nicht einfallen sollte, die Nachimpfungen zu versäumen.

Was ich mir etwas leichter vorgestellt hatte, waren die Akutfälle, die meine Präsenz auch in der Nacht forderten. Zwei- bis dreimal in der Woche wurde ich nachts aus dem Schlaf gerissen, weil man Handy läutete. In den meisten Fällen waren Kinder die Betroffenen, die an Mittelohrentzündungen, erstickendem Husten oder Bauchkrämpfen litten. Diese Behandlungen waren sinnvoll und wichtig, weshalb ich dafür meinen Schlaf zu opfern bereit war. Allerdings war ich danach jedesmal hellwach, so daß ich mich anschließend stundenlang im Bett wälzte und nicht mehr einschlafen konnte. Der jeweils darauffolgende Tag war ein kleines Desaster, weil ich hundemüde darauf wartete, bis der Tag endlich zur Neige ging.

Schließlich bekam ich immer mehr Patienten, die bei anderen Homöopathen ihre Behandlung abgebrochen hatten, und jetzt bei mir ihr Glück suchten. Was sich mir da offenbarte, war für mich oft so schockierend, daß ich nur mit Not und Mühe meine äußerliche Ruhe bewahren konnte. Es kostete mir große Überwindung, nicht etwa laut loszuschimpfen und aus lauter Entrüstung mit der Faust auf den Tisch zu schlagen.

Unter meinen Kollegen gab es die sogenannten Hochpotenzler, die die Patienten ausnahmslos mit ihren potenzierten Arzneistoffen unter Starkstrom setzten. Sie gaben beispielsweise dem Patienten am ersten Tag ein Arzneimittel in der Potenz von einer Million. Wenn sich aber in ihren Augen nichts tat, gaben sie am zweiten Tag schon ein ganz anderes Mittel in zehn Millionen. Weil sich aber am dritten Tag wiederum keine Wirkung erkennen ließ, zogen sie schließlich ein ganz neues Mittel aus dem Ärmel, das endlich seine hundert Millionen drauf hatte. Passierte dann immer noch nichts, griffen sie plötzlich zu den niedersten Potenzen, die sie dem Patienten täglich einhämmerten.

Ich fragte mich, welche Unsicherheit und Verwirrung hier vorherrschen mußte. Daß bei ihnen das magere Wissen offensichtlich durch die Stärke der Potenz ausgeglichen werden sollte, war für mich nicht schwer nachvollziehbar. Diese forschen Kollegen waren für mich Jäger, die mit Kanonen auf Spatzen schossen. Man konnte ihnen jedenfalls nicht vorwerfen, daß sie zu ängstlich und vorsichtig therapierten und sich nicht an die Sache heranwagten.

Nichts sprach gegen das Therapieren mit Hochpotenzen, wenn man ein entsprechendes Wissen mitbrachte und den Patienten gut beobachtete. Aber bei den mir vorgelegten Fällen fehlte es einfach an allem. Die Behandler überließen die Patienten vorwiegend sich selbst und gewährten ihnen weder eine sachgemäße Beratung, noch eine hilfreiche Begleitung. Im Gegenteil, nachdem sie den Patienten sozusagen am Starkstrom angeschlossen hatten, waren sie für seine Sorgen und Nöte einfach nicht mehr zuständig. Und wenn man sie endlich doch am Kragen zu fassen bekam, verkannten oder bestritten sie jeglichen Zusammenhang der Patientenproblematik mit ihrer verschriebenen Hochpotenz. Ich ärgerte mich so höllisch über dieses Vorgehen, daß ich nach den Sitzungen, in denen mir solche Nachrichten beschert wurden, wütend in den Boden stampfte, sobald ich allein war. Auch ich setzte gelegentlich eine Hochpotenz ein, wenn es die Umstände erforderten und die Sachlage klar war. Aber ich war mir dabei völlig dessen bewußt, daß ich nicht nur Zuckerstreusel verteilte, sondern eine hochaktive Droge, deren Wirkung ich auf lange Zeit am Patienten zu beobachten hatte.

Zu diesen unerfreulichen Fällen kamen natürlich noch diejenigen Patienten hinzu, die die Schulmedizin, im besonderen aber Clemens, auf dem Gewissen hatte. Er verschrieb den Patienten Medikamente, die morgens sein Herz-Kreislauf-System aufputschen sollten, während er für den Abend eine Medizin gab, die in die Gegenrichtung arbeiten und die Patienten wieder einschläfern sollte. Am Morgen waren diese Menschen selbstverständlich hundemüde und schlapp, weshalb sie wieder zu ihrem Aufputschmittel greifen mußten. So wurde ihr Organismus im schnellen Wechsel einmal stimuliert und einmal gedämpft, was ihnen nicht sonderlich gut bekam. Die Reihe solcher Freveltaten hätte sich beliebig fortsetzen lassen, wenn da nicht noch etwas anderes und viel Tiefgreifenderes gewesen wäre.

Clemens konnte es nicht lassen, unentwegt an die tiefsten Ängste der Patienten zu appellieren, um sie zu dankbaren Dauerpatienten zu machen. Aber dann ging er meines Erachtens doch viel zu weit, weshalb ich den Herrn Doktor zu einem Gespräch bitten mußte. Da er gerade beschäftigt war, ließ ich seiner Sprechstundenhilfe ausrichten, er möge mich eiligst in meinem Behandlungszimmer aufsuchen. Clemens kannte mich zu gut, als daß er die Dringlichkeit der Angelegenheit unterschätzt hätte, die ich ihm sehr deutlich und nachhaltig vermitteln ließ. Er mußte damit rechnen, daß ich sehr unangenehm werden konnte und womöglich während eines seiner Patientengespräche bei ihm hineinplatzte, wenn er meiner Aufforderung nicht schnell genug nachkam. So kam es, daß er wenige Minuten nach meiner Anweisung schon in meiner Tür stand, ziemlich verärgert natürlich.
„Bist du mein Chefarzt, oder was?" rüffelte er mich als erstes zur Begrüßung an.
Ich überging seine gehässige Bemerkung und begab mich gleich zum Kern der Sache: „Frau Schmiedinger war heute bei mir."
Clemens ließ den Türgriff erst gar nicht los und machte alle Anstalten, gleich wieder abzuhauen.

„Na und?" meinte er nur und sah sich dann reihum die Bilder an, die ich vor kurzem aufgehängt hatte. Immer noch von weitem, versteht sich, den Türgriff festhaltend, als ob er eine Stütze bräuchte.
„Weißt du überhaupt, wer das ist?" richtete ich jetzt meine Frage an ihn.
„Klar, die war ja erst vor einigen Tagen bei mir." gab er ganz sachlich zu.
„Und weißt du noch, was du ihr gesagt hast?" erkundigte ich mich.
„Sie muß sich operieren lassen."
„Aha, sie muß! Wer bestimmt denn eigentlich, was die Patienten müssen? Wieso könnt ihr niemals einem Patienten etwas nahelegen, ihm etwas anraten?"
„Wieso sprichst du schon wieder in der Mehrzahl? Ich bin eine einzelne Person. Ich habe nicht eine Anzahl von Körpern und auch nicht mehrere Köpfe, die irgendwo unkontrolliert aus mir herauswachsen. Oder siehst du was?"
Er blickte an sich herauf und herunter und drehte sich von allen Seiten vor mir herum.
„Laß den Käse!" schrie ich ihn an.
Jetzt kam er näher und stellte sich neben meinen Schreibtisch, vermutlich damit ich leiser reden und die Sprechstundenhilfe nichts hören konnte.
„Ist dir überhaupt schon jemals in den Sinn gekommen, daß du einen Patienten auch um etwas bitten könntest? Hast du jemals gesagt 'Darf ich Ihren Blutdruck messen?' oder 'Wenn Sie mir erlauben, würde ich Ihnen gerne eine Spritze geben'?"
„Tzzzzz! Lächerlich! Wo käme ich denn da hin, wenn ich für jeden Handgriff, den ich zu tun beabsichtige, erst ein Bittgesuch einreichen müßte?" entrüstete er sich. „Ich werde doch als Arzt am besten wissen, was für den Patienten gut ist!"
„Du hast nie gewußt, was für mich und die Kinder gut ist, also weißt du erst recht nicht, was für deine Patienten das Richtige ist. Hör

doch auf, dich so aufzuspielen, daß man den Eindruck bekommen könnte, der Körper der Patienten gehöre einzig und allein dem Arzt!"
„Wegen dieser Bagatelle holst du mich aus meiner Praxis?" fragte er ungläubig und wollte schon wieder gehen.
„Nein, deswegen natürlich nicht. Deine Art dich zu formulieren war für mich nur ein rotes Tuch, deshalb mußte ich gedanklich einen Abstecher machen. Du sagtest Frau Schmiedinger, daß sie dieses Jahr nicht überleben würde, falls sie sich nicht operieren ließe."

Ich sah ihn fragend an, obwohl ich mir ganz gut vorstellen konnte, wie Clemens sich wichtigtuerisch vor Frau Schmiedinger in die Brust geworfen hatte. Womöglich hatte er ihr sogar mit erhobenem Zeigefinger gedroht.
„Ja, das habe ich gesagt, weil es nämlich stimmt." äußerte er sich mit großer Bestimmtheit.
„Woher willst du denn das so genau wissen? Bist du Hellseher?" fragte ich hämisch.
„Es ist wissenschaftlich erwiesen, daß ein Mensch in dem Krebsstadium von Frau Schmiedinger nicht mehr länger leben kann als eben nur noch wenige Monate."
„Das kann ja alles ganz gut sein, Clemens. Aber woher willst du wissen, daß sie dieses Jahr überlebt, wenn sie sich operieren läßt?"
„Öh, öh."
„Nun?" fragte ich ungeduldig.
„Das sind ebenfalls wissenschaftliche Erfahrungswerte."
„Um wieviel länger lebt sie mit der Operation?" bohrte ich weiter.
„Das weiß ich doch nicht. Vielleicht zwei Jahre, vielleicht fünf. Auf alle Fälle aber länger als ohne Operation."

„Soll ich dir was sagen, Clemens? Diese wissenschaftliche Theorie ist Mist, großer Mist sogar. Man kann nämlich nicht ein und denselben Patienten operieren und gleichzeitig nicht operieren. Also hat man niemals einen Vergleich, wie es gewesen wäre, wenn! Oder wie es gewesen wäre, wenn nicht! Man kann nur hergehen und die Situation eines Patienten, der operiert wurde, mit der eines anderen vergleichen, der eben nicht operiert wurde. Das heißt doch gar nichts! Die Menschen sind nicht alle identisch! Der eine stirbt vielleicht, der andere lebt noch lange weiter. Patienten wie Frau Schmiedinger bringst du jedenfalls am ehesten ins Grab, wenn du ihnen so schonungslos die Fakten an den Kopf knallst. Die Frau hatte einen schweren psychischen Zusammenbruch."

„Wenn sie die Wahrheit nicht verträgt, dann ist sie reif für den Psychiater."

„Ja, jedem das seine! Frau Schmiedinger ab in die Psychiatrie! Und du, fahr zur Hölle, Clemens!"

Er stakste anschließend zwar nur in seine Praxis hinüber, aber das war für mich schon beinahe ein und dasselbe.

KAPITEL 19

Keine noch so heftige Kontroverse, kein noch so böser Streit und keine noch so ernstgemeinte Drohung konnte mich davon abhalten, das von mir schon sehnsüchtig erwartete Komplexmittelseminar am kommenden Wochenende zu besuchen. Wie immer blühte ich sofort auf, als ich mich unter meinesgleichen befand. Zu Hause unter dem Beschuß von Isabella war ich wie eine harte, verschlossene Rosenknospe, die hier unter dem weltmännischen, beflissenen und famosen Ärztekompositum wie ein Feuerwerkskörper aufsprang und sich im Nu als vollentwickelte duftende Edelrose zeigte.

Leider war es unmöglich, daß wir Männer irgendwo ganz ungestört unter uns bleiben konnten. Unvermeidlich wie immer nahmen auch eine ganze Menge Frauen am Seminar teil. Und wenn man den Frauen schon nicht verbieten konnte, Seminare und andere öffentliche Einrichtungen aufzusuchen, mußte man eben versuchen, ihrem Dasein das bestmögliche abzugewinnen. Obwohl die Frauen dieses Seminars aufgrund ihres unrühmlichen Geschlechts immer noch irgendwie halbseiden und unvollständig wirkten, waren sie dennoch von anderer Qualität und Güte, als ich das sonst im Alltag gewohnt war. Im Vergleich zu diesen prächtigen weiblichen Sonderausführungen erschien mir Isabella wie ein billiges Surrogat. Wie der minderwertige Pulverkaffee aus Getreide eben nur ein Ersatzmittel für den echten, köstlichen Bohnenkaffee ist, so stellte auch Isabella eben nur einen zwangsläufigen Behelf dar, den ich beizeiten gegen ein hochwertiges Original auszutauschen gedachte. Allerdings waren und blieben im Vergleich zu einem Mann sogar die kostbarsten Exemplare unter den Frauen bestenfalls nur Halbgötter, denen lediglich die Gunst gewährt war, sehnsüchtig und wehmütig zu uns Bevorzugten und qualitativ Unerreichbaren aufzublicken.

Mein linker Sitznachbar war eine Frau, die ich bisher zwar intuitiv wahrgenommen, aber noch keines einzigen Blickes gewürdigt hatte. Als ich dann während des Unterrichts nach vorne zum Dozenten sah, wurde meine Aufmerksamkeit auf der linken Seite stets durch eine Reihe von leuchtenden Kirschtomaten abgelenkt, die sich grell von der Schreibfläche abhoben. Jeder Versuch, mich voll und ganz auf die Worte des Vortragenden zu konzentrieren, schlug deshalb zunächst fehl. So gab ich dem inneren Drang nach, meinen Blick kurz hinüberstreifen zu lassen, um endlich wieder meine innere Ruhe zu finden. Die Kirschtomaten waren überdimensionale tomatenrot lakkierte Fingernägel. Jetzt war es mit meiner Ruhe endgültig vorbei. In der Folge mußte ich immer und immer wieder kurz hinübersehen, um alle Einzelheiten an dieser Frauensperson wahrzunehmen. In ihrem tizianroten, aufgetürmten Haar saß eine bordeauxrote Spange, die den ganzen Wirrwarr zusammenhielt. Sie trug ein fuchsrotes Kleid mit korallenroten Tupfen, das von einem mohnroten Gürtel gerafft wurde. Auf ihren Wangen lag ein Hauch pfirsichrotes Rouge, während die Lippen flammenrot hervorstachen. Bei solchen Frauen sah ich nur noch rot!

Wie konnte man sich nur dermaßen geschmacklos kleiden und schminken! Eine solch grauenvolle Zusammenstellung hätte ich nicht einmal einer Vogelscheuche im Krautacker zugemutet. Keine wirkliche Dame würde in dieser Aufmachung unter die Leute gehen. Diese Frau war nicht salonfähig und gehörte nicht hierher. Sie hatte nicht nur etwas Anrüchiges und Liederliches an sich, sondern etwas Zuchtloses und Obszönes. Es war bezeichnend für diese Art von Frauen, daß sie außen herum viel lächerlichen Klimbim und unnützes Drum und Dran trugen, aber daß es inwendig in ihren Köpfen an dem Einfachsten fehlte. Manchmal waren sie zu dumm, um Piep zu sagen. Und selbst wenn sie das gekonnt hätten, würde ich mich fragen, welchen Zweck sie damit verfolgten. Ich hätte nur allzu gerne gewußt, wie man eigentlich zu heißen pflegte, wenn man so verdorben aussah. Leider blieb mir von meiner Position aus der Blick auf das Namensschild meiner Sitznachbarin verwehrt, und so mußte ich vorerst noch meine Phantasie spielen lassen, wie dieses Schreckgespenst wohl genannt würde.

Als die nächste Pause begann, stand sie auf und ging an die Kaffeetheke. Mit einer Tasse in der Hand schlenderte sie zurück, was mich flugs veranlaßte, jetzt wie zufällig in die Gegenrichtung zu spazieren. Mit großer Überwindung lächelte ich sie gezwungenermaßen an und erheischte im Vorübergehen den Blick auf ihren Namen: Clementine Hofmann. Ich spürte, wie mir die Knie durchsackten und wie ein unheilvolles Dröhnen in meinen Ohren begann. Mit einer Hand stützte ich mich an der Wand ab, dann versuchte ich ganz langsam, den nächsten freien Stuhl zu erreichen. Der abgekupferte Name Clementine Hofmann war eine miserable und mißlungene Kopie von Clemens Hofmann.

„Ist dir nicht gut, Kleiner?" fragte mich eine ordinäre, verruchte weibliche Stimme.

Beim Hochsehen stand alles in Flammen. Rot, rot, rot!

„Hier trink den Kaffee, Schätzchen! Er ist ganz frisch. Ich hole mir einen neuen." sagte sie so intim, als ob wir schon zusammen im Sandkasten gespielt hätten. Gleichzeitig schob sie mir aufdringlich die Tasse mit dem dampfenden Inhalt hin. So kam ich mit Clementine Hofmann ins Gespräch, in dessen Verlauf ich feststellen mußte, daß sie eine sehr hübsche, attraktive und überaus gebildete Frau war. Hätte sie auch noch das Temperament von Donata, unserer ehemaligen Putzfrau, gehabt, dann wäre ich durch nichts und niemanden mehr zu halten gewesen. Clementine war Dermatologin, also stimmte zwischen uns beiden wenigstens das gesellschaftliche Niveau, wenn schon an dem starken Gefälle zwischen unseren qualitativ unterschiedlichen Geschlechtern nichts zu machen war.

Der hervorragende Dozent des Seminars war Doktor Frankenstein, eine Koryphäe der homöopathischen Szene, der sich durch außergewöhnliche, wissenschaftlich belegbare Heilungsfälle aus der Masse der unbedeutenden und leicht verzichtbaren Therapeuten hervorhob. Für Uneingeweihte mochte sich sein Name vielleicht zweifelhaft, kompromittierend oder sonstwie verdächtig anhören, aber es zählt ja sogar noch heute zu den dümmsten Vorurteilen in der Menschheitsgeschichte, daß ein gewisser Frankenstein als Monster sein Unwesen trieb. In Wirklichkeit, beziehungsweise in der Wirklichkeit jenes einschlägigen literarischen Werks, war Frankenstein ein dynamischer, hochbegabter Student der Naturwissenschaften, der in seinen gewagten Experimenten einen gruseligen Kunstmenschen erschaffen hat. Soviel zur Ausräumung gewisser Vorurteile gegenüber unserem genialen Doktor Frankenstein aus dem Komplexmittelseminar.

Doktor Frankenstein zeigte uns in frappierender, ja beinahe umwerfender Art und Weise, wie einfach der Umgang und die Behandlung mit potenzierten Mitteln war. Er lehrte uns primär, daß Männer, Frauen und Kinder aufgrund ihrer körperlichen und seelischen Beschaffenheit nur insgesamt sechs unterschiedlichen Konstitutionstypen angehörten.

Die Männer unterteilte er generell in zwei Typen, wovon der erste Typus den Tatkräftigen, aktiv im Leben Stehenden ausmachte, und der zweite zu der Sorte der unauffälligen Menschen gehörte, die sang- und klanglos in der Gesellschaft untertauchten. Dem quirligen, fähigen Mann ordnete er das Arzneimittel Nux vomica zu, dem einfachen, gemeinen Mann verordnete er das Mittel Lycopodium.

Die Frauen unterschied er ähnlich, nämlich einerseits in den aktiven und zum Aufbau der Gesellschaft beitragenden Typus, und andererseits in den passiven, unselbständigen und mütterlichen Schlag. Den unternehmenden, regsamen Frauen verabreichte er Sepia und ihren hilflosen und willensschwachen Geschlechtsgenossinen verschrieb er Pulsatilla. Die lebendigen, spritzigen Kinder waren Sulfur-Typen, während die trägen und schwerfälligen unter ihnen ein unverkennbares Calcium-Gepräge zeigten.

Damit wir uns alle von der Wirksamkeit dieser durchschlagenden Konstitutionsbehandlung überzeugen konnten, bot uns Doktor Frankenstein an, gleich die entsprechenden Arzneimittel bei ihm am Pult abzuholen und sofort einzunehmen. Selbstverständlich bot er uns Männern nur Nux vomica an und für die Frauen hielt er klugerweise nur Sepia bereit. Wenn wir zur passiven Gruppe gehörten, so meinte Doktor Frankenstein, wären wir jetzt bestimmt nicht in diesem fordernden Seminar anwesend, sondern würden interesselos zu Hause vor dem Fernseher liegen. Wo er recht hatte, hatte er nun mal recht! Trotzdem war die Neugier auf die angepriesenen Arzneimittel unter den Seminarteilnehmern auffallend gering, denn es waren nur einzelne, die sich zu dem Wagnis aufrafften und sich bei Doktor Frankenstein die Kügelchen abholten. Auch mir stand überhaupt nicht der Sinn danach, mir dieses fragwürdige und schauderhafte Zeug einzuverleiben. Ich hatte ja schließlich mitbekommen, welche nachteiligen Auswirkungen die Einnahme von Pygmälium damals nach sich zog.

„Sonst niemand mehr?" fragte Doktor Frankenstein und blickte ungläubig in die Runde.

Die meisten schauten jetzt verlegen zum Fenster hinaus oder starrten wie hypnotisiert hinunter auf ihre Schuhspitzen. Manche räusperten, schneuzten oder husteten, um das unangenehme Schweigen zu brechen. Ich bekam plötzlich unstillbaren Durst und beugte mich tief hinunter zu meinem Aktenkoffer, wo ich mir umständlich und ganz langsam ein Mineralwasser heraushangelte, so daß ich nunmehr weder für die Teilnehmer noch für den Dozenten an der Oberfläche sichtbar war. Während dieser endlos erscheinenden Zeitspanne, die ich dort unten verweilte, sah ich auch die Beine meiner Nachbarin. Diese waren ganz passabel geformt und machten keinen schlechten Eindruck, wenn da nicht die ziegelroten Strümpfe und die orangeroten Schuhe gewesen wären. Wie bei allen anderen Frauen auch, hätte es vollauf genügt, wenn ihr Körper an der Hüfte aufgehört und dort das endgültige obere Ende gebildet hätte. Mit dieser Variante eines Torsos wäre allen besser gedient gewesen. Denn was sich nach oben hin noch anschloß, war ja nur unnötiger Ballast, überflüssiges Gerümpel und inhaltloser Zierrat. Schließlich nützte es keinem, wenn die Frauen ihren Kopf nur leer spazierentrugen.

„In diesem Fall", so hörte ich zu meiner Erlösung endlich Doktor Frankenstein die Stimme erheben, „liegen die Fakten etwas anders als zuvor vermutet. Wer jetzt zögert, sein aktives Nux vomica oder aktives Sepia einzunehmen, gehört automatisch zur Gegenseite, also zur passiven Gruppe. Aber das ist ja nicht weiter schlimm. Wichtig ist, daß Sie selbst damit klar kommen, sehr verehrte Kolleginnen und Kollegen. Es steht mir nicht zu, darüber zu werten." hörte ich ihn über die Köpfe der Zuhörer hinweg sagen.

Ja, und dann geschah etwas Unglaubliches! Alle Teilnehmer bewegten sich im Gänsemarsch nach vorne zu Doktor Frankenstein, um sich das aktive Konstitutionsmittel geben zu lassen. Sogar ich ließ die Wasserflasche los, kroch unter meinem Schreibpult hervor und reihte mich in die Warteschlange ein, die jetzt ziemlich ungestüm und erwartungsvoll nach vorne drängte. Doktor Frankenstein, der dem Vernehmen nach unter seinen Patienten richtige Heilungswellen auszulösen vermochte, verabreichte die patenten und potenten Kügelchen, ähnlich wie ein Priester die Hostien in der Kirche verteilt. Auch für die Angehörigen und Familienmitglieder durften wir das mutmaßliche Konstitutionsmittel, das immer nur prodosi zugeteilt wurde, mit nach Hause nehmen. Da ich überhaupt keine Zweifel hatte, was Isabella und die Kinder benötigten, ließ ich mir die entsprechenden Mittel aushändigen. Isabella würde natürlich Pulsatilla bekommen, während die Kinder dringend Calcium brauchten, damit sie sich endlich einmal an der Hausarbeit besser beteiligten.

Während des ganzen Seminars war die bildhübsche rothaarige Kokette nicht mehr von meiner Seite wegzudenken. Je länger ich mit ihr zusammen war, desto anziehender und reizvoller empfand ich sie. Sie war eine äußerst anregende und unterhaltsame Gesprächspartnerin, der es nicht an Charme und Witz fehlte. In ihrer bezaubernden Gegenwart erkannte ich mich selbst nicht wieder, denn ich schäkerte fröhlich und ausgelassen in den Pausen mit ihr und lud sie schließlich zum Abendessen in ein nahegelegenes Sterne-Restaurant ein.

Clementine sprühte vor Lebenslust und Sinnlichkeit, so daß mich ihre prickelnde Nähe total verwandelte. Ganz gegen meine Gewohnheit rauchte ich Zigarren, erzählte schlüpfrige Witze und trank mit ihr Bier, Wein und Cognac bis spät in die Nacht. Clementines hemmungsloses Verhalten brachte mich gehörig in Schwung, so daß ich mich mit ihr tierisch amüsierte. Wir waren so übermütig und aufgezogen, daß wir im Laufe dieses feuchtfröhlichen Abends den tiefsten Neid der anderen Gäste weckten, die uns immer ärgerlicher und eifersüchtiger begafften. Manche Männer bekamen richtige Stielaugen, mit deren Hilfe sie wie nichtgeladene Zaungäste an den sündhaften Rundungen meiner heißbegehrten Begleiterin entlangglitten. Um gegenüber der ganzen lauernden und gierigen Männermeute die Besitzverhältnisse von vornherein klar abzustecken, betatschte ich zwischendurch immer wieder die pikanteren Körperteile Clementines, oder ich zog mir gleich die ganze Frau auf meinen Schoß herüber. Dadurch schürte ich natürlich die Mißgunst und die zerfressende Eifersucht meiner Nebenbuhler noch mehr, so daß sie mittlerweile alle wie gebannt zu uns herüberstarrten. Aber nicht nur die Männer, auch die Frauen waren anscheinend mittlerweile auf den Geschmack gekommen. Nachdem sie irgendwann auf mich aufmerksam geworden waren, warfen sie mir unentwegt sehnsüchtige und schmachtende Blicke zu. Es war ihnen wohl klar geworden, welche sterilen Eisblöcke sie allesamt an ihren Tischen sitzen hatten, während ich dagegen wie glühende Lava auf meine Begleiterin einwirkte und unaufhaltsam deren Leidenschaft entfachte.

Auch Clementine ließ nichts anbrennen und arbeitete ziemlich direkt und unverblümt auf ihr Ziel hin. Wäre Isabella jemals so vorgegangen, dann hätte ich ihrem Treiben schnell Einhalt geboten. Aber bei Clementine empfand ich alles auf eine angenehme Art besonders erotisch und aufreizend. Durch meine ungeahnte sprühende Feurigkeit wurde auch Clementines Temperament immer glühender und leidenschaftlicher, so daß sie mich schließlich wie heruntergerissen an Donata erinnerte. Je hemmungsloser und unsittlicher sie sich mir näherte, desto ekstatischer begann ich mich zu fühlen.

Als wir noch meilenweit davon entfernt waren, an Aufbruch zu denken und diesen herrlichen Abend abzuschließen, trat eine unerwartete und plötzliche Wende ein. Aufgrund des spürbaren Neides, der bestialischen Eifersucht und der zunehmenden Gier der anwesenden Gäste befürchtete der Geschäftsführer des Nobelrestaurants offensichtlich das Schlimmste. Deshalb ließ er uns völlig überraschend und abrupt durch eine Polizeistreife abholen und vermutlich zu unserer eigenen Sicherheit vorzeitig ins Hotel zurückgeleiten. Clementine hatte mich dermaßen betört und verzückt, daß ich nicht umhin konnte, sie an diesem jäh unterbrochenen Abend zusammen mit zwei Flaschen Champagner mit in mein Zimmer und in mein Bett zu nehmen. Nach all den faden und trostlosen Nächten an Isabellas Seite war ich total überrascht, wie haltlos und begehrlich ich sein konnte, wenn ich nur gebührlich animiert wurde.

Am nächsten Morgen war ich schrecklich verkatert und hatte das Gefühl, daß mein Schädel mindestens fünfmal so groß war wie sonst. Bei dieser Gelegenheit fiel mir die Parallele zu jenem abartigen Pygmälium ein, und da wurde mir schlagartig bewußt, daß ich ja Nux vomica, ein hochpotenziertes Arzneimittel, eingenommen hatte. Aber ich wollte mich nicht mit negativen Gedanken belasten und machte statt dessen Pläne, wie herrlich es wäre, die verführerische Clementine im zukünftigen Alltag als Geliebte zu behalten. Isabella hatte ich gedanklich schon lange ausgemustert, denn die konnte mein Blut höchstens durch Zank und Streit in Wallung bringen. So einen Hochofen wie Clementine konnte ich gut gebrauchen, da würde mein Leben endlich wieder Pep bekommen. Sie hatte meine natürlichen Neigungen erkannt und mir so richtig Appetit gemacht. Vor meinem geistigen Auge sah ich mich zukünftig nur noch als lebenshungrigen, gierigen Lüstling neben dieser wunderbaren, sinnlichen Frau, rauchend und champagnertrinkend in roten Laken räkeln.

Aber Clementine brüskierte mich schonungslos. So heißblütig sie in der Nacht gewesen war, so kaltschnäuzig war sie am Morgen. Während sie vom Bett aus mit ihren zarten, schlanken Füßen nach ihren hochhackigen Pantoletten angelte, sagte sie mit ihrer überaus rauchigen und sinnlichen Stimme: „Daraus wird nichts, mein Süßer. Die

Nacht war zwar ganz nett, aber das Prickelnde daran war ja, daß wir uns heute wieder trennen."

Ich war wie vor den Kopf gestoßen. Das war wie eine eiskalte Dusche. 'Ganz nett' nannte sie diese haltlose Begeisterung, diese Eskalation der Leidenschaften, diese Feuersbrunst der Begierde, diese Eruption der geballten Lüste. All das, was mir beinahe den Verstand geraubt hätte, war für diese Person einfach nur 'ganz nett'.

„Heißt das, du willst mich nicht mehr wiedersehen?" fragte ich enttäuscht.

„Keine Angst, Sonnyboy. Ich melde mich, sobald ich Lust habe. Aber nicht heute und nicht morgen. Ich brauche jetzt erst wieder Abstand, dann sehen wir weiter."

Im Augenblick hatte ich große Schwierigkeiten, die Realität richtig zu erkennen. Ich vermochte nicht zu unterscheiden, ob ich ein besonders ausgekochtes Luder und durchtriebenes Biest vor mir hatte, oder ob ich einfach nur ein vernarrter, liebestoller Trottel war.

Am zweiten Tag gab uns Doktor Frankenstein zu seiner relativ einfach zu handhabenden Anleitung einen weiteren Kniff bekannt, wie man schnell und gut therapieren konnte. Er löste die Potenzfrage, die anscheinend die Köpfe aller Homöopathen stark beschäftigte, auf eine ganz schlichte Weise. Für die normale Konstitution, also für den Standard, nahm er eine 10.000, während er uns für die Superkonstitution eine 100.000 empfahl. Das war wie beim Auto, wo die schlichten, primitiven Fahrzeuge Normalbenzin benötigten, während für die gehobenere Wagenklasse Super getankt werden mußte.

Ich fragte Doktor Frankenstein, ob es auch sogenannte Diesel-Patienten gab. Da zuckte er entsetzt zusammen, und seine Augen weiteten sich wie durch Schreck. Dann machte er mit den Händen eine abwehrende Geste und erteilte uns eindringlich den wertvollen

Ratschlag: „Von denen lassen Sie lieber die Finger! Nichts wie ab, ins Krankenhaus!"
Mein findiger Sitznachbar zur rechten raunte mir daraufhin folgerichtig zu: „Aha! Dann muß ein Turbo-Diesel sicherlich mit dem Hubschrauber in die Notaufnahme geflogen werden."
Zum Zeichen der Übereinstimmung nickte ich ihm anerkennend zu und machte mir eilig entsprechende Notizen.

Vorsichtshalber fragte ich zur Vergewisserung noch einmal nach, ob ich alles richtig aufgenommen hatte.
„Aktiver Mann mit Energieladung - Nux vomica 100.000; passive Frau ohne Pep - Pulsatilla 10.000?"
„Ganz ausgezeichnet!" lobte Doktor Frankenstein.

Und dann kam erst der richtige Knüller. Doktor Frankenstein lehrte uns, nicht nur das erwähnte Konstitutionsmittel anzuwenden, sondern zusätzlich für sämtliche Beschwerden, die der Alltag zu bieten hatte, ein bestimmtes Komplexmittel zu verabreichen. Letzteres nannte sich bezeichnenderweise Dynamex und sollte dem Patienten dreimal täglich gegen alle möglichen Wehwehchen gegeben werden. Das war die ganze Hexerei!

Die gelehrten Regeln waren bei weitem noch einfacher als das Jodel-Diplom von Loriot und machten sogar den Computer überflüssig. Wie war ich froh, daß ich mir die ganze Hard- und Software nur vorübergehend von Isabella ausgeliehen und noch nicht selbst gekauft hatte! Diese Investition wäre wieder eine ganze Menge hinausgeschmissenes Geld gewesen!

KAPITEL 20

Nachdem Clemens am Freitag nachmittag zu seinem Komplexmittelseminar nach Norddeutschland gefahren war, herrschte zu Hause himmlischer Friede. Die Kinder waren viel fröhlicher und freuten sich ganz besonders darauf, über Nacht einige ihrer Freundinnen einzuladen. Ich wollte mit ihnen zusammen Würstchen grillen und Lampions anzünden. Außerdem hatte ich ihnen erlaubt, zusammen mit ihren Gästen im frisch renovierten Gartenhäuschen zu übernachten. Das alles war für sie natürlich ungeheuer spannend und aufregend, so daß sie schon seit Tagen erwartungsfroh auf diesen Nachmittag hingefiebert hatten. Wir hatten diese Pläne vor Clemens geheim gehalten, da er ansonsten wieder mit allerhand unnützen und hinderlichen Einwänden das ganze Vorhaben blockiert hätte.

Es war wie in einem schönen Traum, Clemens für zweieinhalb Tage in der Ferne zu wissen. Niemand würde mich kritisieren, kommandieren oder arrogant behandeln. Niemand würde mir vorrechnen, wieviel dies oder jenes schon wieder gekostet hatte. Ich konnte reden, wie mir der Schnabel gewachsen war, und ich konnte ohne irgendeinen abfälligen Kommentar essen und trinken, was mir schmeckte. Ich brauchte keine Rechenschaft darüber abzulegen, wann ich morgens aufstand, wann ich die Kinder abends zu Bett schickte oder wie ich zwischendrin meinen Tag gestaltete. Kein Mensch interessierte sich dafür, mit wem ich wann innerhalb welcher Gebührenzone telefonierte und über welches Thema wir uns unterhielten.

Es kam mir so vor, als ob Clemens sich immer mehr und immer rasanter zu seinem eigenen Nachteil entwickelte. Er war in den letzten

Monaten noch härter, noch starrer und noch unzugänglicher geworden. Seine Verknöcherung nahm sichtlich zu, so daß er diese nicht nur seinem Wesen nach zeigte, sondern auch körperlich ausdrückte. Er erschien mir nicht nur mager, sondern bekam langsam einen Gesichtsausdruck, der mich erschreckte. Zwar hatte er noch nie volle Lippen gehabt, aber jetzt waren diese so schmal wie ein Bindfaden. Sein Mund wurde aber nicht nur schmaler, sondern nahm auch von der Längenausdehnung her deutlich ab. Vielleicht hing die Verkleinerung dieses sichtbaren Körperteils mit seinem übertriebenem Geiz zusammen. So konnte ich nur für ihn hoffen, daß sich nicht auch noch andere, nicht auf den ersten Blick sichtbare Organe unaufhaltsam verkleinerten und schrumpften.

Clemens' Anwesenheit war in letzter Zeit für mich vermehrt zu einer starken Belastung geworden. Seine Nähe war mir unangenehm, ja teilweise schon unerträglich. Er zeigte zunehmend eine negative Ausstrahlung, die ich mir nicht recht erklären konnte. Vielleicht lag es daran, daß umgekehrt auch er meine ständige Anwesenheit nicht akzeptieren konnte und lieber ganz alleine gewesen wäre. Jedenfalls stand seine Unnahbarkeit wie eine Mauer zwischen uns, auch wenn ich mir immer wieder vornahm, ihm offener zu begegnen und liebevoller zu sein.

All die guten Vorsätze kippten um, sobald ich in seine unheilvolle Nähe kam. Seine Schwingungen empfand ich so, als ob ich in einen eiskalten Strudel gezogen wurde, der mich sofort wieder mit einem kräftigen Rückstoß hinauskatapultierte. Außerdem erweckte es in mir heftigen Widerstand, nachts neben ihm im Bett zu liegen und ihn in die Stille hinein atmen zu hören. Unbeweglich wie ein Stock lag er in seiner Hälfte des Bettes, als ob er in einem Sarg aufgebahrt wäre. Bei meinem nächtlichen Erwachen war ich hin- und hergerissen und wußte oft wirklich nicht mehr, ob ich seine gleichmäßigen tiefen

Atemzüge begrüßen sollte, oder ob ich eher einen Atemstillstand bevorzugte. Hörte ich ihn nicht atmen, liefen mir unheimliche, kalte Schauer über den Rücken. Setzte dagegen seine Atmung ein, spürte ich ebenfalls ein Gruseln und Frösteln, das sogar noch stärker war als bei der ersten Version. Ehrlich gesagt, wußte ich nicht, ob es schlimmer war, neben dem toten oder neben dem lebenden Clemens zu liegen.

Als ich die erste Nacht in unserem Schlafzimmer ohne Clemens' Atemzüge verbrachte, wurde mir sonnenklar, daß ich diesen unerträglichen Dauerzustand ab sofort ändern mußte. Nach Clemens' Rückkehr würde ich es keine einzige Nacht mehr neben ihm aushalten. Hierbei kam mir die Tatsache gelegen, daß inzwischen weitere Zimmer in unserem Haus renoviert worden waren. Gleich am Samstag morgen packte ich meine Matratze und legte sie in eines der frisch getünchten und gesäuberten Zimmer. Es fehlte zwar gänzlich an anderem Mobiliar, aber das stellte kein wirkliches Problem für mich dar. Lieber ein kahles, nüchternes Zimmer als einen nüchternen, kalten Mann!

Eigentlich war mir jede Motivation und jeglicher Sinn abhanden gekommen, mit Clemens ernsthaft über Medizin zu diskutieren oder zu streiten. Anfangs war ich immer noch zuversichtlich gewesen, ihn mit meiner starken Überzeugung zum Nachdenken oder vielleicht sogar zum Umdenken bewegen zu können. Aber diesen Optimismus hatte ich mittlerweile zusammen mit vielen anderen Hoffnungen und Wünschen für immer begraben. Ich konnte und wollte zwar nicht alles hingehen lassen, was Clemens in seiner Verbohrtheit erdachte, ersann und tat, aber meine Widerspenstigkeit war nur noch ein leeres Aufbäumen, ein eingefahrenes Spiel, eine Auflehnung aus purer Gewohnheit. Dahinter verbarg sich keine echte Widerstandskämpferin, keine Rebellin mehr. Ich wußte, daß ich unangefochten den von mir eingeschlagenen Weg weiterverfolgen würde, unabhängig von Clemens' Akzeptanz. Und ich hatte es im Herzen schon aufgegeben, ihn von meiner Richtung überzeugen zu wollen, auch wenn es nach außen hin oft einen anderen Anschein erweckte.

Seit ich selbst immer mehr praktizierte, konnte ich immer weniger verstehen, wie man als Mediziner so blind sein konnte, wie Clemens es war. Tagtäglich wurde ich mit der Realität der Krankheit konfrontiert und beobachtete, was sich in den einzelnen Organismen abspielte. Meine Wahrnehmungen und Beobachtungen machten Diskussionen jeglicher Art überflüssig. Clemens nahm in seiner Kurzsichtigkeit viel weniger wahr oder weigerte sich schlechtweg, Beobachtungen anzustellen oder das Erfaßte entsprechend umzusetzen. Ich behandelte stets nach dem persönlichen und wahren Befinden der Patienten, denn für mich existierten keine Messungen, Normwerte oder Tabellen als Behandlungsgrundlage.

Am Samstag genoß ich einfach nur die Ruhe ohne Clemens und erfreute mich an meinem Garten. Während Rosmarin, Thymian, Salbei und Pfefferminze ein wunderbarer aromatischer Duft entströmte, war von meinem jüngst ausgesäten geliebten Basilikum nicht mehr viel übrig. Die frischen, jungen Triebe waren von den Schnecken ziemlich radikal abgefressen worden, so daß ich den Schädlingen feierlich Rache schwor. Zwischen Rosen und Lavendel plazierte ich schließlich einen Liegestuhl und widmete mich dort einer längst fälligen Lektüre, für die ich bisher nie Zeit gehabt hatte. Allerdings dauerte es nicht lange, bis meine zwei Töchter sich langweilten und mich mit ihrem ganz akuten Hunger bedrängten.

Wie mir ein Blick auf die Uhr bestätigte, hatte ich beim Lesen und Dösen aus lauter Gemütlichkeit und Gelassenheit die Essenszeit weit überschritten. In meiner Verlegenheit schickte ich sie zuerst zwischen die Beerensträucher, wo sie sich vorab erst einmal an Johannisbeeren, Stachelbeeren und Himbeeren laben konnten. Dann bereitete ich, wie immer wenn es schnell gehen mußte, einen Salat mit Kapuzinerkresse und ein Spaghettigericht mit Gemüsesoße zu, was die beiden besonders gerne mochten. Für die Gemüsesoße holte ich frische Zucchini, die ich auf alter Komposterde angebaut hatte und deren leuchtendgelbe große Blüten mir besondere Freude bereiteten.

Nach dem Essen fuhr ich mit Elvira, Iris und zwei ihrer Freundinnen zum Picknicken an die Buchsteiner Ohe. Dort konnte man zwar nicht baden, aber die Mädchen fanden diverse anderweitige Vergnügungen, die hinreichend Ersatz für den begehrten Badespaß boten. Obwohl sie mittlerweile schon Teenager waren, standen sie wie kleine Kinder bis zu den Knien im Wasser, schleppten Steine und bauten Dämme, bespritzten sich und kreischten ausgelassen herum. Ich hatte es mir mittlerweile auf einer Decke bequem gemacht und schnitt zwischendurch immer wieder Wassermelonen aus der Tiefkühltasche als allseits willkommene Erfrischung zurecht. Gelegentlich plagten uns ein paar Stechmücken, aber ansonsten verlebten wir idyllische und auch närrische Stunden in dieser herrlichen unberührten Natur. Ich hatte das Gefühl, daß wir uns alle wunderbar entfalten konnten, nachdem wir einen lästigen Schatten von uns abgeschüttelt hatten. Noch am Abend, als die Mädchen schon im Bett waren, war ich so guter Dinge, daß ich noch zu später Stunde Rote Grütze und Apfeltorte für meine Gartenparty vorbereitete, was mir zur Abwechslung großen Spaß machte.

Für den Sonntag waren Elvira und Iris von einer befreundeten Familie zu einem Ausflug in einen Vergnügungspark eingeladen worden, was mich in die glückliche Lage versetzte, endlich einmal die Teilnehmer meines ehemaligen Arbeitskreises nach Fichtenau bitten zu können. Ich stand morgens schon früh auf, um die Mädchen reisefertig zu machen, und danach begann ich bereits, Vorbereitungen für das mittägliche Grillfest zu treffen. Ich freute mich wahnsinnig darauf, endlich meine lieben alten Freunde wiederzusehen. Ich hatte nur mit Käthi telefoniert, während ich an die anderen drei schriftliche Einladungskarten verschickt hatte. Da es nichts Offizielles war, hatte ich nicht eigens eine Zusage oder andernfalls eine Absage verlangt. Wer da war, war da. Fertig, aus! Aber insgeheim wünschte ich mir natürlich, daß sie alle vier Zeit fanden und natürlich auch Lust hatten, mich in der Abgeschiedenheit des Bayerischen Waldes wiederzusehen.

Ich wollte eine Vielfalt an leckeren Vorspeisen bereiten, damit wir eine schöne bunte Tafel hatten, an der wir uns über Stunden hinweg laben konnten. Ich begann mit dem Spinatgratin und der Lauchtorte mit Räucherlachs. Danach plünderte ich meine Zucchinibestände und erntete einige der wunderschönen, tiefgelben Blüten ab, um sie mit einer Kartoffel-Käse-Kräuter-Mischung zu füllen. Dann bereitete ich flugs noch einen Salat aus grünen Bohnen und ganz reifen, duftenden Tomaten zu. Nicht fehlen durften bei dem sommerlichen Buffet Mozzarella mit Tomaten und Basilikum sowie Melone mit luftgetrocknetem Schinken. Die Hauptspeise war ein wunderschönes, mariniertes Rindfleisch, das ich am Vortag eigens bei einem Bauern geholt hatte. Das Fleisch sollte später auf meinen neuen Gasgrill gelegt werden. Anschließend deckte ich den Tisch im Garten mit viel buntem Geschirr und vielen dekorativen Blüten der Kapuzinerkresse. Ich freute mich über alle Maßen, daß auch das Wetter meine Pläne unterstützte und brav mitmachte, was in unseren Breiten leider keine Selbstverständlichkeit war.

Als ich meine Arbeit zum Großteil getan hatte, kam ich selbst an die Reihe. Schnell stellte ich mich unter die Dusche, wusch mir das Haar und machte mich frisch. Eigens für den heutigen Tag hatte ich mir ein neues, luftiges Sommerkleid mit Spaghettiträgern gekauft, das ich mir endlich selbst finanziert hatte. Käthi hatte mir gesagt, sie würde sich mit den anderen drei Freunden in Verbindung setzen und eine Gemeinschaftsfahrt mit ihrem PKW vorschlagen. Falls sie sich vorher nicht mehr meldeten, wollten sie alle zusammen gegen zwölf Uhr mittags bei mir eintreffen. Gerade als ich dabei war, bequeme Sitzpolster auf den Holzbänken auszulegen, hörte ich das Nahen eines Motorengeräuschs.

Vor Aufregung klopfte mein Herz schneller, und ich lief hastig um das Haus herum auf den Eingang zu. Dort stand Käthis blauer Golf, wie ich es erwartet hatte. Drei Wagentüren öffneten sich beinahe zur gleichen Zeit, und Käthi, Ute und Sylvie stiegen heraus. Die vierte Tür blieb eigenartigerweise geschlossen, aber ich konnte auch deutlich sehen, daß der Golf jetzt leer war. Zuerst einmal begrüßte ich sie alle drei nacheinander sehr herzlich und nahm dankbar und erfreut ihre Blumen und Geschenkpäckchen entgegen.
„Was ist denn mit Droschko?" fragte ich schließlich besorgt.
„Der befindet sich seit einigen Tagen in Kanada. Wir sollen dir schöne Grüße bestellen. Er hatte leider keine Zeit mehr, dich vorher noch anzurufen." antwortete Käthi.
Als sie wohl merkte, wie ich resigniert in mich zusammenfiel, setzte sie noch hinzu: „Aber er will dir von dort schreiben."
„Schade! Wirklich sehr schade!" konnte ich mich nur dazu äußern.
Es fiel mir schwer, meine Enttäuschung über Droschkos Ausbleiben nicht allzu deutlich zu zeigen und mir dadurch nicht den Tag verderben zu lassen, auf den ich mich schon lange so übermäßig gefreut hatte. Ich brauchte eine ganze Weile, bis ich die innere Trauer darüber einigermaßen überwunden hatte. Schließlich aber riß mich der Frohsinn und das Entzücken der anderen über das stattgefundene Wiedersehen mit, so daß ich nach einiger Zeit wieder unbeschwert lachen konnte.

KAPITEL 21

Auf dem Nachhauseweg überlegte ich mir, wie ich mich Isabella gegenüber verhalten sollte. Es wäre unklug gewesen, ihr jetzt schon meine Affäre mit Clementine auf die Nase zu binden. Das würde zunächst nur Unannehmlichkeiten schaffen und meine Position unnötig schwächen. Sollte das gestrige Abenteuer wirklich die von mir sehnlichst erwartete Fortsetzung finden, dann würde ich Isabella sowieso schleunigst abservieren. Andernfalls war mir die vergangene Nacht Hinweis genug, daß ich mich demnächst ohne Frage in diese neuerlebte und etwas würzigere Richtung orientieren würde. Wenn nicht mit Clementine, dann eben mit einer anderen!

Damit Isabella von der heiklen Angelegenheit nicht vorzeitig Wind bekam, war es wichtig, mich möglichst unauffällig zu verhalten. Je mehr ich vom Lehrstoff erzählte, desto weniger würde sie Verdacht schöpfen und mich nicht etwa nach Dingen oder Umständen fragen, die mich in Verlegenheit bringen konnten. Deshalb beschloß ich, Isabella sofort von der Sensation der genialen Komplexmitteltherapie zu berichten. Kannte ich sie doch gut genug, um zu wissen, daß dieses mißliebige Thema ihre Aufmerksamkeit voll beanspruchen würde! Es war jedoch schwierig, in meiner Berichterstattung die richtige Reihenfolge für Isabellas Geschmack zu treffen. Fing ich mit dem falschen Thema zuerst an, würde sie gleich hochgehen und sich unnötig aufspielen. Was aber, so fragte ich mich in letzter Zeit immer häufiger, war für Isabella eigentlich überhaupt ein richtiges Thema? Ich kam zu dem Entschluß, daß wir die unangenehme Thematik der Komplexmittelbehandlung bereits hinreichend vor Kursbeginn abgehandelt, ja sogar ziemlich überstrapaziert hatten, so daß ich jetzt damit vielleicht den geringsten Widerstand herausfordern würde.

Um Isabellas eventuelle Aufmerksamkeit von meiner eigenen Person wegzulenken, erwähnte ich gleich die sechs verschiedenen Konstitutionstypen und die leidige Potenzfrage.

„Was soll das heißen, daß dein Dozent nur Sextypen kennt? Habt ihr euch Pornos reingezogen, oder was? Da werdet ihr ja dann mit der Potenz keine Schwierigkeiten mehr gehabt haben, oder?"

„Nein, das war alles ganz simpel und ganz toll."

„Das kann ich mir gut vorstellen. Wieso sagst du nicht gleich, daß es supergeil war." erwiderte sie in einem unangemessen bissigen Ton, den schrecklichen Jargon ihrer halbwüchsigen Töchter benützend.

„Das ist nicht mein Vokabular, nicht meine Kragenweite und nicht meine Nasenlänge." wehrte ich ab.

„Ach so, kommt es jetzt auf die auch schon an!" lachte sie hämisch auf.

Ehe ich mich vielleicht doch noch verplapperte oder verhaspelte, mußte ich schleunigst ein anderes Thema einflechten.

„Ich finde es sehr spannend, zukünftig Potenzen wie eine 100.000 zu verabreichen." versuchte ich, sie etwas krampfhaft von ihren aufreizenden Vorstellungen abzulenken.

Isabella riß den Kopf herum.

„Was? Du willst mit deinen haarsträubenden Kenntnissen eine 100.000 einsetzen? Bist du sicher?"

„Natürlich. Unser Dozent sagte, daß nur die Feiglinge mit den tieferen Potenzen arbeiten."

„Und da nimmst du in deinem Größenwahn gleich eine C 100.000?" wetterte sie.

„Nein, keine C!" bemühte ich mich, sie zu beschwichtigen.

„Was denn dann?" fragte sie entsetzt.

„Eine D 100.000."

„Öh, öh."

Pause.

„Was hast du denn?" fragte ich.
„Das kann es doch nicht geben!"
„Doch, doch. Die D-Potenz ist letztlich doch gewichtiger als die C-Potenz." erklärte ich ihr.
„Gewichtiger? Du meinst, sie wiegt mehr, weil die Abgabe nicht in kleinen Kügelchen, sondern in ganzen Tabletten erfolgt?"
„Nein, sie ist einfach hochwertiger."
„Warum in Gottes Namen? Hat sie einen Goldüberzug?" fragte sie sarkastisch und war plötzlich ganz außer Atem.
„Ganz einfach, sie ist hochwertiger, weil D im Alphabet nach dem C kommt. Also ist D eine Klasse höher und dadurch auch besser."
Mit einem langgedehnten „Ahaaa!" entleerte sie ihre ganze Luft aus den Lungen.
Danach mußte ich Isabellas Unterkiefer hochklappen, weil sie den Mund offen gelassen hatte.
„Jetzt wurmt es dich, daß du mit deiner längst überholten C-Potenz auf den unteren Rängen hocken geblieben bist, nicht wahr?" äußerte ich mich, was mehr eine Feststellung als eine Frage war.
„Ich arbeite nicht nur mit der C-Potenz, sondern auch mit der LM-Potenz, die ist noch weiter hinten im Alphabet." triumphierte sie, aber leider viel zu früh.
„Und ich suche mir jetzt einen pfiffigen Apotheker, der für mich eine NO-Potenz herstellt. Die wird um Welten besser sein als deine LM. Wenn das so hinhaut, wie ich mir das vorstelle, arbeiten wir an der PQ und dann an der RS weiter."
„Ich glaube, daß mit deiner DNS etwas nicht stimmt." murmelte sie und begann sichtlich gequält in der Tageszeitung zu blättern.
Aber ich hatte noch mehr schockierende Neuigkeiten für Isabella auf Lager, die ich ihr nicht vorenthalten wollte.

„Zusätzlich zum aktiven oder passiven Konstitutionsmittel gibt Doktor Frankenstein das Komplexmittel Dynamex für diverse Lappalien." erklärte ich ihr. Mir war klar geworden, daß Isabella sich zwar viel einbildete, daß ihre Kenntnisse jedoch mehr als mager waren. Es war an der Zeit für sie, endlich einmal etwas Vernünftiges zu lernen.
„Aktiv-passiv? Frankenstein? Komplex-Dynamex?" schleuderte sie ihre Worte richtiggehend heraus.

Um sie gleichermaßen zu beruhigen und aufzuklären, beschrieb ich ihr den aktiven Nux-Mann: „Das ist ein powervoller Mann mit Durchschlagskraft, der sein Leben meistert. Er ist körperlich und geistig hochaktiv, dynamisch und wendig. Er schafft es, etwas auf die Beine zu stellen. Er ist der Macher, der Unternehmer in unserer faden Gesellschaft. Er ist motiviert, setzt Impulse und ergreift die Initiative. Seine Muskelkraft ist genauso ausgebildet wie seine geistige Wendigkeit. Seine Entschlußkraft ist genauso stark wie sein Reaktionsvermögen. Er sprüht voller Leben und ist voll gepackt mit Schöpfergeist. Verstehst du?" fragte ich, als ich bemerkte, daß das Weiße ihrer Augen immer stärker in den Vordergrund trat.
„Das ist ja mörderisch! Wozu braucht so ein Wunderknabe, Pfundskerl und Kraftpaket überhaupt ein Arzneimittel? Der ist doch kein bißchen krank! Es sei denn, er würde vor lauter Spannkraft und Intelligenz völlig überschnappen."

Da waren sie wieder, die typisch aufreizenden Isabella-Bemerkungen!
„Egal, ob krank oder gesund! Er bekommt das Arzneimittel sowieso nur prodosi. Und einmal ist keinmal." antwortete ich auf ihre unsachgemäße Äußerung.
„Pro Soßi?" fragte sie.
„Nein, prodosi."

„Was soll das denn?"

„Das müßtest du als ehemalige Krankenschwester eigentlich wissen, Isabella! Außerdem bist du doch selbst eine Verfechterin der Einzelgaben! Prodosi heißt, daß man ein Arzneimittel als Einzelgabe verabreicht. Nun zu dem fabelhaften Dynamex. Da springt einen die Energie förmlich an. Du hörst ja schon die dynamische Komponente aus dem Namen heraus."

„Ich höre heraus, daß hier eine Art Dynamit verabreicht wird, die höchstwahrscheinlich zum Tode, also zum Exitus, führt. Deshalb abgekürzt: Dynam-ex. Exitus durch Dynamit."

„Ab...ab...ab..." mein Kehlkopf verschloß sich ganz abrupt.

„Im Namen liegt oft eine Vorbedeutung. Oder wie der Lateiner so schön sagt: Nomen est Omen. Da brauchst du dich doch nicht wundern, Clemens! Aber keine Angst, nur die Feiglinge und die Schwachen sterben daran! Aus allen anderen macht dein Doktor Frankenstein, der ebenfalls nicht nur zufällig so heißt, durch seine qualifizierte und raffinierte Behandlungsmethode lauter kernige, stramme kleine Monster."

Für heute wollte ich es gut sein lassen, denn irgendwie fühlte ich mich schlagartig total überanstrengt.

Als ich das Schlafzimmer betrat, erwartete mich dort eine große und freudige Überraschung. Isabella hatte ihre Matratze und ihr Bettzeug weggenommen, also konnte ich dort endlich ganz alleine, ungestört und friedlich schlafen. Isabellas Nähe war mir in letzter Zeit äußerst unangenehm gewesen und hatte mich kribbelig und aggressiv gemacht. Sie hatte im Schlaf häufig geröchelt, geblasen und beim Atmen ganz eigenartig knallende Geräusche durch den Mund von sich gegeben, so als ob sie dauernd wie ihre Töchter einen Kaugummi mit der Zunge zerplatzen ließe. Dann hatte sie sich rastlos und unermüdlich von einer Seite auf die andere geworfen und dabei fortwährend die Luft aufgewirbelt. Auf diese Weise hatte sie mir zwar zur heißen Jahreszeit den stromfressenden Ventilator erspart, aber dafür hatte sie während der kalten Saison, die hierzulande ein dreiviertel Jahr andauerte, viel zuviel Wind gemacht. Wegen ihres nicht geringen Körperumfangs erzeugte Isabella einfach einen enormen Luftwiderstand und entfachte dadurch eine dermaßen belastende und störende Ventilation, daß ich oft dachte, ein Wirbelsturm zog durch unser Schlafzimmer. Da sie sich bei ihren unzähligen waghalsigen Wende- und Drehmanövern stets wie ein Felsbrocken in die Matratze geworfen hatte, war ich immer wieder auf die brutalste Weise aus dem Schlaf geschreckt worden.

Nach der letzten Supernacht mit Clementine hätte ich Isabellas Anwesenheit sowieso nicht mehr ertragen können. Das wäre nicht nur völlig absurd gewesen, sondern hätte gleichzeitig auch einen fürchterlichen Stilbruch bedeutet. Wenn jemand die Gelegenheit hätte, mit einem fabrikneuen Ferrari loszubrausen, dann würde er doch sein altes, gebrauchtes und schäbiges Moped auch irgendwo in die Ecke werfen und später zum Schrotthändler bringen, oder?

KAPITEL 22

Ich telefonierte gerade vom Wohnzimmer aus mit dem Vater eines Jungen, der sich einen Sonnenstich geholt hatte, als Clemens spät am Sonntag abend von seinem Komplexmittelseminar zurückkehrte.

Im ersten Moment hätte ich ihn beinahe nicht wiedererkannt, aber es war so gut wie ausgeschlossen, daß ein fremder Mann mit einem Schlüssel in unser Haus hereinspazierte. Ich erschrak über alle Maßen, denn er war um Jahre gealtert und so stark eingefallen, als ob er an einer auszehrenden Krankheit leiden würde. Die Augen waren eingesunken, die Wangen waren eingefallen und der Bauch nach innen gestülpt. Er mußte sich den Hosenbund immer wieder bis unter die Achseln ziehen, da ihm die Hose sonst augenscheinlich sofort heruntergefallen wäre. Was nach oben hin zuviel an Hose vorhanden war, fehlte natürlich unten. So stellte ich mir allenfalls einen Heimkehrer aus der Kriegsgefangenschaft vor, aber keinen gutsituierten, wohlhabenden Arzt, der von einem Wochenendseminar zurückkam. Er machte den Eindruck, als ob er einen schweren Kampf hinter sich oder die ganze Nacht auf übelste Weise durchgemacht hätte.

Zunächst war ich so irritiert, daß ich mich gar nicht mehr auf mein Telefonat und den Sonnenstich konzentrieren konnte. Ich hatte alle erdenkliche Mühe, mich von diesem Bild des Elends und Verderbens loszureißen und bei der Sache zu bleiben, um eine hilfreiche und sinnvolle Beratung leisten zu können.

„Wie siehst du denn aus!" rief ich entsetzt, als ich mein Telefonat schließlich zu Ende gebracht hatte.
„Wie werde ich schon aussehen!" entgegnete er mit einem Achselzucken.

„Ist etwas passiert?" fragte ich, ihn immer noch ungläubig anstarrend.
„Nein, wieso?"
„An dir hängt alles so schlaff herunter." konnte ich mir die Bemerkung nicht verkneifen.
Clemens zuckte zusammen: „Was denn alles?"
„Na ja, deine Haare, deine Hosen, deine Schultern und - "
„Kein Wunder, es war saumäßig anstrengend." unterbrach er mich.
Er wirkte dermaßen verwelkt und ausgemergelt, daß mir die Situation zeitweise unwirklich vorkam, so als ob ich alles nur träumte.
„Bist du von deinen Kollegen zu einer Sauftour eingeladen worden?" piesackte ich ihn weiter.
„Gott bewahre!" rief er aus und rannte dann ins Bad, um sich zu übergeben.
Als er im Eilschritt an mir vorbeisauste, wehte die Fahne eines mir völlig unbekannten, aber höchst widerwärtigen, aufdringlichen und süßlichen Parfüms zu mir herüber.

Mir schwirrten tausend Gedanken gleichzeitig durch den Kopf. Was hatte das alles zu bedeuten? War Clemens schwer krank? Oder hatte er wirklich nur eine Nacht durchgezecht? Das war doch gar nicht sein Stil! Sollte er tatsächlich eine Nacht durchgesoffen haben, wer hätte das finanziert? Ich kannte Clemens nur allzu gut, um zu wissen, daß er viel zu knauserig war, um sich einen Rausch aus eigener Tasche zu bezahlen. War er etwa mit einer Frau zusammen gewesen? Nein, ausgeschlossen! Welche Frau würde schon an diesem Mann Gefallen finden?! Und selbst wenn! Bei Clemens würde sich das nie so rasant von heute auf morgen abspielen, da war er viel zu starr und zu förmlich. Bei seinem eiskalten Klammergriff mußte eine Frau doch den Eindruck gewinnen, daß sie gerade vom Tod in die Zange genommen wurde. Und wie sollte man einen dermaßen verkrampften Mann, der quasi ohne Lippen war, überhaupt küssen können? Für die Frauen war Clemens höchstens ein Ersatz für einen mittelmäßigen Gruselschocker. Außerdem hatte er doch überhaupt keine Ahnung mehr, wie man Zärtlichkeiten austauschte, von Aktivitäten im Bett ganz zu schweigen! Oder war er aus Frust über seine eigene Unnahbarkeit und Unbeholfenheit ins Bordell gegangen? Aber das hätte ja wiederum Geld gekostet! Wenn es umsonst gewesen wäre - ja! Gegen Geld - auf keinen Fall!

Kaum war Clemens aus dem Bad zurück, erzählte er mir ungeheure Sachen aus seinem Seminar. Obwohl er todkrank und furchtbar elend aussah, sprudelte er wie ein Wasserfall. Ich kam nicht dazu, ihn viel zu fragen, weil er mich andauernd mit irgendwelchen reißerischen Neuigkeiten überfuhr. Gelegentlich machte er sogar den Ansatz eines Scherzes. Allein die Tatsache, daß Clemens sich neuerdings als Spaßvogel aufspielen wollte, kam mir komischer vor als seine ganzen verkorksten Gags. Was war denn los mit ihm? Auf dem Seminar mußte etwas vorgefallen sein, das ihn völlig durcheinandergewirbelt hatte. Aber was? Ich nahm mir vor, ihn in den nächsten Tagen auszuhorchen und ihn genauestens zu beobachten, denn mit seinen neuesten Verhaltensweisen kam ich überhaupt nicht zurecht. Eigentlich waren mir diese sogar unheimlich.

Am darauffolgenden Morgen hatte er anscheinend einigermaßen ausgeschlafen und war dementsprechend aufgekratzt. Ich hörte ihn beim Zähneputzen jodeln, beim Duschen singen und vor dem Frühstück pfeifen, was mich in allerhöchste Alarmstufe versetzte. Die Vergangenheit hatte mir nämlich gezeigt, daß immer wenn er froh gestimmt war, ich rein gar nichts zu lachen hatte. Seine Hochstimmung rührte stets nur daher, daß er einen teuflischen Plan aushekte, wie er mich am ehesten zermürben und in die Enge treiben konnte. Und wenn er jetzt so vergnügt und putzmunter war, konnte ich mich wohl auf allerlei gefaßt machen. Vielleicht war Angriff die beste Verteidigung? Mal sehen, wie er reagierte.

Schwungvoll kam er zur Tür herein und setzte sich unter meinen prüfenden Blicken an den Frühstückstisch. Die Kinder hatten Ferien und schliefen noch, deshalb brauchte ich mir kein Blatt vor den Mund zu nehmen.

„Die Frauen waren wohl alle wild auf dich?" fragte ich ihn mit einem leicht ironischen Unterton in der Stimme.
„Das sind sie doch immer!" antwortete er ganz frech und nicht ohne Hochmut.
„Du hast gestern außerordentlich nach Parfüm gestunken." tadelte ich ihn.
„Das wundert mich nicht. Erstens war das weibliche Geschlecht zu meinem Leidwesen mal wieder in der Überzahl, und zweitens hatten sie sich alle mit grausigen Duftnoten überschüttet. Aus jeder Ecke wehte ein anderer unnatürlicher Gestank. Darum war mir auch gestern so richtig zum Kotzen."
„Nur deshalb?" fragte ich überrascht.
„Nur deshalb, natürlich."
„So wie du gestern abend ausgesehen hast, mußt du die Düfte nicht nur eingeatmet haben, sondern dir einige Fläschchen davon richtig reingeschüttet haben."
„Ich hatte wohl auch etwas Schlechtes gegessen." bemerkte er noch und mampfte dann heißhungrig ein Stück Brot nach dem anderen in sich hinein.

Ich kam während des Frühstücks noch einmal auf die von ihm gepriesenen Komplexmittel zurück und bestritt energisch und hartnäckig deren Heilwirkung.

„Komplex-Dynamex hilft auf alle Fälle!" widersprach er mir sofort mit größter Überzeugung.
„Du kannst das nur behaupten, aber du weißt es nicht wirklich." sagte ich.
„Doch, ich weiß es. Ich habe auf dem Seminar mit einer Dermatologin gesprochen, die dieses Mittel schon länger anwendet. Diese Kollegin mußte mangels Patienten zur Kosmetikerin umschulen. Und immer wenn jemand ein Hautproblem hat, gibt sie Komplex-Dynamex. Danach wird die Haut zusehends besser."
„Damit unterdrückt sie natürlich alles. Man darf doch an einem Organismus nicht nur die Haut sehen, das muß man doch viel komplexer betrachten!"
„Genau! Darum Komplex-Dynamex!"

Ich bemerkte, wie mir innerlich heiß wurde.
„Soll ich dir mal etwas sagen, Clemens? Das, was deine Kollegin da treibt, ist nur eine Oberflächenpfuscherei. Das ist ungefähr so, als wenn man ein total kaputtes Auto nur lackierte. Von außen betrachtet ist es dann wie neu, aber im Motor fehlt das Motorenöl, im Getriebe röhrt es, die Kupplung dampft, der Rahmen ist angerostet, die Bremsen knirschen, der Kühler kocht und die Lenkung ist ausgeleiert. Aber deine Hautärztin kommt mit der Komplex-Sprühdose und lackiert einfach darüber. Glaubst du, daß durch diese Lackierung gleichzeitig die ganzen unsichtbaren Defekte behoben werden?"
„Ich wußte noch gar nicht, daß du soviel von Autos verstehst." gab er wie so oft seinen ganz und gar unzutreffenden Kommentar ab.

An einem der nächsten Tage sprach Clemens beim Abendessen erneut über seinen Dozenten, Doktor Frankenstein, den er förmlich anzubeten schien. Mir war jedenfalls nicht nur der Name unsympathisch, sondern auch seine makabere Art, wie er die potenzierten Arzneimittel zuzuordnen und zu verabreichen pflegte.

Plötzlich sagte Clemens: „Menschenskind! Ich habe euch dreien etwas Sensationelles aus meinem Seminar mitgebracht!"
Hektisch rannte er in seine Praxis und kam kurz darauf mit drei winzigen Briefchen wieder. Zuerst reichte er eines davon an Iris weiter, das nächste an Elvira, das letzte übergab er mir. Ich drehte das meine um und las auf der Rückseite Clemens' Handschrift: „Pulsatilla D 10.000". Eilig griff ich hinüber zu Elvira, die neben mir saß. „Calcium D 10.000" stand darauf geschrieben. Iris schob mir ihr Briefchen freiwillig herüber. Es war identisch mit dem Geschenk für Elvira. Während Iris keine Miene verzog, sagte Elvira: „Egal, was drin ist, Papa, ich finde es toll, daß du an uns gedacht hast."
„Ja, ganz toll!" hängte ich mich gleich hinten dran.
„Was soll da toll sein?" fragte Iris verständnislos und schob sich eine Gabel voll Spaghetti in den Mund.
„Nun, euer fürsorgender Vater möchte euch gern zu niedlichen, aber dennoch kompakten Monstern machen, und mich natürlich auch." erklärte ich ihnen.
„Wieso denn? Ich selbst nehme die Mittel doch auch! Ich habe sogar Nux vomica D 100.000 genommen!" entrüstete er sich.

„Mama, du bist fies!" rief Elvira aus. „Immer hast du an Papa etwas auszusetzen! Er gibt sich andauernd solche Mühe, aber du bist brutal und ätzend!"
Elvira war ganz außer sich, knallte die Gabel auf den Tisch, sprang von ihrem Stuhl hoch und lief heulend hinaus.

„Die dumme Nuß." murmelte Iris, worauf sie sofort der gestrenge und maßregelnde Blick ihres Vaters traf.

Nun stand auch Clemens auf und ging hinter Elvira her, nicht ohne mir noch einen Blick zuzuwerfen, der einer Rüge gleichkam.

„Die zwei sind doch irreblöd, oder Mama?" fragte Iris und ließ sich das Essen nicht im geringsten verderben.

Nach einer geraumen Weile kam Clemens wieder, aber ohne Elvira.
„Sie findet dich doof." war sein an mich gerichteter Kommentar.
„Das ist mir bereits seit längerem bekannt." entgegnete ich gefaßt.
„Sie will mein Calcium auf jeden Fall einnehmen." klärte er mich auf.
„Gut, dann soll sie eben tun, was sie nicht lassen kann! Sie ist jetzt dreizehn und somit kein kleines Kind mehr."
„Bei der Gelegenheit soll ich dir gleich ausrichten, daß sie schon seit einem Jahr die Pille nimmt." hörte ich Clemens sagen, was mir ganz schwer in den Ohren nachdröhnte.
Ich war ganz einfach sprachlos, während Clemens von dieser Neuigkeit anscheinend nicht sonderlich berührt schien.
„Ich selbst habe sie ihr verschrieben, weil sie Hautprobleme hatte." teilte er mir wie selbstverständlich, ganz ohne sonderliche Regung mit.
„Du, du, du - !" schnaubte ich.
„Bleib ruhig, Mama!" ermahnte mich Iris leise und beschwichtigend.
„Du bist ja noch ein größerer, gigantischerer Vollidiot, als ich immer dachte!" schrie ich ihn an.
Er sah mich ganz gelassen an und meinte nur: „Mehr als voll geht nicht. Was darüber hinausgeht, läuft einfach über."
„Ich nehme jedenfalls dein Scheißzeug nicht ein! Niemals!" wandte sich nun Iris in einem außergewöhnlich heftigen Tonfall an ihren etwas perplexen Erzeuger.
„Wißt ihr was?" schrie er uns daraufhin beide an. „Ihr könnt mich mal!"

Dann rumpelte er hektisch hoch und sauste wie eine Rakete hinaus.
„Dein Vater hat ein Explosionspaket geschluckt, sozusagen eine tikkende Zeitbombe." erklärte ich Iris, die seelenruhig weiterschmauste.

„Plemplem!" meinte meine Tochter und tippte sich an die Stirn. „Bescheuert war er schon immer, aber jetzt hat er 'ne totale Meise." ereiferte sie sich.
Das tat mir gut, aber dennoch sah ich mich bemüßigt, Iris zur Ordnung zu mahnen: „Wie redest du denn? Er ist immerhin dein Vater!"
„Na und? Kann ich was dafür, daß du dir diesen bekloppten Wahnsinnstypen ausgesucht hast! Wenn ich du wäre, hätte ich mich schon längst von diesem Blödmann scheiden lassen! Der soll doch endlich abhauen! Und Elvira kann er gleich miteinpacken, die hat auch 'nen ordentlichen Sprung in der Schüssel, die dämliche Ziege!"

Während sie ungeniert und mit unvermindertem Appetit weiteraß, brachte ich keinen einzigen Bissen mehr hinunter. Nachdem sie schließlich als einzige der Familie genüßlich gespeist hatte, räumte ich den Tisch ab.

„Übrigens, mir wollte der Wahnsinnige auch schon die Pille geben, als ich so starke Periodenschmerzen hatte. Aber ich habe strikt abgelehnt. Von so einem Heini lasse ich mich doch nicht behandeln!" wetterte sie.
Iris brachte mich gehörig in die Zwickmühle. Einerseits war es lobenswert, wie sie sich dem befremdlichen Ansinnen ihres Vaters widersetzt hatte, aber andererseits hatte ihre lockere Redensart etwas höchst Ungebührliches und ziemlich Freches an sich. Deshalb sagte ich gar nichts und schüttelte nur entsetzt den Kopf.

Später ging ich noch mal zu Clemens in die Praxis hinüber, um ihn zwischen zwei Patientengesprächen abzufangen. Ich sagte seiner Sprechstundenhilfe Bescheid, die mich kurz anklingelte, als es soweit war.

„Ich möchte dich zum wiederholten Male bitten, dir die Sache mit deiner haarsträubenden Hochpotenz noch mal zu überlegen. Die D-Potenz ist etwas Grobes, Derbes. Wenn die D-Potenz gut gewesen wäre, hätte es die schon früher bei Hahnemann gegeben."
„Fängt das schon wieder an? Hahnemann ist für mich kein Maßstab! Wenn es heutzutage das alles nicht gäbe, was es bei Hahnemann auch nicht gegeben hat, da sähe es schlimm aus, meine Teuerste! Euere Art zu denken und zu argumentieren ist mir unverständlich und fremd. Ihr sagt: 'Hahnemann hat nicht in der Nase gebohrt, also tun wir es auch nicht!' Was interessiert mich das? Wenn ich heute in der Nase bohren will, dann mache ich das einfach!"
„Blödes Beispiel!" kommentierte ich.

„Was wolltest du mir eigentlich sagen? Ich habe Patienten im Wartezimmer sitzen."
„Deine Behandlung mit diesen hohen D-Potenzen kann ich nicht mit meinem Gewissen vereinbaren." sagte ich ihm.
„Du kannst meine...? Was hat es eigentlich mit dir zu tun, was ich mache?"
„Ich will einfach nur mein Gewissen erleichtern. Es soll später niemand sagen können, ich hätte dich nicht rechtzeitig aufgeklärt. Als du damals mit der Homöopathie, die genaugenommen eigentlich nie eine war, angefangen hast, hast du mit D 2 behandelt. Du hast Iris und Elvira für eine Erkältung Belladonna D 2 gegeben. Erinnerst du dich noch, Clemens?"
„Natürlich! Damals hast du dich ja entsprechend aufgeführt. So etwas bleibt einem lange im Gedächtnis."

„Rufe dir bitte ins Bewußtsein, daß Belladonna kein harmloses Beerchen, sondern eben die hochgiftige Tollkirsche ist. Mit einer D-Potenz, die ja nur einen Verdünnungsschritt von 1:10 hat, verabreichst du somit immer noch eine ganze Menge Gift. Das ist dann ungefähr so, als wenn man ein Achtel einer Tollkirsche schluckt."
„Nein, nein! Moment mal!" unterbrach er mich. „Das sind die typisch weiblichen Rechenkünste. Nur ihr Weiber schafft es, aus einem Teilungsverhältnis von 1:10 letztlich ein Achtel herauszubringen! Unmöglich, einfach unmöglich!"
„Ist doch egal, Clemens! Was ich sagen möchte, ist, daß du damals die Mädchen mit deiner dummen D-2-Potenz in ständigen Wiederholungen fast vergiftet hast. Und jetzt willst du deine Patienten mit einer D 10.000 und einer D 100.000 ins Irrenhaus bringen, oder?"
„Hat Hahnemann dir das eingeredet?"
„Unsinn! Hast du überhaupt eine Vorstellung davon, auf welcher Ebene eine D-Potenz wirkt?"
„Vorstellung von der Ebene? Öh, öh, öh! Isabella, ich habe zu tun!"

„Du bleibst jetzt da sitzen und hörst dir an, was ich dir zu sagen habe!" kommandierte ich ihn. „Also, paß auf, Clemens! Jedes potenzierte Arzneimittel ist nur dazu da, dem kranken Organismus eine Nachricht oder Information zu übermitteln. Klar? Stell dir vor, daß täglich eine hübsche Frau an deinem Haus vorbeigeht, die du anhalten möchtest, weil du Kontakt mit ihr aufnehmen willst."
„Ich? Niemals! Mit solchen Beispielen kann ich nichts anfangen!"
„Stell dich nicht so an, Clemens! Du mußt dich jetzt irgendwie bemerkbar machen und dieser Frau sagen, daß du Interesse an ihr hast."
„Ich habe kein Interesse an keiner Frau." redete er mir wieder dazwischen, noch dazu in dieser vielsagenden doppelten Verneinung.

„Mit der stumpfen und groben D-Potenz ist die Nachricht entsprechend derb, stofflich und materiell. Das heißt, mit einer D-Potenz haust du ihr einfach einen Holzhammer drauf, dann kann sie nicht mehr weitergehen."
Clemens sagte nichts und trommelte nur ungeduldig mit den Fingern auf seinem Schreibtisch herum, so daß ich mit meiner Erklärung fortfahren konnte.

„Mit einer C-Potenz stellst du dich dieser Frau einfach mutig und draufgängerisch in den Weg und sagst ihr ganz direkt, daß sie mit dir ins Haus und ins Bett kommen soll. Klar?"
„Das finde ich unmöglich! Und genau deswegen will ich mit C-Potenzen nichts zu tun haben!" erregte er sich und wirkte plötzlich unheimlich fahrig und nervös.
„Was zappelst du denn so hektisch herum?" fragte ich ihn.
„Meine Patienten warten."

„Ich bin ja gleich fertig. Und mit einer LM-Potenz schickst du ihr einfach einen Rosenstrauß."
„Woher habe ich denn plötzlich die Adresse?"
„Nun nimm es doch nicht so wörtlich! Du kannst ihr auch Rosen auf den Weg streuen, dann wird sie auch auf dich aufmerksam."

„Das ist doch alles eine unglaubliche Zeit- und Geldverschwendung! Du solltest mir lieber ein Beispiel geben, wie man Frauen wieder aus dem Haus hinausbringt, wenn sie sich einmal dort festgesetzt haben."
„Auf die gleiche Weise, wie ich es dir soeben erklärte. Entweder du nimmst den Holzhammer - "
„So ein Gerät habe ich gar nicht!" unterbrach er mich.
„Du hast doch deine D-Potenz, das ist dasselbe. Oder du machst es mit der C-Potenz und drückst dieser Frau gewissermaßen ganz direkt

die Koffer in die Hand. Oder aber du gehst das Problem mit der LM-Potenz an, überreichst ihr ein Flugticket und schwärmst ihr eindringlich vor, wie wunderschön es doch jetzt in weiter Ferne sein müßte."
„In Südafrika soll es sehr schön sein, Isabella." sagte er und dirigierte mich angespannt hinaus.
„Das kostet aber, Clemens! Das kostet!" sagte ich und hielt fordernd meine Hand auf, die er aber offenbar nicht sehen wollte.

Einige Wochen nach diesem Gespräch öffnete ich die Abrechnungen unseres Kreditkarteninstituts, um sie wie immer in dem eigens dafür vorgesehenen Ordner abzulegen. Ich war bereits damit fertig und wollte mich gerade dem übrigen Posteingang widmen, als ich mich gedanklich irgendwie blockiert fühlte. Es war beinahe so, als ob mir eine Stimme zuflüsterte: „Schau noch mal genau hin!"
So zog ich die Unterlagen erneut hervor und betrachtete die letzten Abrechnungen eingehender. Da wurde die Seminargebühr für Komplex-Dynamex aufgeführt, die Hotelübernachtung mit Frühstück und eine mich enorm verwirrende, hohe Summe für die Hotelbar. Danach kam noch eine weitere Abrechnung mit einer schier unglaublichen Summe für ein sogenanntes Romantik-Restaurant. Das konnte doch nie und nimmer stimmen!

Wie ich wußte, heftete Clemens seine Belege und Rechnungen jeweils fein säuberlich in einer gesonderten Mappe ab, und so war es nicht allzu schwierig, die Sachlage zu überprüfen und den offensichtlichen Irrtum richtig zu stellen. Aber zu meinem Entsetzen stimmten die von Clemens unterschriebenen Belege mit den Abrechnungen haargenau überein. An der Hotelrechnung klebte eine kleine Note, auf der zwei Flaschen Champagner aufgeführt waren. Auf der Restaurantrechnung ging es drunter und drüber. Kir royal, Pils, Sancerre, Chateau Mouton Rothschild, Krebssoufflé, Getrüffelte Gänseleber, Hummersuppe, Hechtklößchen, Entenbrust, Chateaubriand, Mousse au chocolat, Walderdbeeren auf Crème bavaroise, zwei Davidoff-Zigarren und zuletzt Armagnac, Cognac und zwei Espresso. Pah! Das war für eine Person eindeutig zuviel! Ich spürte richtig, wie mein Magen rumorte und reklamierte, als ich mir die Summe der konsumierten Teile in meinem Bauch vorstellte. Irgend etwas stimmte da partout nicht, auch wenn Clemens den Beleg eigenhändig unterzeichnet hatte.

Daraufhin angesprochen sagte mir Clemens, er habe sich dazu verpflichtet gefühlt, eine Gruppe seiner Kollegen abends im Hotel zu einem Drink einzuladen, weil auch er zuvor von den anderen eine ganze Reihe von Freigetränken erhalten hatte.
„Und wem hast du so spendabel und gönnerhaft das vornehme Essen im Romantik-Restaurant bezahlt?" bohrte ich weiter.
„Romantik-Restaurant?" grübelte er tiefsinnig, als ob er davon noch nie gehört hätte. Auf diese Art gewann er Zeit und konnte sich etwas Irrwitziges einfallen lassen.
„Ach, dort ging alles durcheinander! Wir hatten zusammen eine Riesenrechnung und haben zuletzt die Gesamtsumme der Einfachheit halber in lauter gleiche Teile aufgeteilt."
„Wie viele wart ihr denn da?"
„Isabella, das weiß ich doch jetzt nicht mehr! Es waren viele!" rief er entrüstet aus.
„Ihr müßt ja unglaublich in euch hineingefressen haben!" stellte ich fest.
„Tja, hungrig war ich danach jedenfalls nicht mehr."

„Waren da auch Frauen dabei?" forschte ich weiter.
„Frauen? Moment mal..." überlegte er scharf, „ja, ich glaube, irgend so eine Oma oder eine alte Schachtel war dabei."

„Was bringt dich neuerdings dazu, für deine Kollegen soviel Geld locker zu machen? Hast du etwas? Bist du krank? Willst du auf deine letzten Tage anderen noch etwas Gutes tun, oder was ist los?"
„Öh, öh, öh." stotterte er und sah mich dabei ganz bestürzt an.
Als er sich wieder gefaßt hatte, sagte er: „Ich habe niemandem etwas Gutes getan! Das lasse ich mir doch von dir nicht nachsagen! Jeder hat gegessen und getrunken, und jeder hat auch angemessen bezahlt."
„Du hältst mich wohl für blöd, Clemens! Wenn jeder im Restaurant den gleichen Teil bezahlt hat, würde das heißen, daß du mindestens acht Gerichte allein gegessen hast."
„Nein! Soviel kann ich doch nicht...! Warte mal! Oder doch? Wie war das doch gleich? Du bringst mich jetzt mit deinem Kreuzverhör ganz durcheinander. Erstens sind ja dort die Portionen so klitzeklein, daß man sie kaum sieht, und zweitens haben wir es ganz anders geregelt. Ja, jetzt erinnere ich mich ganz genau! Ich habe für vier Personen mit meiner Kreditkarte bezahlt, damit es nicht so eine Herumklauberei war. Und drei Leute haben mir später ihren Anteil in Bargeld zurückgegeben."

Jetzt blickte er richtig glücklich und triumphierend drein. Er war ja nicht blöd, deshalb konnte ich sicher sein, daß er nur eine schlaue Ausrede erfunden hatte. Die Sache stank doch geradewegs zum Himmel, sogar noch mehr, als das Parfüm, das ihm damals anhaftete! Wenn ich einkalkulierte, daß Clemens sich zu jenem Zeitpunkt eine Hochpotenz von Nux vomica einverleibt hatte, mußte er damals ganz schön über die Stränge geschlagen haben. Er machte eine Arzneimittelprüfung durch, die es anscheinend gehörig in sich hatte.

KAPITEL 23

Es war geradezu ungeheuerlich, wie Isabella sich neuerdings aufführte, seit ich das Komplexmittelseminar besucht hatte. Sie schnüffelte überall in meinen Unterlagen und Rechnungen herum, beobachtete mich mit allergrößtem Argwohn und stellte mir die unsinnigsten Fragen. Außerdem hielt sie mir einen lächerlichen Vortrag über die Wirkung von D-Potenzen und sprach darüber Drohungen und Warnungen aus. Ich ließ ihren Wortschwall mehr oder weniger gleichgültig über mich ergehen, wenngleich es dabei auch Dinge gab, die mich ganz schön in Wallung brachten.

Am meisten erschütterte mich Isabellas eigenartiger Vergleich über die Wirkung der D- und C-Potenzen. Sie behauptete nämlich völlig ins Blaue hinein, daß eine sogenannte C-Potenz einem Verehrer gleichkam, der seine Angebetete ohne Umwege frechweg von der Straße ins Bett schleifen würde. Dagegen würde der sogenannte D-Potenzler seine Liebste brutal mit dem Hammer umhauen, um an sie ranzukommen. Da war ich einfach platt! Wie kam sie auf solche abwegige Ideen? Hatte sie zuviel Schundliteratur gelesen oder zu viele verdummende Filme angesehen? Oder hatte sie einfach den falschen Umgang und unterlag somit einem schlechten Einfluß? Mit welcher Leichtfertigkeit sie doch ihre angsteinflößenden, gruseligen Beispiele unter die Menschen streute! Wußte sie denn überhaupt, was sie damit anrichten konnte?! Mich hatte sie jedenfalls mehr zum Grübeln und Nachdenken verdammt, als mir lieb war.

Wie konnte sie nur diesen glatten Schwachsinn behaupten, daß ein rüder D-Potenzler seine Geliebte mit dem Hammer flachlegte! Ich hatte schließlich eine D 100.000 intus und verging mich nicht in derartig roher und grobschlächtiger Weise an den Frauen. Obwohl sie es ja manchmal wirklich verdient hätten! Das muß ich schon dazusagen! Wenn es auf der Welt gerecht zuginge, müßte ich gelegentlich sogar einen Hammer von der Größe und dem Format nehmen, daß ich ihn letztlich weder heben noch schleppen konnte! Aber so eine Vorgehensweise war nicht nach meinem Geschmack, und schließlich wußte ich mich gut zu beherrschen!

Isabellas Äußerungen ließen mich nicht mehr richtig zur Ruhe kommen. Ich war verwirrt und desorientiert, kannte mich nicht mehr richtig aus. War Isabellas Gerede und Geschwafel in irgendeiner Hinsicht ernst zu nehmen? Hatte ich Clementine gegenüber womöglich die Hammermethode angewandt, ohne es zu bemerken? Diese Gedanken quälten mich solange, bis ich mich entschloß, mir durch ein Telefonat Klarheit darüber zu verschaffen.

Ich rief bei Clementine an, auch auf die Gefahr hin, daß die sich alles mögliche daraufhin einbildete. Aber Clementine schien hochentzückt über mein Lebenszeichen und säuselte mir mit allerlei Komplimenten die Ohren voll. Ob ich sie wiedersehen wollte? Natürlich, warum nicht? Aber diese leidige Hammersache mußte ich auf der Stelle klären.
„Hattest du den Eindruck, daß ich ein Höhlen- oder Steinzeitmensch bin?" fragte ich sie ganz direkt.
„Aber nein! Was für eine Frage! Wie kommst du nur auf so etwas?" flötete sie ins Telefon.
„Ich wollte das nur wissen, weil D-Potenzen angeblich so derb und grob wirken." erklärte ich.
„Das stimmt allerdings! Aber wann hast du dieses Zeug denn eingenommen, Schätzchen?" hauchte sie.
„Aber du weißt doch! Wir haben damals von Doktor Frankenstein diese aktiven D-Potenzen bekommen."
„Nein, Schätzchen, keine D! Das waren alles C-Potenzen."

Da brach ich augenblicklich in ein gelöstes Lachen aus und schäkerte mit Clementine noch so lange weiter, bis mich Isabellas Schritte auf dem Flur zur Verabschiedung ermahnten.

Als ich in jener Nacht in meinem Bett lag, zogen mir immer noch hartnäckige Gedanken durch meinen Kopf. Gut, ich hatte also eine C-Potenz eingenommen, die nach Isabellas Ansicht ziemlich direkt und powervoll wirkte. Ihr gewagtes Beispiel mit dem Kerl, der nicht lange herumfackelte und die heißersehnte Frau von der Straße weg ins Bett packte, war dann eigentlich gar nicht mehr so weit hergeholt. Ich hatte damals ja auch keine unnötige Zeit verloren und war ziemlich kompromißlos und unmißverständlich vorgegangen. Jetzt stimmte die Zuordnung wieder, was mich etwas aufatmen ließ. Aber wieso zum Teufel brachte Isabella ausgerechnet dieses Beispiel? Wußte sie etwas? Hatte ihr jemand etwas zugesteckt? War ich verraten worden? Oder sprach sie womöglich aus eigener Erfahrung? Das wäre natürlich ein sofortiger Scheidungsgrund! Ich ließ mich doch nicht von dieser Betrügerin zum gehörnten Ehemann machen!

Eines Tages kam Elvira zu mir und sprach mir ganz aus der Seele. „Papa, können wir uns denn nicht von Mama scheiden lassen? Sie geht mir einfach tierisch auf den Keks. Immerzu meckert und schimpft sie: 'Tu dies nicht, tu das nicht!' Wenn ich Make-up nehmen will, redet sie von Unterdrückung. Wenn ich Tampons nehmen will, redet sie von Unterdrückung. Wenn ich meine Zahnspange einsetze, redet sie von Unterdrückung. Wenn ich dein Nasenspray nehme, redet sie von Unterdrückung. Wenn ich mir eine Warze wegschneide, redet sie wieder von Unterdrückung. Dabei ist sie die einzige, die hier wirklich etwas unterdrückt, - nämlich uns. Dir geht sie doch auch schon längst auf den Sack, oder?"

Meine Verblüffung machte mich stumm. Ich traute meinen Ohren nicht. Da hatte ich immer gedacht, die Mädchen waren ein Herz und eine Seele mit ihrer Mutter, indessen rieben sie sich gegenseitig auf.

„Sie spielt die Glucke, und wir sind die Küken. Das wäre ja alles noch nicht so schlimm, wenn nicht auch noch dieser bescheuerte Hahn da wäre." rief sie verärgert aus.
Ich riß den Kopf herum: „Sag das noch mal!"
Elvira war eine angehende Frau, deswegen kapierte sie nichts. Anstatt ihren Satz zu wiederholen, wie ich klar, deutlich und unmißverständlich von ihr verlangt hatte, sah sie mich nur belämmert an.

„Wer ist dieser Mann?" forschte ich.
„Was weiß ich! Hab ihn noch nie gesehen." gab sie zu und kaute patschend auf ihrem Kaugummi herum.

„Was weißt du?" versuchte ich, sie auszuquetschen.
„Nicht viel, nur daß er superschlau sein muß und die Weisheit anscheinend mit dem Löffel gefressen hat."

„Wie alt ist er?" erkundigte ich mich.
„Oooch, weiß nicht. Für mich ist er ein Grufti."
Mir verschlug es den Atem. Isabella würde doch nicht etwa mit diesem dreckigen, alten Horn eine Affäre haben!

„Hat er einen Hund?" versuchte ich herauszufinden.
„Weiß ich nicht, aber es könnte gut sein."
„Mein Gott, Elvira! Laß dir doch nicht alles aus der Nase ziehen! Wenn du weg willst von deiner Mutter, mußt du mir einen deftigen Scheidungsgrund liefern. Also sag jetzt endlich, was du von diesem Schuft weißt!" forderte ich sie auf.

Sie zog jetzt den Kaugummi mit den Zähnen und den Fingern zu einem langen Faden, rollte ihn dann akribisch genau auf und steckte ihn wieder in den Mund.

„Ruft er an? Schickt er Briefe? War er schon mal hier?"
Elvira schien fieberhaft nachzudenken. Dann jedoch folgte der negative Bescheid: „Ich habe nichts gesehen."
„Aber irgend etwas muß dieser Mensch doch tun!" rief ich aus und merkte, wie mir die Geduld dahinschwand.
„Keine Ahnung, Papa."

„Trifft sich deine Mutter mit diesem Phantom?"
„Woher soll ich das wissen?"
„Zum Teufel noch mal! Irgend etwas muß doch zwischen ihnen laufen!" schrie ich aufgebracht.
Nun nahm sie ihre Zahnspange heraus und spielte damit herum.
„Ich verstehe gar nicht, warum dir wegen dieser Pflaume die Sicherungen durchbrennen, Papa. Der Typ zerreißt doch keine nasse Zeitung."
„Aber Weiber aufreißen kann er offensichtlich." polterte ich, da ich mit meinen Nerven ziemlich am Ende war. „Sieht er gut aus?" bohrte ich weiter.
„Mich törnt er nicht an."
„Verflixt und zugenäht! Woher willst du das wissen, wenn du ihn noch nie gesehen hast?"
„Ich habe ein Foto von ihm gesehen."
„Wo ist es?" drängte ich.
„In Mamas Praxis."
„Worauf wartest du, hole es her!" schrie ich sie ungeduldig an.
„Ich weiß doch nicht, wo es ist. Laß es dir doch von Mama selbst zeigen." wehrte sie ab. „Und überhaupt bist du in letzter Zeit auch

ziemlich ätzend. Du schnauzt hier herum wie ein Feldwebel." beschwerte sie sich.

Nur mit Widerwillen erhob sie sich und trabte behäbig aus dem Zimmer, um mir das Foto zu holen. Mit einem Buch in der Hand kehrte sie zurück und legte es mir auf den Schoß.
„Da ist es drin." sagte sie und wandte sich desinteressiert wieder ab.
Ich blätterte die Seiten durch, aber nirgendwo steckte ein Foto dazwischen.
„Hier ist nichts." reklamierte ich.
„Doch. Ich habe es vorhin selbst gesehen." widersprach sie.
Ich blätterte das Buch erneut durch, schüttelte es nach unten hin kräftig durcheinander, aber es fiel nichts heraus.

Elvira grinste etwas überlegen, kam dann heran und blätterte selbst in den Seiten. Endlich schien sie es gefunden zu haben, denn sie schlug das Buch weit auf und strich die Seiten energisch glatt. Danach reichte sie es mir herüber. Ich sah das Bild eines alten Mannes.

„Aber Elvira, das ist Hahnemann." protestierte ich.
Mittlerweile lag sie bäuchlings auf dem Boden, amüsierte sich mit einer Jugendzeitschrift und meinte ganz kühl: „Ja. Das sagte ich doch von Anfang an. Darum verstehe ich auch deine ganze Aufregung nicht."
„Potz Blitz! Du sagtest Hahn, er heißt aber Hahnemann!" wetterte ich erbost.
„Na wenn schon! Hahn, Hahnenfuß, Hahnentritt, Hahnenkamm oder Hahnemann, das tut doch nichts zur Sache. Von Interesse ist doch nur, daß er Mama anbaggert."
„Elvira, der baggert nicht, der tut überhaupt nichts, der lebt ja nicht einmal!"

„Hätt' ich jetzt nicht gedacht." steuerte sie ihren geistreichen Kommentar bei.

„So oft wie der in den Köpfen der Leute herumspukt, kann ich das manchmal auch kaum fassen." pflichtete ich ihr bei.

„Wenn Mama von ihm sprach, hörte sich das jedenfalls immer so an, als ob er quicklebendig wäre und sich eben nur mal schnell Zigaretten holte."

Zermürbt durch dieses aufreibende Gespräch bekam ich alsbald einen weiteren Grund, aus der Fassung zu geraten. Die Sprechstundenhilfe teilte mir während des letzten Patientengesprächs an jenem Vormittag kurz mit, daß eine Arzneimittelvertreterin von Komplex-Dynamex darauf wartete, ganz dringend von mir empfangen zu werden. Während sie mir dies vermittelte, verdrehte sie die Augen und wirkte genervt, was mir als untrügliches Zeichen dafür galt, daß die gemeldete Person ziemlich aufdringlich und nervenaufreibend war.

Ich hatte die wasserstoffblonde Dame in ihrem giftgrünen Kostümchen bereits flüchtig von hinten gesehen, als ich am Wartezimmer vorbeigegangen war. Ihr auffallendes Kleidungsstück schien nicht viel größer als ein Bikini, denn das, was sich bei diesem Ensemble Rock nannte, war im Grunde nur ein aufsehenerregender, um die Hüften gewickelter grüner Strick. Zugegebenermaßen war ich etwas neugierig, wie diese geheimnisvolle Frauensperson wohl von vorne aussehen mochte.

Als ich meinen letzten Patienten verabschiedet hatte, ließ ich das grüne Gewächs kurz hereinbitten, um die Sache möglichst schnell hinter mich zu bringen. Die Sprechstundenhilfe öffnete weit die Tür, und dann sah ich die Besucherin von vorne. Am Rock hatte sich selbstverständlich nichts geändert, denn der war vorne wie hinten gleich kurz und gleich eng. Aber die sogenannte, ebenfalls sehr enganliegende Kostümjacke hatte von hinten wesentlich mehr Stoff gezeigt als von vorne. Diese Jacke war tief dekolletiert, und da, wo normalerweise bei einer anständigen Frau eine Bluse herausspitzen würde, war nur eine ganze Menge nackter Haut zu sehen. Meine Kurzinspektion lief natürlich wesentlich schneller ab, als ich das hier beschreiben kann. Im Grunde erfaßte ich das alles in Bruchteilen einer Sekunde, ehe mich die wirkliche Überraschung fast in die Knie zwang. Erst auf den zweiten Blick erkannte ich sie. Diese Frau mit dem Arzneimittelkoffer war keine andere als Clementine Hofmann.

Als meine Sprechstundenhilfe die Tür hinter sich geschlossen hatte, wollte sich Clementine zur Begrüßung wildkreischend auf mich stürzen, was ich entsetzt und mit aller Kraft abzublocken versuchte. Mit einer Hand hielt ich ihr den Mund zu und mit der anderen wandte ich einen Griff an, den ich vor Jahren bei einem Selbstverteidigungskurs gelernt hatte. Ich mußte mich vehement gegen Clementines stürmische Annäherung wehren und versuchte, mit allerlei gutem Zureden wieder einen akzeptablen Abstand zwischen uns beide zu bringen. Ich drückte sie mit Gewalt auf den Patientenstuhl, während ich ihr immer noch krampfhaft meine Hand vor den Mund hielt. Mit einem wiederholten „Pssssst! Pssssst!" machte ich Anstrengungen, sie zum Schweigen zu bewegen. Als sie zu strampeln aufgehört hatte, ließ ich von ihr ab und ermahnte sie mit erhobenem Zeigefinger zur größtmöglichen Ruhe.

„Ist es wegen deiner geschiedenen Frau?" flüsterte sie.
Ich nickte nur und setzte mich dann ihr gegenüber.
„Wovor hast du Angst, wenn du doch schon geschieden bist?" flüsterte sie wieder.
Da ich nun sicher sein konnte, daß sich unser Gespräch gesittet und formell abspielen würde, sprach ich in der üblichen Lautstärke weiter.

„Ich bin zwar so gut wie geschieden, aber die Sache ist noch nicht endgültig durchgestanden. Wenn meine Frau vorzeitig von unserer Beziehung Wind bekommt, kann sie mir wegen der finanziellen Versorgung große Probleme machen. Außerdem steht mein Ruf und damit meine ganze Existenz auf dem Spiel. Die Menschen hier sind Spießbürger, weißt du. Sie erwarten, daß man sich nach einer Scheidung erst einmal tüchtig abhärmt und die Flügel hängen läßt. Ihr griesgrämiges Naturell möchte graue Haare und Tränen sehen. Sie mögen Herzeleid und Melancholie. Diese Transusen hier verzehren sich richtig nach Situationen, wo Kümmernis und Drangsal vorherrschen. Sie brauchen das Unglück, die Trauer und das Martyrium, verstehst du?"
Clementine schüttelte verständnislos den Kopf.

„Diese verstockten, zugeknöpften und finsteren Menschen sind meine Brötchengeber, deshalb muß ich Rücksicht auf ihre Gefühle nehmen. Wenn ich jetzt wagen sollte, schallend zu lachen und vor Freude zu quietschen, kann ich meine Praxis gleich schließen. Aber wenn erst mal fünf Jahre vergangen sind, gewöhnen sie sich langsam wieder daran, daß ich allmählich neue Kontakte zu Frauen knüpfe."
„Fünf Jahre? Das ist doch nicht dein Ernst! Deine Frau ist doch schließlich nicht gestorben. Und selbst wenn! Nach einem Jahr Trauer wäre sogar das erledigt." widersprach sie mir.
„Du kennst diese Leute hier nicht. Das ist ein eigener, ganz verbohrter, introvertierter Schlag. Gerade was das Trauern angeht, da sind sie unerbittlich."

Clementine war während unseres Gesprächs etwas grün im Gesicht geworden, was sicherlich nicht nur die Abstrahlung ihres eigenartigen und gewagten Bikinikostüms ausmachte. Deshalb ließ ich ihr einen Kaffee bringen und gab mir alle erdenkliche Mühe, meine etwas zu stark ausgefallenen Reaktionen auf Clementines Überfall mit ausgesuchter Höflichkeit und gastfreundschaftlichen Gesten wieder auszugleichen.

„Wenn du mir vorher nur einen Ton gesagt hättest, Clementine!" konnte ich mich trotz meiner massiven Schuldgefühle nicht erwehren, sie zu tadeln.
„Ich wollte dich eben überraschen, Schätzchen. Und damit du mir mehr Zeit widmen kannst, habe ich mir extra die letzten Minuten vor deiner Mittagspause ausgesucht." lispelte sie.
„Das ist wunderbar, aber tu das nicht wieder, zumindest nicht in den nächsten fünf Jahren."
„Ja, ich weiß, diese furchtbaren Leute hier!"

„Wozu die ganze Maskerade mit Komplex-Dynamex?" fragte ich sie, ebenfalls leicht vorwurfsvoll.
„Das ist keine Maskerade, Clemi. Seit einigen Tagen vertrete ich tatsächlich den Arzneimittelkonzern Dynamex."

Clemi? Das war neu für mich. Isabella hatte mich nie so genannt. Sollte ich Clementine jetzt womöglich auch so nennen? Aber dann wußte man zuletzt womöglich nicht mehr, wer wer war.
„Wie kommst du denn plötzlich darauf, Tinchen?"
Beim letzten Wort leuchteten ihre Augen sichtlich auf. Tinchen, das war gut! Die Endung ihres Namens ein bißchen aufgepäppelt, und schon war der Kosename fertig.

„Ich hatte intensive Kontakte zu dieser Firma, weil ich erstens schon beinahe Großabnehmerin dieser unerreichbar guten Produkte war, und weil ich zweitens immens viele Weiterempfehlungen an Kollegen getätigt hatte. Ich war gewissermaßen schon mitten drin in der Werbesache, da machte mir Doktor Frankenstein dieses großzügige Angebot."

„Was hat denn Doktor Frankenstein damit zu tun?" fragte ich erstaunt.
„Ganz einfach! Ihm gehört der Konzern."
„Ich dachte, er sei Arzt!"
„Das ist er auch. Den Konzern hat er nämlich von seinem Vater übernommen." klärte sie mich auf.
„Wie gefällt dir der neue Job?" erkundigte ich mich.
„So recht und schlecht. Mein Traum wäre jedoch, eine Schönheitsfarm zu besitzen."
„Und woran scheitert dieser Traum, Tinchen?" fragte ich und tätschelte ihre Hand.

Das hätte ich nicht tun sollen, denn sie packte mich daraufhin sofort am Arm, sprang vom Stuhl hoch und wollte sich auf meinen Schoß werfen. Abermals folgte so eine groteske Szene wie wenige Minuten zuvor, wo ich mich vor einer mutmaßlichen Vergewaltigung schützen mußte.
„Tinchen," beruhigte ich sie, „ich besuche dich nächstes Wochenende. Da holen wir alles nach. Und über deine Schönheitsfarm sprechen wir dann auch. Einverstanden?"

Sie nickte etwas unwillig, mußte sich aber geschlagen geben. Als weiteren Trost versprach ich ihr, zukünftig allen meinen Patienten eifrig und unermüdlich Komplex-Dynamex zu verschreiben. Das würde nicht nur ihr eine ansehnliche Provision einbringen, sondern meine Patienten auch im Handumdrehen gesünder machen.

KAPITEL 24

An einem gewöhnlichen Wochentag ging ich gegen Mittag wie immer kurz zu Clemens' Praxis hinüber, um der Sprechstundenhilfe einige Rezepte auszuhändigen, die sie später in den Postkasten werfen sollte. Dabei stieg mir ein schwerer, süßlicher Geruch in die Nase, der in meinem Gehirn Alarm schlug. Was war das? Woher kannte ich diesen aufdringlichen Gestank? Ich begann zu grübeln, aber ohne Erfolg. Mir kam einzig und allein ins Bewußtsein, daß ich den merkwürdigen Geruch mit nichts Gutem in Verbindung brachte. Aber ich konnte beim besten Willen nicht sagen, was sich konkret mit dieser aufdringlichen Süße verband.

Als ich schon wieder in meinem Behandlungsraum saß, kam die Erleuchtung. Natürlich, das war das Parfüm, das Clemens verbreitete, als er von seinem Horrortrip bei Doktor Frankenstein zurückkam! Nach dieser Erkenntnis mußte ich gleich noch mal umkehren, um die Situation ein wenig auszukundschaften. Unter einem fadenscheinigen Vorwand kehrte ich also zurück und verwickelte die Sprechstundenhilfe in ein nichtssagendes Gespräch. Waren viele Leute krank? Gab es zur Zeit irgendwelche Kinderkrankheiten? Wie stand es mit Neupatienten? Die mir erteilten Auskünfte waren mager und nicht verwertbar.

„Was riecht denn hier so?" fragte ich irgendwann ganz direkt.
„Ach, da ist eine Arzneimittelvertreterin gekommen. Was allein den Duft und das Make-up anbelangt, würde die Dame besser in eine Parfümerie passen. Aber ansonsten würde ich sie ganz woanders zuordnen."

Diese Aussage hörte sich für meine Ohren recht merkwürdig an, so daß ich mir weitere Informationen einholen wollte. Ich fragte, ob die Dame schon öfter hier war und welchen Eindruck sie machte.

„Ein schreckliches Frauenzimmer! Verrauchte Stimme, gebleichtes Haar, hochhackige Schuhe und ein enganliegendes Lederkostüm in schrillem Grün, dekolletiert bis zum Nabel. Ihr Röckchen ist so kurz, daß es nur aus dem Bund oben und dem Saum unten besteht, dazwischen ist praktisch gar nichts. Sie bewegt sich wie eine Schlange, die gerade Hula-Hoop tanzt. Und sie ist schon eine halbe Ewigkeit da drinnen und hält den Herrn Doktor von der Arbeit ab. Wahrscheinlich wird er mit diesem Flittchen nicht alleine fertig. Eigentlich sollten Sie mal hineinschauen, aber der Herr Doktor hat ausdrücklich verlangt, daß er nicht gestört werden will."

„Wenn er das eigens verlangte, wird er sich schon zu helfen wissen." lachte ich, um damit meine Wut zu überspielen. Dann begab ich mich in die Wohnung, um wie gewöhnlich um diese Zeit das Mittagessen einzunehmen.

Ich war unwahrscheinlich neugierig darauf, selbst einen Blick auf die erwähnte Person werfen zu können. Deshalb setzte ich mich noch nicht zu Tisch, sondern blieb am Fenster des Bügelzimmers stehen, von wo ich einen ungestörten Blick auf den Praxiseingang hatte. Da ich mich auf eine längere Wartezeit einrichtete, nahm ich mir das tragbare Telefon aus dem Wohnzimmer mit und führte in der Zwischenzeit ein Ferngespräch mit Ute. Ich hatte ihre Nummer gewählt, weil sie mir von allen die kurzweiligste Unterhaltung bieten konnte, bis ich endlich einen Blick auf jene obskure Frauengestalt erhaschen konnte.

Plötzlich war es soweit. Die Tür ging auf, und Clemens trat heraus. Galant hielt er die Tür auf und stützte fürsorglich den Arm einer drallen Busenschönheit, die ihre wichtigsten Geschlechtsmerkmale notdürftig und scheinbar auch recht widerwillig hinter ein paar knallfarbenen Textilfleckchen verborgen hatte. Wie ich unschwer erkennen konnte, brachte Clemens die Frau zu ihrem Wagen, wobei er artig und wohlerzogen ihren Arzneimittelkoffer schleppte. Vielleicht traute er ihr nicht zu, daß sie in ihren steilen, abenteuerlichen Absätzen heil dorthin gelangte. Während sie zu einem Cabriolet schritten, legte er sogar seinen freien Arm um ihre Taille. Offensichtlich fühlte er sich unbeobachtet, da dieser Gebäudetrakt weder von der Praxis noch von der Wohnung aus eingesehen werden konnte. Auf dieser Seite des Hauses befanden sich nämlich nur Bad, WC, Sauna und Putzraum, deren Fensterscheiben allesamt mit Mattglas versehen waren. Aber das Bügelzimmer hatte er anscheinend vergessen. Und zu seinem Vorteil kamen um diese Zeit auch keine Patienten mehr, da die Mittagszeit schon längst überschritten war.

Am Wagen angelangt, drückte sie auf die Fernbedienung, um die Schließanlage zu entriegeln. Clemens öffnete wie selbstverständlich den Wagenschlag und stellte ihren Koffer auf den Beifahrersitz. Dann rückte sie sich affektiert in Pose, warf gekünstelt den Kopf in den Nacken und bewegte ihre Rundungen in schlängelnder Art und Weise. Dieser ganzen Ziererei und dem unnatürlichen Gehabe folgte ein gurrendes Lachen, das ich bei seltenen und wilden Hühnerarten während der Balzzeit gehört hatte.

Clemens spreizte sich auseinander wie ein Pfau und riß dann unerwartet mit einem Ruck die ihn offensichtlich betörende Frau in die Arme. Wie eine Anaconda schlängelte sie sich mit Armen und Beinen um ihn herum, während sie den Kopf ganz nah an den seinen drückte. Wahrscheinlich versuchte sie, ihn zu küssen, was wohl aufgrund Clemens' mangelnder Lippenmasse bei einem kläglichen Versuch bleiben dürfte. Ich hatte das früher auch einige Male versucht, und es war mir stets mißlungen. Irgendwie rutschte man da mit seinem Mund aus wie auf dem Glatteis. So jäh und ungestüm dieses einzigartige Schauspiel begonnen hatte, so abrupt und gewaltsam endete es auch. Clemens drückte sie zuerst in einem clever inszenierten Überraschungsmanöver von sich und hob sie dann plötzlich von oben in das offene Cabriolet hinein, ehe sie zu einem zweiten Frontalangriff starten konnte. Dann ließ sie den Wagen an und winkte noch mit unzähligen Kußhändchen heraus, ehe sie von unserem Grundstück aus auf die Straße abbog.

Mein Herz pochte wie verrückt, und als ich in den Spiegel blickte, hatte ich ein stark gerötetes Gesicht. So gut es ging, kühlte ich meine Wangen mit Leitungswasser, und begab mich erst dann ins Eßzimmer, als ich wieder etwas gediegener und ruhiger wirkte. Clemens war immer noch nicht da. Vielleicht nahm ihn das Reinigungszeremoniell noch in Anspruch. Es war auch besser, wenn er sich zuerst noch die Hände wusch, nachdem er so in die vollen gelangt hatte. Ich konnte mich nicht ruhig hinsetzen, sondern mußte unentwegt auf und abschreiten, denn in mir kochte es gewaltig. Na warte, Clemens!

Endlich kam er angetrabt und ließ sich träge auf seinen angestammten Eßplatz fallen. Verbissen setzte ich mich dazu, während ich immer noch überlegte, mit welcher Waffe ich den Kampf eröffnen sollte. Er nahm nur einen Schluck aus seinem Wasserglas und wartete wie gewohnt mit verschränkten Armen, bis ich ihn bediente. Aber ich füllte nur meinen Teller und begann danach gleich zu essen. Clemens war aufgrund dieser Besonderheit zunächst sprachlos.

„Bekomme ich heute nichts?" fragte er gereizt.
„Du hattest doch schon!"
„Wie? Was? Wann?"
„Zumindest hattest du bereits eine Vorspeise."

Da er mich verständnislos anblickte, ergänzte ich: „Vorhin auf dem Parkplatz."
„Öh, öh, öh." stammelte er.
Wenn er überrumpelt wurde, reichte es stets nur dazu. Dann konnte er nicht einmal mehr sein saublödes Papperlapapp sagen.
„Na, da hast du vielleicht ein nettes Mäuschen aufgegabelt! Ist sie im liegenden Gewerbe tätig?" fragte ich gehässig.
„Das war eine Arzneimittelvertreterin." erklärte er.
„Und weil du dem Konzern deine Dankbarkeit zeigen willst, bist du so leidenschaftlich über diese Schnepfe hergefallen?"
„Ich bin gestolpert." verteidigte er sich.
„Und dabei bist du mit der Hand in ihren Ausschnitt gerutscht, oder?"
„Vielleicht. Ich habe davon jedenfalls gar nichts bemerkt."
„Daß sie dich umarmt und geküßt hat, ist dir dann sicherlich auch entgangen." sagte ich sarkastisch.
„Sie ist mit ihren hohen Absätzen gestolpert, und ich habe sie festgehalten. Dabei hat sie sich womöglich an mich geklammert. Das war ein Reflex, verstehst du."
„Das ist auch einer!" schrie ich, gab ihm eine schallende Ohrfeige und sauste hinaus, denn an Essen war bei mir jetzt überhaupt nicht mehr zu denken.

Immer wenn ich eine Riesenwut auf Clemens hatte, mußte ich das Zimmer verlassen, weil ich mich sonst in Raserei auf ihn gestürzt hätte. Diesmal war mein Abgang ein bißchen zu spät erfolgt, aber ich war weit davon entfernt, diesen Ausrutscher zu bereuen. Immerhin hatte ich Schlimmeres verhindert, indem ich unmittelbar nach der Ohrfeige schnell das Weite gesucht hatte. Nun rannte ich mit Riesenschritten draußen im Freien herum und ärgerte mich wie immer, daß ich geflüchtet war. Ich hätte Clemens in meinem Zorn alles mögliche hinschleudern sollen, anstatt abzuhauen. Das hätte mich sicherlich erleichtert. So erging es mir nun schon seit Jahren. Zuerst mußte ich raus, und wenn ich gegangen war, fielen mir hinterher die besten Trümpfe aus dem Ärmel. Wie so oft grübelte ich, ob ich nicht einfach wieder zu Clemens hineingehen und meinem Ärger freien Lauf lassen sollte. Natürlich, ich mußte hinein! So konnte es nicht mehr länger weitergehen!

Grimmig stampfte ich wieder ins Haus und überrumpelte Clemens, der es tatsächlich wagte, genüßlich das Mittagessen einzunehmen, als wäre nichts geschehen.

„Jetzt wird mir alles klar, Clemens. Der Champagner im Hotel, das Romantik-Restaurant und dein ausgemergelter Zustand nach dem Seminar."
„Du hast mich geschlagen!" rief er theatralisch aus.
„Ich bereue es - " sagte ich, und wurde dabei von ihm unterbrochen.
„Zu spät! Zu spät!" wehrte er ab.
„Laß mich doch ausreden! Ich bereue es, daß ich dir nicht schon damals eine Tracht Prügel verpaßt habe.
„Deine Ohrfeige allein ergibt schon einen ausreichenden Scheidungsgrund, Isabella!" wollte er mir drohen.
„Gott sei Dank! Jetzt haben wir wenigstens etwas Handfestes." rief ich erleichtert aus und mußte dabei sogar ein wenig kichern.
„Was bist du nur für eine rabiate, proletarische Frau!"

„Richtig, Clemens! Und diese rabiate, proletarische Frau geht noch heute zum Anwalt, um sich scheiden zu lassen. Du bist ein hundsgemeiner Lump und Betrüger! Mit dir will ich nichts mehr zu tun haben!" schrie ich ihn an und spürte, wie meine Wangen abermals ziemlich heiß wurden.

„Bitte, tu das!" seufzte er pathetisch. „Ich habe nämlich auch keine Lust, mich weiterhin von dir verdreschen zu lassen."

Innerlich amüsierte ich mich darüber, wie Clemens eine einzelne Ohrfeige hochspielte. Demnächst würde er wahrscheinlich noch behaupten, ich hätte ihn grün und blau geprügelt, gefoltert und sonstwie mißhandelt.

„Jetzt fällt dir die Trennung leichter." sagte ich. „In diesem zweifelhaften Weib hast du nun anscheinend dein Ähnlichkeitsprinzip gefunden."

„Laß Clementine aus dem Spiel! Sie ist eine fabelhafte, phänomenale Frau!" verteidigte er sie.

„Habe ich richtig gehört? Sie heißt Clementine? Das ist ja vortrefflich!" lachte ich und fuhr dann poetisch weiter:

„Clemens und Clementine,
Banane und Apfelsine,
Stenz und Konkubine."

Mehr fiel mir im Moment nicht dazu ein. Außerdem hatte ich noch einige Termine am Nachmittag, und deshalb wollte ich noch vorher mit einem Rechtsanwalt sprechen. Ich überlegte fieberhaft, wohin ich mich wenden sollte. Da kam mir schlagartig in den Sinn, daß Droschkos Schwester Anwältin war. Vielleicht konnte ich mir von dort entsprechende Ratschläge einholen, was als erstes zu tun war.

Nach mehrmaligem Läuten hob Droschko das Telefon ab. Ich hatte seine Stimme schon lange nicht mehr gehört und ihn noch länger nicht mehr getroffen. Jetzt war meine Freude um so größer, mit ihm endlich wieder einmal sprechen zu können. Auch er schien über meinen Anruf angenehm überrascht zu sein, denn seine Stimme klang sehr fröhlich. Wie er mir mitteilte, hatte ich Glück gehabt, denn er war erst einen Tag zuvor von seiner Reise zurückgekehrt. Obwohl es viel zu erzählen gegeben hätte, mußte ich mich kurz fassen, da ich sonst mit meinen Terminen in Schwierigkeiten gekommen wäre. So erfreut er sich anfangs angehört hatte, so enttäuscht klang er, als ich ihm mitteilte, daß ich mir seinen Reisebericht gerne ein anderes Mal anhören würde. Aber er zeigte dennoch Verständnis für meine Zeitnot und übergab mir mit vielen guten Wünschen und Empfehlungen die Telefonnummer seiner Schwester Alexandra, die in Regensburg lebte.

Da ich mich auf Droschkos Empfehlung berufen konnte, stellte die Sekretärin der Anwaltskanzlei mein Telefonat gleich direkt zu Alexandra durch. Erwartungsgemäß war Alexandra sehr freundlich und hatte Verständnis dafür, daß ich in meiner Situation dringend einer telefonischen Beratung bedurfte. Selbstverständlich ließ ich mir auch einen persönlichen Termin bei ihr geben, den ich allerdings erst in einigen Wochen wahrnehmen konnte. Sie empfahl mir dringend, zwischen Clemens und mir eine klare Trennung von Tisch und Bett zu veranlassen, ehe weitere Formalitäten folgen konnten. Wo sollte ich hin? Was wurde aus Iris und Elvira? Würde mein Geld ausreichen? Von Clemens würde ich vor der Scheidung keine müde Mark sehen, das war mir klar. Wie sollte ich vorgehen? Vielleicht würde sogar er ausziehen, wenn ich es nur schlau genug anstellte.

KAPITEL 25

Hatte mich Clementines unangemeldeter und unerwarteter Besuch schon ziemlich irritiert, so brachte mich das Getue, das Isabella deswegen veranstaltete, total aus dem Konzept. Isabella hatte es in ihrer animalischen Veranlagung anscheinend irgendwie gerochen, daß die Konkurrenz im Hause war, weshalb sie sich heimtückisch und hinterhältig auf die Lauer gelegt hatte. Anstatt frank und frei in die Praxis zu kommen und sich unserem Besuch anständig vorzustellen, hatte Isabella es bevorzugt, sich irgendwo grollend ins Gebüsch zu schlagen, um an jenem geheimen Platz wütend und haßerfüllt auf ihre Nebenbuhlerin zu warten. Da ich Clementine zum Abschied bis zu ihrem Wagen begleitet hatte, wollte Isabella angeblich gesehen haben, wie wir uns dort innig umarmten und küßten. Das waren natürlich weitgehend nur Hirngespinste und durch Lufspiegelung hervorgerufene Sinnestäuschungen, denn in meinem ureigenen Zuhause hätte ich es nie und nimmer gewagt, Clementine auch nur mit einem Stöckchen anzufassen.

Isabella wollte anderes gesehen haben, was für Phantasten, Traumtänzer und Wolkenschieber keine Besonderheit darstellt. Jedenfalls nahm Isabella dieses Trugbild zum willkommenen Anlaß, mich in einem ganz und gar wehrlosen Moment brutal zu schlagen. Wie das typisch für alle Schläger und Rabauken ist, tat ihr hinterher dieser skandalöse Zwischenfall wieder außerordentlich leid, was mich allerdings gänzlich unbeeindruckt ließ. Das Aberwitzigste an der ganzen Angelegenheit war jedoch, daß ausgerechnet Isabella danach von Scheidung sprach, obwohl ich dazu wesentlich mehr Grund gehabt hätte. Sie spielte plötzlich die betrogene Ehefrau, die das furchtbare Schicksal erleiden mußte, mit einem Barbar und Wüstling unter einem Dach zu leben.

Wäre es Isabella möglich gewesen, bei solchen Geschehnissen auf ihren leider nicht besonders ausgebildeten Verstand zurückzugreifen, so hätte mir das im Laufe der Jahre sehr viel Geld und Nervenkraft ersparen können. Aber in ihrer Triebhaftigkeit, Emotionalität und irrationalen Erregung schaltete sie sofort einen Rechtsanwalt ein, oder besser gesagt, eine Rechtsanwältin. Hätte sich bei einem solchermaßen gearteten Kontakt jemals auf dieser Welt etwas Vernünftiges ergeben, so wäre diese wohl einzigartige Sensation sicherlich wie ein Lauffeuer um die ganze Erdkugel gegangen. So aber war der Fall quasi schon gelaufen. Wenn Frauen sich - egal wie und wo auch immer - summierten, so wurde durch diese Verbindung einzig nur die Quantität gesteigert, wohingegen die Qualität im gleichen Verhältnis abnahm. Wenn eine Frau beispielsweise entsetzt und aufgeregt eine Spinne sah und zu schreien begann, konnte sie von einer dazukommenden zweiten Frau unter keinen Umständen zur Vernunft gebracht werden. Im Gegenteil, sie quietschen, kreischen, johlten zusammen und schrien Zeter und Mordio. Und ganz genauso war es auch, als Isabella ihre Anwältin eingeschaltet hatte. Zu meinem Leidwesen bliesen die beiden Frauen ins gleiche Horn. Und bei dem letzten Schlagwort wurde mir sowieso immer hundeübel.

Mit Schrecken stellte ich mir vor, was alleine die Scheidungsangelegenheit kosten würde, von der Versorgungsfrage ganz abgesehen. Die Rechtsanwälte würden mir auf den Zahn fühlen, was bei mir alles zu holen war. Das Gericht würde sich einklinken und vermutlich auch lange Zähne bekommen. Selbst wenn ich meine Zähne zusammenbiß und dieser ganzen Meute die Zähne zeigte, würde letztlich der zermürbende Zahn der Zeit an mir nagen. Isabella würde mit Argumenten und Beweisen bis an die Zähne bewaffnet sein und sicherlich auch einen ganz schönen Zahn draufhaben, um die Sache Hofmann gegen Hofmann schnellstens durchzudrücken. Natürlich würde sie der Justiz nicht vorenthalten wollen, daß ich mir zu meinem Vergnügen einen ziemlich steilen Zahn angelacht hatte. Und am Ende würde ich mir an dieser Scheidung tatsächlich die Zähne ausbeißen. Wenn das Ganze durchgestanden war, reichte mein restliches Vermögen womöglich nicht einmal mehr für einen hohlen Zahn. Da war es schon als ein außerordentliches Glück anzusehen, daß ich wenigstens einen guten Zahnarzt kannte!

Mir mußte schnell etwas einfallen, um das Schlimmste zu verhindern. Sollte Isabella nach erfolgter Scheidung auch noch ein Großteil meines Vermögens zufallen, dann wäre ich restlos ruiniert! Nur deshalb war es wichtig, Isabella durch Beschwichtigungen aller Art von ihrer Idee der Scheidung wieder abzubringen. Zwar wollte ich mir Isabella lieber noch heute als morgen vom Halse schaffen, aber natürlich ohne ihr ein Ränzchen mit Geldscheinen zu schnüren. Vielleicht sah mein künftiges Leben so aus, daß ich der mangelhaften und nutzlosen Gemeinschaft mit Isabella immer mehr ausweichen konnte, während ich hoffnungsfroh einem gewinnbringenden Kontakt mit Clementine entgegenblicken konnte?

Meinen außerordentlichen Überredungskünsten ist es letztlich zuzuschreiben, daß ich Isabella dazu bewegen konnte, unserer Ehe nicht offiziell den Garaus zu machen. Nachdem ich fünf Stunden auf sie eingeredet hatte, war zuletzt auch sie überzeugt, daß wir unsere Reibereien und Uneinigkeiten zuerst einmal auf privater Basis regeln sollten. Isabella versprach mir am Ende unseres Gesprächs hoch und heilig, mit einer Scheidungsklage solange zu warten, bis für sie die Situation tatsächlich unerträglich geworden war. Und bis dahin hatte ich offensichtlich noch eine ganze Menge Zeit und Spielraum.

Um zu Isabella schnellstens größtmögliche Distanz zu gewinnen, ging ich an den folgenden Wochenenden auf bedeutsame Fortbildungsseminare. Das heißt, die Seminare gab es nur für Isabella, aber in Wirklichkeit verbrachte ich meine Zeit mit dem Allerbesten, was ich mir vorstellen konnte, nämlich mit Clementine. Diese bestrikkende und reizende Frau war für mich wie eine Droge. Ich unterlag ihren Zauberkünsten und fühlte mich in ihrer Anwesenheit wie im siebten Himmel. Nur ihre Gegenwart alleine brachte es fertig, mich von Grund auf zu verhexen.

Während ich früher für Blumen sowohl geistig als auch materiell nie viel übrig hatte, weil jene genauso unerschwinglich wie vergänglich waren, so ließ ich nun Clementine ein sündteures Bouquet nach dem anderen anliefern. Zwischen Isabella und Clementine bestand ein so riesiger Kontrast, daß ich mich den beiden Frauen gegenüber, ob ich nun wollte oder nicht, komplett unterschiedlich verhalten mußte. Während Isabella soviel Kleidung besaß, daß die Schränke davon überquollen, schien Clementine damit nur ärmlich ausgestattet zu sein. Wann immer ich kam, hatte sie kaum etwas an. Und wenn sie doch etwas Textiles an sich trug, war es zu klein, zu eng oder sonstwie notdürftig geraten. Aus diesem Grund fuhr ich nun des öfteren in Boutiquen und kaufte verführerische Kleider, Negligés und Dessous aus reiner Seide, die ich Clementine bei meinen wöchentlichen Besuchen mitzubringen pflegte.

Wann immer die einzigartige und märchenhafte Clementine Durst hatte, wollte ich ihr kein ordinäres Tafelwasser zumuten, sondern ein Getränk, das der besonderen und exklusiven Situation angemessen war. Deshalb ließ ich gleich mehrere Kisten des allerbesten Champagners, den ich in renommierten Feinkostläden ausgesucht hatte, zu Clementines Wohnung bringen. Das war weder Verschwendung noch Übertreibung, denn die imposante Clementine wußte meisterhaft mit diesem vornehmen Getränk umzugehen. Schon alleine wie sie die feine Champagner-Flöte berührte, war eine delikate Augenweide für mich. Mit ihren zarten Fingern ergriff sie das schlanke Glas am unteren Ende des Stiels und führte es sich galant und graziös an ihre betörenden und berückenden Lippen, die trotz aller Weichheit und Sanftheit prall wie eine liebliche Blütenknospe waren. Dem konnte ich nur das Bild entgegenhalten, wie grob und energisch Isabella in einer solchen Situation zugepackt und sich stillos das köstliche Naß in ihren Rand geschüttet hätte. Vielleicht hätte sie mit ihrer derben Hand gar das zarte Glas zwischen den Fingern zerquetscht!

Um Clementine eine Freude zu machen, betrat ich sogar eine Parfümerie. Dort beschlich mich schon nach kürzester Zeit das unangenehme Gefühl, daß allein beim Anblick der edlen Dufttröpfchen meine Brieftasche jämmerlich in sich zusammenschrumpfte. Dennoch übersprang ich erstmals in meinem Leben diese heikle Hemmschwelle und kaufte ohne Reue exquisite Parfums, wertvolle Öle und duftende Schaumbäder. Danach schwelgte ich mit der entzückenden Clementine gemütlich im herrlichen Schaumbad und trank mit ihr solange perlenden Champagner, bis alles in mir sinnenfreudig zu prickeln begann. Bei Isabella wäre mir das nie im Traum eingefallen. Die kam stets so verdreckt und verstaubt aus dem Garten, daß ich mich niemals und unter keinen Umständen mit ihr ins selbe Badewasser gesetzt hätte. Ich war doch schließlich kein Nilpferd, das sich genießerisch in trüben Tümpeln suhlte!

Während Isabellas Haut rauh wie ein Reibeisen war, hatte Clementine die zarteste Haut, die ich jemals berührt hatte. Gegen diese samtweiche Haut war sogar ein Pfirsich wie eine grobe Raspel. Damit mein bezauberndes Tinchen nicht unnötig zwischen Bett und Kühlschrank hin- und herlaufen mußte, ließ ich uns sämtliche Mahlzeiten fix und fertig von Feinkost Fliege anliefern. Danach fütterte ich mein Tinchen löffelweise mit Kaviar, denn meiner Meinung nach war es für sie schon anstrengend genug, dauernd das Sektglas in den zierlichen und zerbrechlichen Händen zu halten. Ja, ich sprang sogar über meinen Schatten und suchte einen bekannten Juwelier auf, um für die schlanken Finger meiner Geliebten einen kostbaren Diamantring zu erstehen. Es fiel mir richtig schwer, ihr nicht den allergrößten, klobigsten und teuersten Diamanten zu kaufen. Aber ich mußte immerhin noch miteinkalkulieren, daß Tinchen diesen Mordsring an ihrem süßen, grazilen Fingerchen auch herumschleppen mußte. Und eine Schinderei wollte ich ihr nun wirklich nicht zumuten. Mein Gott, der gleiche Ring an Isabellas Finger! Nicht auszudenken, wie das ausgesehen hätte! Das wäre ungefähr so eindrucksvoll zur Geltung gekommen, als ob ich einer Blutwurst ein Diadem aufgesetzt hätte.

Gegen Isabella war Tinchen schlank wie eine Grazie. Wenn sie mit ihren hohen Absätzen leichtfüßig neben mir dahintrippelte, hatte ich unentwegt das Gefühl, sie mit meinem starken Arm beschützend halten zu müssen, weil sie sonst womöglich in die Lüfte entschwebt wäre. War ich dagegen früher mit Isabella Seite an Seite gegangen, dann war sie breit und plump ausgeschritten und hatte mit ihren klobigen Füßen so kräftig in den Boden gestampft, daß sie dabei Fußabdrücke hinterließ, die einem Büffel alle Ehre gemacht hätten.

Mein adrettes und faszinierendes Tinchen konnte mich eines Tages soweit umgarnen und becircen, daß ich mit ihr sogar zum Tanzen ausging. Isabella hatte ich diesen unsinnigen Wunsch immer abgeschlagen, weil es mir affig erschienen war, sich durch dermaßen alberne Bewegungen der Öffentlichkeit zur Schau zu stellen. Was sollte ich in dämlichen Schritten auf einem Podium hin- und herhampeln und lachhafte Drehungen ausführen, die einer Balz gleichkamen! Und weshalb sollte ich mich an dem aufgenötigten und unwillkürlichen Rhythmus von klimpernden, schlagenden und tutenden Musikanten und plärrenden Sängern orientieren? Mir schien es für einen gebildeten und anständigen Menschen unvertretbar und unentschuldbar, sich so töricht zu benehmen. Darüber hinaus wäre es für mich auf alle Fälle effizienter gewesen, gleich zu einem anständigen Konditionstraining zu gehen, anstatt einen undirigierbaren Block wie Isabella auf der Tanzfläche herumzuschieben. Aber bei Tinchen war alles anders. Mit Tinchen im Arm sauste ich aufgestachelt durch den Rhythmus der Musik übers Parkett. Wie eine zweite Haut schmiegte sich diese wunderbare Frau an mich und war so leicht zu führen, so daß ich manchmal schon dachte, ich hätte meine Liebste irgendwo in dem Getümmel der Tanzenden verloren. Der einzige Nachteil von Tinchens Anschmiegsamkeit war, daß ich sie anfangs nicht einmal unter der größten Anstrengung von meinem Körper wegzuhalten vermochte. Vergeblich versuchte ich, sie Pirouetten drehen zu lassen, was wegen ihrer mangelnden Schwerkraft unmöglich war, da sie meinem Kraftaufgebot keinen Widerstand entgegensetzen konnte. Erst als ich ihr nahelegte, sich schwer zu machen, konnte ich sie in hohem Bogen wie einen Bumerang von mir werfen, um sie sofort wieder leidenschaftlich aufzufangen.

Irgendwann schaffte Tinchen sogar das, was ich bisher für schier unmöglich gehalten hatte. Ich ging ins Reisebüro und buchte für uns beide eine Flugreise nach Hawaii. Dafür wollte ich mir sogar Urlaub nehmen, den ich ab sofort auch so benannte. Lediglich Isabella gegenüber war ich dabei sehr vorsichtig, denn jener gegenüber gab ich diese eingeplanten Freiwochen als Exerzitien an, die ich angeblich in kompletter Abgeschiedenheit in einem strengen Kloster verbringen würde. Isabella hielt das für eine sehr gute Idee und meinte, daß ich in der Stille am besten in mich gehen und zu mir selbst finden könnte. Zu mir selbst finden! Was sollte ich denn bei mir finden?! In mich gehen! Wozu denn das?! Im Gegenteil, ich würde ganz aus mir herausgehen und deshalb völlig außer mir sein! Ganz aus dem Häuschen würde ich geraten, wenn ich mit meinem umwerfenden Tinchen, einzig mit Blumengirlanden bekleidet, am Palmenstrand lag. Dort würde ich Tinchens betörende Haut mit aromatischem Kokosnußöl einreiben und von der Sonne braun rösten lassen, bis sie so knusprig war, daß ich um die Verlockung des Hineinbeißens schließlich eine mörderische Zerreißprobe bestehen mußte. Aber bis dahin mußten noch einige Monate der Vorfreude, des Wartens und Sehnens vergehen, denn ich hatte auf lange Sicht vorgebucht.

Mein Tinchen war jedesmal außer sich vor Freude und bedankte sich auf ihre ganz spezielle Weise für meine zahlreichen Aufmerksamkeiten. Was war schon Geld gegen all die Freuden und Genüsse, wie sie mir Tinchen zu bieten hatte? Außerdem war Tinchen viel zu bescheiden, als daß sie so viele Geschenke auf Dauer hätte annehmen wollen. Immer wieder wies sie mich darauf hin, mein Geld zu sparen, da es dann immens wichtig werden würde, sobald sie ihre Schönheitsfarm eröffnen wollte. Mir schienen ihre beruflichen Pläne sowohl sehr vernünftig als auch raffiniert, weswegen ich meine ganze Macht aufbieten wollte, um Tinchen bei ihren großartigen und imponierenden Ideen zu unterstützen.

Wir beabsichtigten, in Kürze ein größeres Objekt am Schliersee zu kaufen und dort für Tinchen ein Schönheitsinstitut zu eröffnen. Ich wollte dabei finanziell tief einsteigen, was für mich gleichzeitig eine hervorragende finanzielle Absicherung bedeutete. Tinchen hatte die rührende Absicht, mich dort als sogenannten Privatarzt für ihre Kundinnen anzustellen. Sie meinte nämlich, daß der Betrieb mehr als genug abwerfen würde, so daß wir beide ein stattliches Einkommen hätten. Die finanzielle Beteiligung an dem vielversprechenden Vorhaben sagte mir sehr zu, und auch von meiner Zukunft als Arzt für Schönheitsfragen hielt ich enorm viel.

KAPITEL 26

Clemens bekniete mich förmlich, mit der Scheidung noch zu warten, während er einer formlosen räumlichen und zeitlichen Trennung nichts in den Weg legen wollte. In seiner Trennungsabsicht vermutete ich natürlich eine gehörige Portion Eigeninteresse, nachdem ich den spektakulären Auftritt seiner Geliebten beobachtet hatte. Selbstverständlich dachte ich nicht im Traum daran, Clemens durch meinen widerstandslosen Abgang das Leben zu versüßen und dieser Strichbiene kampflos das Feld zu räumen. Deswegen stimmte ich einer Trennung ohne vorläufige Scheidung nur unter der Bedingung zu, daß keine dritte Person im Spiel sein durfte. Sobald er sein himmelschreiendes Verhältnis fortsetzte oder womöglich sogar ausweitete, würde ich augenblicklich ohne Rücksicht die Scheidung durchziehen. Selbstverständlich würde ich eine Scheidung auch dann in die Wege leiten, sobald ich mich irgendwann wieder neu zu binden gedachte, was jedoch im Moment überhaupt nicht zur Debatte stand.

„Wohin willst du denn ziehen?" fragte mich Clemens.
„Ich?" fragte ich ganz entsetzt, da ich ja schwer vermutet hatte, daß er sich demnächst absetzen und zu seiner entsetzlichen grünen Mamba gehen würde.
„Natürlich du, Isabella! Wer denn sonst? Oder meinst du etwa, daß ich...? Ausgeschlossen! Ich bleibe hier!" rief er aus, als ob er bereits verstanden hätte, worum es mir ging.
„Ich ziehe jedenfalls nirgendwo hin." klärte ich ihn ganz ruhig auf.
„Ich auch nicht." schrie Clemens.
„Dann müssen wir russisches Roulett spielen. Und wer übrigbleibt, kann den Kopf des anderen an die Hauswand - "
„Isabella! Bist du noch bei Sinnen? So etwas sagt man nicht!" stammelte er fassungslos.

„Aber du denkst es die ganze Zeit."
„Das ist eine unverschämte Behauptung! Nie im Leben würde ich mich oder mein Haus mit so einer Trophäe schmücken. Aber wer weiß, vielleicht ein Skalp - "
„Du Unmensch! Du Rohling! Du Scheusal! Du, du, du - Bluthund!"
„Was ist an einem Skalpell so schlimm?" fragte er mich verständnislos, worauf ich mich wieder etwas beruhigte.

„Das Haus ist so groß, daß wir mit Leichtigkeit alle beide darin leben können. Wir müssen es nur entsprechend aufteilen." kam ich wieder auf unser ursprüngliches Thema zurück.
„Dann gehst du ins obere Stockwerk und ich bleibe unten." kam die Antwort unerwartet schnell.
„Nein, auf gar keinen Fall. Wenn ich oben bin, fehlt mir der Zugang und die Nähe zum Garten." widersprach ich sofort.
„Dann gehst du nach unten, aber übernimmst dafür den gesamten Garten!"
„Sonst noch was!" reklamierte ich. „Du oben und ich unten! Diese Unterdrückung hatte ich doch während der ganzen Ehejahre. Du bekommst von mir keinen Vorteil mehr. Das würde dir so passen, daß du mir vom Obergeschoß aus auf meinem Kopf herumtrampelst! Außerdem kannst du mir mit deinem vergifteten Garten vom Leib bleiben! Mir reichen schon die Patienten, die komplett verseucht und vergiftet von deiner Praxis zu mir abgewandert sind!"
„Dann überleg dir, was du willst. Ich bin kompromißbereit, aber ich werde dieses Haus unter keinen Umständen verlassen." beharrte Clemens auf seiner anfänglichen Version.

Kompromißbereit? Wieso denn das? Das hatte es doch noch nie gegeben. Irgendwie konnte ich mich des Eindrucks nicht erwehren, daß er mich liebend gerne auf der Stelle los gehabt hätte. Das nahm ich ihm ziemlich übel, obwohl es mir umgekehrt nicht viel anders er-

ging. Für mich gab es nichts Vordringlicheres und auch nichts Verlockenderes, als diesen protzigen Gockel endlich auf gebührlicher Distanz zu wissen.
„Egal, wie wir uns letztlich einigen, Clemens! Wenn du dich mit deiner grünen Mamba erwischen läßt, bedeutet das die Scheidung und die Zahlung von sehr, sehr viel Unterhalt für mich und die Kinder!" mußte ich ihn warnen, weil er meiner Meinung nach nichts anderes mehr im Sinn hatte.
„Grüne Mamba? Du meinst doch damit nicht etwa Clementine?"
Er hatte vor Zorn einen roten Kopf bekommen. Wie mächtig er sich doch für dieses skandalöse Weib ins Zeug legte!
„Mir erscheint sie wie die Schlange im Paradies, die sich um dich windet und dir zuletzt die Luft abdrückt."
„Da muß ich im Religionsunterricht glatt etwas übersehen haben!" rief er aus. „Außerdem darfst du doch dein eigenes Problem nicht in andere hineindeuten, Isabella. Du hast es ganz genauso gemacht, wie du es jetzt Clementine in die Schuhe schieben willst. Aber nicht jede Frau muß so berechnend handeln wie du."

„Anstatt darüber zu streiten, sollten wir lieber das Trennungsthema besprechen. Übrigens will Elvira im Falle der Trennung zu dir." sagte ich. „Ein lockeres Junggesellenleben dürfte dir somit schwer fallen."
„Was will sie denn bei mir?" rief er bestürzt aus, während ihm die Röte ganz akut aus dem Gesicht wich.
„Leben."
„Aber warum ausgerechnet bei mir? Ich kann nicht kochen, nicht waschen, nicht bügeln."
„Das ist auch nicht die Aufgabe eines Vaters." bemerkte ich trocken.
„Aber was verspricht sie sich davon?" wollte er wissen.
„Frag sie am besten selbst, Clemens."
„Das ist sicherlich nur ein pubertäres Gehabe." meinte er.

„Macht nichts. Sie kann jederzeit wieder zu mir zurück, wenn sie mit dir nicht mehr zurechtkommt." bot ich mich an.
„Aber muß man denn dieser Laune nachgeben? Wir könnten doch ganz einfach sagen, daß sie zu dir gehen muß, Isabella."
„Sag du es ihr. Ich halte mich da heraus."
„Du machst es dir wieder sehr einfach." warf er mir gekränkt vor.
„So einfach, wie du es dir schon seit vierzehn Jahren machst."
Clemens begann nervös hin- und herzugehen, zu räuspern und zu hüsteln, was ein Zeichen seiner besonderen Ratlosigkeit war.
„Aber was soll ich tun, wenn Elvira eine Mutter braucht?" fragte er geistreich.
„Dann schickst du sie einfach zu mir."
„Aber wohin?"
„Dahin, wo ich eben gerade bin."
„Und wo bist du?"
Seine Fragen wurden jetzt immer eindringlicher und gleichzeitig auch dümmer.

„Noch vor wenigen Minuten war davon die Rede, daß wir alle in diesem Haus weiterleben."
„Aber eine Lösung dafür hatte sich bisher nicht angeboten." stellte er fest.
„Es gibt noch eine. Wenn wir nicht übereinander leben wollen, müssen wir es eben nebeneinander versuchen."
„Das haben wir auch schon vierzehn Jahre lang erfolglos und vergeblich versucht." kommentierte er gelangweilt meine brillante Idee.
„Aber nicht genauso, wie ich es meine. Wir ziehen eine Mauer quer durch das Haus, dann lebt quasi jeder von uns in der Hälfte eines Doppelhauses."
„Du hast keine Ahnung davon, was das wieder kostet!" kam sein üblicher Einwand.

„Eine Scheidung kostet dich noch viel mehr. Und dann ist die Wohnungsfrage auch noch nicht gelöst. Das kommt dann noch hinzu." drohte ich ihm.
„Gütiger Himmel! Viel Lärm, viel Dreck, viel Geld!" jammerte er.
„Du kannst es umgehen, indem du ausziehst." schlug ich ihm zur Abwechslung noch einmal vor.
„Kommt nicht in Frage! Nein, nein, nein!"
„Dann bleibt es bei Lärm und Dreck." konstatierte ich.
„Und Geld." mußte er natürlich hinzusetzen.

„Meine Praxis und meine Gartenhälfte ist dort drüben. Also bewohne ich die Ostseite, und du bekommst die Westseite." ordnete ich dominant an.
„Wir haben nur eine Treppe." stellte Clemens wie elektrisiert fest.
„Es gibt Betriebe, die betreiben Treppenbau und warten auf Aufträge." gab ich ihm zu bedenken.
„Die können von mir aus noch lange warten." sagte er griesgrämig.
„Wir können das Haus nur teilen, wenn wir zwei getrennte Aufgänge haben."
„Ich brauche keinen. Nimm du die Treppe."
„Willst du künftig mit der Leiter im oberen Stockwerk ein- und ausgehen?" lachte ich.
„Das nicht. Aber ich könnte mir an der Nordseite einen Erdhügel anhäufen lassen, der so hoch ist, daß die jetzige Balkontür zur Haustür für meine neue Wohnung wird."
Clemens' Einfallsreichtum war geradezu unerschöpflich, wenn es um finanzielle Einsparungen ging.
„Das wird bestimmt sehr, sehr hübsch aussehen! Ein Pfusch ohnegleichen dem Geld zuliebe." bemäkelte ich.
„Einer muß ja sparen. Wer sonst, wenn nicht ich?" seufzte er.
Daraufhin sagte ich nur: „Zum ganz emsigen und beflissenen Sparen bietet sich zum Beispiel ein gewisses Romantik-Restaurant an."

Endlich war Schweigen. Ich drehte mich um und ging geradewegs zum Telefon, um eine hier ansässige Baufirma anzurufen.

Einige Tage später kam ein Ingenieur von der Firma Mörtelmeier, der unser Haus von unten bis oben genauestens inspizierte und sich eifrig Notizen machte. Wieder wenige Tage danach kam er mit einer Gruppe von Bauleuten, um sämtliche Einzelheiten zu besprechen. Irgendwann kam dann auch das Kostenangebot, an dem Clemens natürlich wieder allerlei wegen der angeblich zu hoch angesetzten Kalkulationen zu bemängeln und zu kritisieren hatte. Wie er meinte, wollte er selbst diverse Arbeiten schneller, sachgemäßer und noch dazu kostengünstiger ausführen als die Fachleute. Darüber mußte ich nur lächeln, denn Clemens hatte keinerlei handwerkliches Geschick. Vielmehr war er so linkisch, daß er nicht einmal wußte, wie man einen Ziegelstein in die Hand nimmt. Nach langen Diskussionen konnte ich drei Wochen später die Angelegenheit erst einmal absegnen und der Firma Mörtelmeier den Auftrag zum Hausumbau erteilen. Der zuständige Bauleiter teilte mir mit, daß mit der Umbaumaßnahme sobald wie möglich begonnen werden sollte.

Elvira und Iris wurden von Anfang an in unser Vorhaben eingeweiht, denn Elvira mußte ein neues Zimmer auf der Seite ihres Vaters beziehen und hatte deswegen ein bißchen Mitspracherecht. Iris dagegen konnte ihr bisheriges Zimmer behalten, was sie aber nicht als Vorteil betrachtete, sondern eher negativ empfand.
„Elvira bekommt ein viel schöneres und größeres Zimmer als ich." stellte sie eifersüchtig fest.
„Du darfst nicht immer nur einen Teil der Sache anschauen, sondern du mußt das Ganze sehen." riet ich ihr.
„Und was ist das Ganze?"
„Elvira hat ein schöneres Zimmer, dafür muß sie aber auch Papa ertragen." gab ich ihr zu bedenken.

Iris, die gerade dabei war, sich die Fingernägel zu lackieren, setzte ihren Pinsel ab und blickte mich nachdenklich an.
„Du hast recht, Mama. Gestraft sind sie jetzt alle beide. Er hat jetzt diese pampige Giftnudel, und zum Ausgleich bekommt sie dafür diesen pingeligen Sexprotz und Schmachtlappen."
Ich traute meinen Ohren nicht. Konnte es sein, daß sie tatsächlich von ihrem Vater sprach?
„Was sagst du da?" forschte ich etwas unbeholfen.
„Mama, ich habe einiges gehört."
„Was, wann, wo?"
„Als du mit Tante Verena telefoniert hast oder als ihr euch vor kurzem gestritten habt. Außerdem habe ich ihn damals auch gesehen, als er so abgetakelt heimkam. Hat er denn jemals nach der Arbeit so ausgesehen? Nein! Aber er hat schon immer allen Frauen nachgeguckt, auch denen, wo es nichts zu sehen gab. Und wenn unsere frühere Putzfrau da war, du weißt schon - "
„Donata?"
„Ja, genau."
„Was war da los? Hatte er womöglich was mit der?" fragte ich so ruhig wie möglich, aber ich war völlig außer mir.
„Weiß ich nicht."
„Aber du wolltest mir doch etwas sagen. Was war mit Donata?" bohrte ich weiter.
„Die hat er immer ganz gierig angesehen."
„Was gab es denn da schon groß zu sehen? Donata hatte doch immer ihre zugeknöpften Kittel an."
„Aber immer wenn du nicht da warst, hat sie ihren Kittel oben und unten ein Stück aufgeknöpft. Dann gab es Fleischbeschau. Manchmal ist dieser Casanova auch ganz nah hingegangen und hat sich an ihr gewetzt."
„Er hat was?"

„Na ja, er ist zufällig immer so nah an ihr vorbeigegangen, daß er direkten Körperkontakt hatte."
„Und Donata? Wie reagierte die?"
„Oooch! Weißt du, damals war ich ja noch ein Kind. Da habe ich vieles nicht verstanden. Aber diese Blicke hatten etwas Explosives. Und das wiederholte enge Aneinandervorbeistreifen war einfach so ulkig, weil ja überall genügend Platz vorhanden gewesen wäre, um in drei Metern Entfernung vorbeizugehen. Und genau deshalb ist es wohl auch in meinem Kopf hängengeblieben. Außerdem glaube ich, daß es Donata auch gefallen hat. Sie hat immer ganz glücklich ausgesehen, wenn der unwiderstehliche Ladykiller wieder auf Tuchfühlung gegangen ist. Dafür war sie jedesmal stocksauer, wenn du plötzlich in der Nähe warst."

„Also, Iris! Ich kann leider nicht beurteilen, was du wirklich gesehen hast und was du dir damals vielleicht als Kind zusammengereimt hast. Mehr als das hast du nie gesehen?"
„Herumgeknutscht haben sie nie, aber ich glaube, sie waren immer ganz knapp davor. Vielleicht haben sie das sogar tatsächlich gemacht, wenn ich gerade nicht dabei war. Aber dann ist es bestimmt nicht nur bei einer harmlosen Knutscherei geblieben."
„Iris! Deine Phantasie geht mit dir durch!" ermahnte ich sie, weil ich sonst auch nicht wußte, was ich zu dieser Schweinerei sagen sollte.
„Wieso denn, Mama? Zwischen den beiden sind richtig die Funken geflogen. Wenn ich mich zwischen den beiden aufgehalten hätte, wäre ich glatt verbrannt; vorausgesetzt, sie hätten mich vorher nicht zwischen sich zerquetscht. Und vergiß nicht, Mama, in der Praxis gibt es auch Behandlungsliegen."
„Jetzt hör schon auf, Iris!"

„Na gut, wenn du deinen Kopf lieber in den Sand steckst, dann lassen wir das. In meinen Augen war er jedenfalls schon immer ein

Schürzenjäger und ein Wüstling. Er hat nur auf die richtige Gelegenheit gewartet. Und die hatte er damals zur Genüge, als er halbtot heimkam."
„Wieso denn? Er kann doch auch krank gewesen sein."
„Mama, du kannst gerne an den alten, kranken Mann glauben. Ich glaube ganz bestimmt, daß dieser Windhund an eine Nymphomanin geraten ist, die ihn fast zu Schrott gemacht hat."
„Woher hast du denn das schon wieder? Von mir jedenfalls nicht! In deinem Alter war mir so ein Wortschatz völlig unbekannt."
Ich mußte hinausgehen, weil ich durch das Gespräch gänzlich überfordert war. Iris wollte ihrem Vater gerne etwas in die Schuhe schieben, weil sie frustriert war. Aber andererseits hätte ich Clemens mittlerweile alles zugetraut.

Clemens hatte seine Praxis für ein paar Tage seiner Vertretung übergeben, weil er an einem Akupunkturseminar in London teilnehmen wollte. Ich war froh darüber, daß er sein Interesse an jener haarsträubenden Pseudo-Homöopathie verloren hatte und daß er deshalb der Welt nicht mehr weiter gefährlich werden konnte. Außerdem war ich auch erleichtert, ihm für einige Tage nicht im Haus begegnen zu müssen, denn der Umbau hatte ja leider immer noch nicht begonnen.

Kurz nach Clemens' Abreise holte ich Medikamente von der Apotheke ab und besuchte auch die Bank, um dort einige Verrechnungsschecks abzugeben. Da lief mir der Filialleiter über den Weg und bat mich für einen Augenblick in sein Büro. Er fragte mich, ob es Absicht oder ein Versehen sei, daß das Girokonto so weit überzogen worden war. Bei einem Versehen würde er eine Umbuchung von unserem Festgeldkonto vornehmen, damit keine weiteren Zinsen mehr anfielen. Ich war verwirrt, weil ich schon länger keine Kontobewegungen mehr beobachtet und keine Bankauszüge kontrolliert hatte.

Das Minus belief sich auf eine Summe, die hierzulande für eine schicke Luxuslimousine verlangt wurde.

Clemens war in letzter Zeit so verwirrt, vielleicht auch überarbeitet. Die aufreibende Praxis und die vielen anstrengenden Kurse hatten ihn anscheinend seine sonst so überaus wichtigen Finanzangelegenheiten total vergessen lassen. Ich ordnete augenblicklich die vorgeschlagene Umbuchung an, nahm sämtliche Kontoauszüge der letzten Wochen mit und rannte wie ein aufgescheuchtes Huhn nach Hause, um mir einen Überblick über unsere Finanzen zu verschaffen.

Ich prüfte sowohl die Kontoauszüge als auch die Abrechnungen des Kreditkarteninstituts. In seiner Pingeligkeit hatte Clemens alles fein säuberlich abgeheftet. Ordnung, Pedanterie und Sterilität rangierten anscheinend vor Täuschung, Lüge und Betrug. Was sich mir in den Bankunterlagen offenbarte, versetzte mich in einen tiefen Schock. Wöchentlich drei bis vier Blumenarrangements von einem sogenannten Floristikschlößchen. Champagner, Kaviar, kalte Buffets von Feinkost Fliege, datiert auf Tage, an denen Clemens ganz woanders, nämlich auf einem Fortbildungslehrgang sein sollte. Eine unerhört hohe Anzahlung für das Reisebüro Südseetraum. Eine Note des Juweliers Hotzenplotz über einen Diamantring, dessen Preis mir den Atem nahm. Rechnungen von verschiedenen Boutiquen über Dessous, Reizwäsche, Abendkleider. Belege der Drogerie Rosenbaum über eine Vielzahl französischer Parfums, Seifen, Öle, Duftkerzen. Eine Abbuchung aus dem Hause Dior über ein Modellkleid, das offensichtlich in Paris bestellt wurde. Flüge nach Paris, Rom, Mailand, London. Rechnungen der teuersten Hotels, der bekanntesten Restaurants, der verrufensten Nachtbars. Clemens mußte total übergeschnappt sein!

Nun war ich so aufgestachelt, daß ich weitersuchen mußte. Wo konnte Clemens eventuell noch andere Unterlagen oder kompromittierende Dinge aufbewahrt haben? Natürlich, in seiner Praxis. Heute war der behandlungsfreie Nachmittag, deshalb war niemand dort. Ich wußte, wo der Zweitschlüssel war, und begab mich augenblicklich dorthin. Der Schreibtisch war abgesperrt, aber nach einiger Überlegung fand ich das Versteck für den Schlüssel und konnte mir endlich Zugang in Clemens' Reich verschaffen. Es mochte falsch und hinterhältig sein, was ich da machte, aber ich wollte mich nicht mehr länger von Clemens hintergehen und betrügen lassen. Das Geld, das er offensichtlich in seiner Liebestollheit mit beiden Händen zum Fenster hinauswarf, war auch mein Geld und das Geld der Kinder. Und genau deshalb mußte diesem Schwerenöter jetzt endlich der Riegel vorgeschoben werden!

In der Schublade lagen mehrere Schreiben einer Hotelkette, die in Schliersee offenbar ihren Komplex verkaufen wollten. Diese Schriftstücke waren adressiert an Clemens und Clementine Hofmann. Was? Waren die zwei etwa schon verheiratet? Das war doch nicht gut möglich! Aber sie gaben sich recht deutlich schon als Ehepaar aus.
„...finden wir Ihre Absicht begrüßenswert, in unseren ehemaligen Hotelräumen eine Schönheitsfarm zu eröffnen." las ich mir selbst laut vor, weil ich anscheinend schon nahe daran war, meinen Verstand zu verlieren.

In einer Mappe fand ich die Unterlagen eines Immobilienmaklers, wo das besagte Hotel abgebildet und beschrieben war. Der Preis ließ mich nur den Kopf schütteln, denn ich konnte nicht glauben, daß Clemens tatsächlich soviel Geld haben sollte. Ich suchte nach dem Kaufvertrag, aber den gab es nicht. Noch nicht. Vielleicht war Clemens jetzt gerade mit seiner Mätresse beim Notar? Da war noch ein

Brief, der nach dem furchtbaren, pappig-süßen Parfum stank, das ich an dieser Giftnatter gerochen hatte. Das aufgestempelte Datum zeigte mir, daß dieser Brief erst vor drei Tagen geschrieben worden war.

„Liebster Clemi! Tausend heiße Küsse für das Blumenmeer, in dem ich fast versank! Ich nehme zur Zeit keine Telefonate entgegen, weil ich eine starke Grippe bekommen habe und zeitweise in ein Fieberdelirium abgleite. Ich muß noch einige Tage das Bett hüten, aber ich werde von meinem Hausarzt und im besonderen von einer guten Freundin versorgt, die auch diesen Brief an dich abschickt. Wegen meiner schlechten gesundheitlichen Situation kann ich leider nicht mit dir am 18. nach Nizza kommen. Mach dir keine Sorgen, ich bin bald wieder gesund! Und sei nicht traurig, wir fliegen ja sowieso nächsten Monat zusammen nach Hawaii. Dort holen wir drei Wochen lang das Versäumte nach. Dein Tinchen!"

Ein Blumenmeer für eine Kanaille! Es hätte doch wenigstens so groß und so tief sein müssen, daß sie darin ersoffen wäre! Jetzt hütete also das schlüpfrige Tinchen brav das Bett, wie eine Sennerin ihre Kühe beaufsichtigte. Und heute war der 18.! Das bedeutete, daß Clemens niemals vor hatte, in London ein Akupunkturseminar zu besuchen. Jetzt hatte er sich auf den Weg gemacht, um mit seiner mannstollen Gespielin auf das flapsige Bett aufzupassen, damit es ihnen nicht davonlief wie ein ungezogenes Weidetier. Ansonsten wäre er jetzt schon mit ihr auf der Promenade von Nizza, um tüchtig einzukaufen. Oder vielleicht hatte er für sich und dieses ordinäre Flittchen gar eine Yacht gekauft? Dieser gemeine Schuft und hinterhältige Verbrecher beabsichtigte, mit dem verruchten Schlangenweib nach Hawaii zu fliegen! Er dachte nicht im Traum daran, mutterseelenallein in einem abgelegenen Kloster zu schmachten, wie er mir pharisäerhaft weismachen wollte!

In mir brodelte es so unbeschreiblich, daß ich den Brief und die ganzen Papiere in lauter kleine Schnipsel zerfetzte und diese gleichmäßig in der ganzen Praxis verteilte. Ich knirschte mit den Zähnen, warf einige Hocker und Abfalleimer um und riß einige Schautafeln von den Wänden. Den Schreibkram auf dem Schreibtisch fegte ich samt Telefon mit einem einzigen Wisch hinunter. Und einige zerbrechliche Gegenstände, die sich gerade in Reichweite befanden, beförderte ich unter Gescheppere und Geklirre ebenfalls dorthin. Danach rief ich sofort bei meiner Rechtsanwältin an und führte ein langes Gespräch über die neue Sachlage.

KAPITEL 27

Zwischen mir und Tinchen lief alles bestens. Sie war die perfekte Frau meiner Wünsche und Träume, ungewöhnlich, unwiderstehlich, unvergleichbar, unersetzlich, unverwechselbar, unübertrefflich, unverzichtbar. Da schluckte ich sogar die Tatsache, daß die rabiate Isabella nun unser Haus quer durch die Mitte teilen wollte, was logischerweise wieder immense Gelder verschlingen würde. Nachdem das Haus erst einmal geteilt war, würde Isabella sowieso keinen Einblick in mein Privatleben mehr haben, und ich würde trotz der aufrechterhaltenen Ehe ein unbeschwertes, heiteres, lustvolles und freies Leben führen können. Das heißt, so ganz frei natürlich auch wieder nicht, weil mich mein Tinchen mittlerweile mit Haut und Haaren einverleiben wollte. Aber dieses lächerliche Bißchen an Freiheitsverlust konnte man spielendleicht hinnehmen, wenn man von einer heißblütigen Frau wie Tinchen verwöhnt wurde. Welchem Mann hätte es nicht geschmeichelt, wenn ein solchermaßen verlokkendes Superweib teufelswild auf ihn gewesen wäre! So war auch ich mächtig stolz darauf, von diesem Ausbund an Leidenschaft dermaßen intensiv begehrt zu werden.

An den Wochenenden hatte ich mich mit meiner Schönen schon öfter auf Kurzreisen begeben, einfach um ihr die Möglichkeit zu bieten, modische Kleider und Schmuck einzukaufen, sich im Sand räkeln oder einen Cappuccino an der Sonne schlürfen zu können. Nun hatten wir eine fünftägige Reise nach Nizza gebucht, wo wir eventuell eine größere Villa kaufen wollten. Die Sache mit dem Schliersee hatte ich bereits abgehakt, da mir jene Gegend für Tinchen nicht ganz ebenbürtig erschienen war. Wenn wir schon irgendwo neu beginnen wollten, dann doch dort, wo sich auch die Hautevolee aufhielt. Mich zog es genaugenommen überhaupt nicht an den Schliersee, denn ich wollte meine bisherige Praxis nur dann aufgeben, wenn mir das Neue vielversprechender erschien als das Alte. Natürlich würde ich Tinchen zuerst nach Nizza schicken, um alle Formalitäten abzuwickeln, um die Villa für unsere Zwecke instand setzen zu lassen und ihre geliebte Schönheitsfarm ins Leben zu rufen. Wenn die Sache dann gut angelaufen war, würde ich mich auf Nimmerwiedersehen aus Deutschland absetzen und dem langweiligen Bayerischen Wald ein inbrünstiges „Pfüat Gott!" sagen.

Ausgerechnet an diesem wichtigen Wochenende wurde mein Tinchen krank. Wahrscheinlich hatte sie sich so aufgeregt und der kommenden Reise zu intensiv entgegengefiebert, daß sie dann tatsächlich vom Fieber dahingestreckt wurde. Wie immer hatte ich während der Woche meiner Holden eine Reihe von Blumensträußen und Buketts schicken lassen, um ihr meine körperliche Abwesenheit erträglicher zu machen und ihr gleichzeitig meine andauernde geistige Anwesenheit zu signalisieren. Sonst hatte sie nach jeder Lieferung sogleich allerliebst wie ein Wildkätzchen ins Telefon geschnurrt, aber diesmal ließ sie nichts von sich hören. Daraufhin machte ich mir riesige Sorgen und rief unentwegt bei ihr an, aber es meldete sich keiner. Ich war schon nahe daran, deswegen durchzudrehen.

Als ich eine Patientin untersuchte und ihr die Lunge abhörte, rief ich wie ins Telefon: „Hallo, Tinchen, melde dich!"
„Wos is?" fragte die Patientin in ihrem grobschlächtigen Jargon.
„Nichts, gar nichts." beschwichtigte ich sie.
Dann bemerkte ich jedoch, daß ich nahe daran war, das Gleiche zu wiederholen, als ich wenig später die Untersuchung an anderen Patienten und an ganz anderen Körperteilen vornahm. Egal, ob Stethoskop, Otoskop, Taschenlampe oder anderes Gerät, immerzu wartete

ich darauf, daß als Resonanz auf meine wie auch immer gearteten Untersuchungen irgendein Lebenszeichen von Tinchen erschien.

Endlich gelangte ein duftender und die Sinne betörender Brief von ihr in meine Hände, ein Signal, nach dem ich tagelang geschmachtet hatte. Krank! Sie war schwerkrank! Und ich als Arzt war so weit von ihr entfernt! Noch eineinhalb Tage lang nach dieser niederschmetternden Nachricht mußte ich die Qual erdulden, meiner Angebeteten so fern zu sein. Dann aber hatte ich Urlaub, packte meinen Koffer und konnte für fünf Tage aus dieser gottverlassenen Gegend verschwinden, um angeblich in London mit Nadeln an leblosen Puppen herumzupieksen.

In Windeseile rauschte ich über die Autobahn. Wenn die Überholspur durch langsamere Fahrzeuge blockiert war, überholte ich eben ganz rechts auf der Standspur. Polizei, Strafzettel, Punkte in Flensburg, Geldstrafe, Freiheitsentzug, das war mir alles schnurzegal. Tinchen lag im Koma, da war doch alles belanglos. Es war bedeutungslos, wenn die Reifen rauchten. Es war unerheblich, daß ich nicht nach Nizza fliegen konnte. Und es war nicht erwähnenswert, wenn Isabella zufällig von meiner aufrecht erhaltenen Affäre erfahren sollte. Eine Scheidung, die ein Vermögen verschlang, war geradezu trivial gegen die Tatsache, daß Tinchen sterbenskrank war.

Da ab jetzt allem Finanziellen eine untergeordnete Bedeutung zukam, wollte ich noch schnell einen Teil meines Geldes locker machen, um Tinchen eine Freude zu bereiten. Ehe ich zu ihr in die Wohnung kam, wollte ich bei Juwelier Hotzenplotz vorbeifahren, denn nach dem ganzen Zaster krähte doch sowieso kein Hahn mehr, wenn meiner Liebsten tatsächlich etwas zustoßen sollte. Juwelier Hotzenplotz, den ich bisher insgeheim Räuber Hotzenplotz genannt hatte, weil er mir jedesmal bis auf den letzten Hosenknopf alles abjagte, begrüßte mich mit einer ehrerbietigen Verbeugung und einem zufriedenen Schmunzeln. Scheinheilig fragte er, was er mir denn diesmal aus seinem Schatzkästchen für meine hübsche und inniggeliebte Gemahlin zeigen dürfe.

Anscheinend erkannte er meine Verzweiflung, denn er legte mir protzig ein mehrreihiges Perlenkollier mit einer riesigen, smaragdbesetzten Schließe hin. Als er mir den Preis nannte, kam ich nochmals kurz ins Zögern, aber als ich mir Tinchens mögliches Ableben wieder vor Augen hielt, spielte der Preis letztlich keine Rolle mehr. Auch wollte ich mir nicht noch eine Menge anderer Ketten und Halsbänder zeigen lassen, da dies viel zu viel der wertvollen Zeit beansprucht hätte. Ich zahlte eilig per Scheck, ließ mir das kostbare Stück kurz in eine edle Schatulle einpacken und raste aufgeregt weiter zu Tinchens Wohnung, wo ich mit quietschenden Reifen in die Tiefgarage einfuhr.

Mit dem Aufzug fuhr ich hinauf in das zehnte Stockwerk, wo ich das Gefühl hatte, ewig unterwegs zu sein. Aber nun konnten mich wirklich nur noch wenigen Sekunden davor trennen, meine Süße in die Arme zu schließen. Bevor ich den Klingelknopf drückte, hörte ich von drinnen ein eigenartiges Gackern und Lachen. Nach dem Läuten wurde es zunächst ganz ruhig, dann hörte ich es rumpeln und klappern. Endlich ging die Tür auf, und ich wollte schon ungestüm vorwärts drängen, als ich mit Schrecken bemerkte, daß ich gar nicht mein Tinchen vor mir hatte. Mir gegenüber stand ein mittelgroßer, schweißtriefender Mann in den Vierzigern, mit zerzaustem Haar und einem Handtuch um die Lenden.

„Doktor Frankenstein, Sie?" fragte ich etwas einfältig.
„Warum nicht ich?" grinste jener zurück. „Aber woher kennen wir uns denn?" setzte er neugierig hinzu.

„Ich bin aus Ihrer Branche." antwortete ich wie abgetreten.
„Schätzchen, was ist los?" hörte ich Clementines Stimme putzmunter aus dem Schlafzimmer rufen. „Ist endlich das Buffet von Feinkost Fliege gekommen?"
„Nein, leider nicht. Nur ein Vertreter, meine süße Boa!" rief er zurück.
„Komm doch wieder ins Bett, Frankie! Es war gerade so lustig! Und bring den Schampus mit!" hörte ich sie kichern.
„Sofort, meine geliebte Anaconda!" rief er hinein und wandte sich dann nochmals kurz an mich: „Entschuldigen Sie mich bitte. Sie hören ja, ich werde dringend gebraucht. Und bei Frauen sollte man nie nein sagen."
„Ach so, Frauen. Ich dachte, sie hätten ein Terrarium." erwiderte ich wie in Trance und tappte dann unverrichteter Dinge Stufe für Stufe die zehn Etagen zu Fuß hinunter.
Süße Boa! Geliebte Anaconda! Der Mann hatte doch einen gehörigen Schlag weg! Eine ganz miserable, hinterhältige und gemeine Puffotter war sie!

In meinem erbärmlichen Zustand wäre ich nicht fähig gewesen, mich erneut ans Steuer meines Wagens zu setzen. Deshalb ging ich zu Fuß bis zum nächsten Hotel und nahm mir dort für die kommende Nacht ein Zimmer. An Schlaf war natürlich nicht zu denken, da es in meinem Kopf zuging wie in einem Bienenstock. Es summte und surrte wie verrückt, und ein Gedanke jagte den anderen. Wie schmählich hatte mich Clementine hintergangen! Sie war undurchsichtig, unverfroren, unverschämt und unersättlich. Diese liederliche, gierige Person in ihrer unstillbaren Leidenschaft und Zügellosigkeit hätte mich beinahe noch um den Verstand und um das ganze Geld gebracht.

Wie verhaßt war mir von Anfang an ihre ausschweifende Art und ihre Lasterhaftigkeit gewesen! Schon beim allerersten Mal stieß ich mich an ihrem verruchten Aussehen, ihrem anzüglichen Blick, ihrem schmutzigen Lachen, ihrer obszönen Ausdrucksweise, ihrer schlüpfrigen Fortbewegungsform und an ihrem ganzen lasterhaften, sittenlosen Leben. Dieses ehrlose, flatterhafte, treulose Weib! Dieses arglistige und wortbrüchige Miststück! Diese künstlich aufgepeppte Attrappe! Sie war doch nur ein billiges Flittchen, das so aussah, als ob es in einen noch billigeren Farbkasten gefallen war. Wie eine Klette mit Haftlamellen hatte sich diese Hexe an mir festgekrallt und nicht mehr losgelassen. Manchmal dachte ich schon, daß sie zur Gattung der fleischfressenden Pflanzen gehöre, denn sobald ich mich ihr näherte, schien sie unterschiedslos alle meine Körperteile in sich hineinzusaugen.

Wie hatte ich dieses ewige Champagnertrinken satt gehabt! Aber Clementine war ja schier süchtig danach gewesen. Kaum hatte ich ihr Glas nachgeschenkt, als sie die teuren Tropfen auch schon wieder ohne abzusetzen in ihren gierigen Rachen rinnen ließ. Ihr Schlund war ein riesiger Gully, in dem in Kürze alles verschwand, was ich an hochqualitativen Getränken und Nahrungsmitteln anliefern ließ. Sie hatte nicht nur den irrsinnigen Anspruch, ihren Durst ausschließlich mit Champagner zu löschen, sondern auch den Wahn, allein durch Kaviar satt werden zu wollen.

Vielleicht roch sie deswegen schon nach Fisch und mußte ihre unangenehme Ausdünstung mit dem grausigen Gestank von Duftwässerchen überrunden, die sie sich flaschenweise über ihren Körper schüttete. Aber noch wahrscheinlicher ist, daß sie vor lauter Faulheit zu stinken begann. Um sich zu schonen, gedachte die gnädige Dame außer ihrem Champagnerglas - und außer mir natürlich - überhaupt nichts anzufassen. Um nicht in die unglückliche Lage abzurutschen, den Lakaien oder Hanswurst für sie zu spielen, blieb mir gar keine andere Wahl, als permanent den beinahe unerschwinglichen Partyservice auf Trab zu halten.

Auch war es mir zu fade, mit ihr dauernd im lauen Badewasser herumzusitzen und mit anzusehen, wie sich die Fläche ihrer Haut im Kontakt mit der Nässe vervielfältigte und in tausend Falten legte. Nach dem Bad war die Haut stets voller höckriger Schuppen gewesen, die massenweise von ihren pinselförmig ausgefaserten Hornborsten abfielen. Clementine häutete sich verblüffenderweise nicht wie eine Schlange an einem Stück, sondern streifte ihre Haut gewissermaßen in kleinen Fetzen ab. Und erst ihre Fingernägel! Die waren ja damals der erste Blickfang gewesen, weil ich zuvor etwas Vergleichbares noch niemals gesehen hatte. Sie waren schaufelförmig und so lang wie der Schweif des Teufels, was man sich auch dann gut vorstellen kann, wenn man nicht die Gelegenheit hatte, letzteren nachzumessen. Jeder Ameisenbär, jeder Waran und jeder Gecko hätte sich die Finger abgeschleckt, wenn ihm derartig überdimensionale Krallen zur Verfügung gestanden wären. So gesehen wären wahrscheinlich die Galapagosinseln schon immer das ideale Terrain für eine fossile Echse wie Clementine gewesen.

Dann diese Einfallslosigkeit, sich immerfort nur mit geschlechtlichem Denken und Tun zu befassen! Rund um die Uhr dasselbe Theater! Sie hätte doch mal ein Buch lesen, die Wohnung aufräumen, einkaufen, oder etwas Vernünftiges kochen können! Wie gut hätte es all meinen herrlichen Blumen getan, wenn sie ihnen nur ein einziges Mal frisches Wasser gegeben hätte, anstatt sie stiefmütterlich abzustellen und dann dahingammeln zu lassen. Gut, daß ich jetzt nicht mehr mit ihr für mehrere Wochen in die Südsee fahren mußte. Für all das Geld, das ich bereits dafür hinblätterte, hätte ich tagaus, tagein als einzige Attraktion sowieso wieder nur ein Doppelbett und eine Badewanne gesehen, beides schlecht garniert mit der frevelhaften, verdorbenen Clementine.

Schließlich noch die hirnrissige Idee mit der Schönheitsfarm! Die Bezeichnung allein sprach doch schon Bände! Eine Schönheitsfarm war eine Farm, auf der die Kühe keine Milch gaben, sondern schön gemacht werden wollten. Was hatte ich mit all den Rindviehern zu schaffen? Ich mußte Doktor Frankenstein meinen wärmsten und innigsten Dank aussprechen, daß er mich vor so vielen unglaublichen Dummheiten bewahrt hatte! Er hatte mich aus den Fängen einer haltlosen Diva, einer Hexe und Hure befreit!

Wie unverdorben und unverfälscht war doch dagegen Isabella! Zwar war sie ein wenig derb, aber ursprünglich und auch unverwüstlich. Sie war bodenständig und kippte nicht gleich aus den Latschen. Ich mußte sie nicht stützen, halten, heben und herumtragen. Sie war nicht mehr besonders hübsch, aber ihre Unvollkommenheit hatte auch etwas Gewinnendes. Ihr Aussehen, ihr Verhalten, ihre Forderungen und Wünsche waren für mich völlig ungefährlich. Neben ihr konnte ich meinen alltäglichen Trott leben und hatte noch obendrein eine Gefährtin, die gelegentlich auch einmal ihren Kopf benützte. Es war mehr als gerecht, daß jetzt Isabella das Perlenkollier an Clementines Stelle bekommen würde.

Endlich war die lange schlaflose Nacht vorüber. Ich hatte mich dazu entschlossen, gleich noch heute nach Hause zu fahren, obwohl ich noch ein paar Tage jenes Phänomens zur Verfügung hatte, das allgemein als Urlaub bezeichnet wurde. Mir schwebte gedanklich vor, mit Isabella über unsere Zukunft zu sprechen. Vielleicht hatten wir doch noch eine Chance, wenn jeder sich die entsprechende Mühe gab. Als ich bereits im Wagen saß, überfielen mich größte Zweifel, ob es angebracht war, Isabella das kostbare Kollier zu überreichen, das sie womöglich nur argwöhnisch machen würde. Außerdem schien es mir für Isabellas gedrungenen Hals höchst ungeeignet. Isabella gehörte dem pyknischen Konstitutionstypus an, jenem bulligen, untersetzten und stämmigen Menschenschlag. Für eine mehrreihige Perlenkette war da kaum Platz. Das würde viel zu kompakt und zu aufgesetzt wirken. Sie war nun einmal pausbäckig, breit, mollig und behäbig. Was hatte da ein feingearbeiteter Schmuck zu suchen? Ich hatte nicht das Recht, Isabella durch Äußerlichkeiten zu etwas anderem zu machen und sie gewaltsam zu verändern. Das wäre ja beinahe so, als ob ich einen drallen, feisten und fleischigen Mops, der am liebsten wie ein Hefekloß herumlag, mit Gewalt zu einer quirligen Prinzessin machen wollte!

Juwelier Hotzenplotz war heute nicht mehr so freundlich wie gestern, aber er behielt die Fassung, als ich ihm das Kollier wieder zurückgab. Der Schmuck wirke nicht sehr vornehm und vorteilhaft am Hals meiner Frau, sagte ich ihm wahrheitsgemäß. Das könne er sich gar nicht vorstellen, da er meine Gemahlin vor nicht allzu langer Zeit gesehen habe. Er erinnere sich sogar noch besonders gut an sie, da sie eine von jenen sehr imposanten Frauen war, wie man sie nicht alle Tage traf. Kein Wunder, ich war damals bei der ersten Begegnung mit Clementine auch völlig geschockt. Ob er mir statt des Kolliers vielleicht etwas anderes zeigen dürfe? Eine Brosche vielleicht? Ein paar Ohrringe? Da ich Isabella so natürlich belassen wollte, wie sie war, vertröstete ich Juwelier Hotzenplotz auf ein anderes Mal, das in weiter Ferne lag.

Während ich mit dem Wagen stadtauswärts fuhr, dachte ich daran, Isabella wenigstens einen prächtigen Blumenstrauß mitzubringen. Jedoch überall, wo es Blumen gab, fand ich keinen freien Parkplatz. Und wo genügend Raum zum Parken vorhanden war, gab es weit und breit keinen Blumenladen. Sollte es denn wirklich nicht sein, daß Isabella ein Geschenk erhielt? Als ich schon nicht mehr damit rechnete, sah ich plötzlich ein großes Gartencenter mit einer weitflächigen Parkplatzanlage aus dem eintönigen Grau der Stadt hervortreten. Aber wie das oft so ist, hatte ich gerade jetzt keine Lust mehr, auszusteigen und einzukaufen. Beinahe hätte ich mich über mein eigenes Phlegma geärgert, aber dann tröstete ich mich mit dem Gedanken, daß die Blumen den Weg bis nach Hause sowieso nicht heil überstehen würden.

Auf der Autobahn faßte ich dann den Entschluß, den besagten Blumenstrauß später in Fichtenau zu kaufen. Dort würde er zwar nicht so üppig ausfallen, weil das Warenangebot in den Läden weder sehr ansprechend noch besonders frisch war und es deswegen niemanden zu Großeinkäufen animierte. Wie ich Isabella einschätzte, würde sie sich bestimmt auch über einen hübschen kleineren Strauß freuen. Wichtig war doch in solchen Fällen allein die Motivation oder die gute Absicht.

Auch während der Fahrt drängte sich mir immer wieder der erniedrigende Gedanke auf, wie kaltblütig mich Clementine hintergangen und ausgenützt hatte. Frauen waren nicht nur das schwache Geschlecht, sondern eindeutig auch das primitivere und gemeinere. Mangels Verstand verlagerten sich ihre Interessen deutlich ins Triebhafte und Animalische, mit dem wir Männer irgendwie klarzukommen hatten, auch wenn wir dadurch zeitlebens immer wieder aus dem Gleis geworfen wurden. Wozu waren Frauen eigentlich gut? Männer, die kein Interesse an der Paarung und Fortpflanzung hatten, konnten doch gut und gerne, lieber heute schon als morgen, auf so einen hinderlichen Fußklumpen verzichten!

Da ich in tiefen Gedanken war und deswegen wohl etwas zu langsam fuhr, wurde ich von einer Blondine in einem offenen Cabrio überholt. Ihr langes Haar flatterte im Wind wie eine Fahne, die mir zuwinkte. Zuerst blieb ich auf Distanz, doch dann überholte ich sie und ging danach gleich vom Gas. Abermals überholte sie mich und sah dabei animierend zu mir herüber. Sie war jung, hübsch, schlank und hatte ein freundliches Lächeln. Als nächstes mußte ich wieder überholen, wobei ich ihr ein Zeichen machte, bei der nächsten Ausfahrt die Autobahn zu verlassen. Dort gab es, soweit mir bekannt war, eine Tankstelle, eine Cafeteria und last, not least ein Hotel.

Ich verließ die Autobahn und wurde von ihr verfolgt, genau wie ich mir das gewünscht hatte. Flott suchte ich mir einen Parkplatz und registrierte zufrieden, daß das Cabrio neben meinem Wagen anhielt. Ohne zu zögern sprang ich aus meinem Fahrzeug und ging forschen Schrittes zu ihr hin. Sie blieb sitzen und schaute hingebungsvoll zu mir hoch, genauso wie ich es mir immer gewünscht hatte.
„Eine Tasse Kaffee?" fragte ich.
Sie nickte, zog den Zündschlüssel ab, nahm ihre Tasche vom Beifahrersitz und stieg aus. Nachdem sie endlich auch ihre Sonnenbrille abgenommen hatte, bemerkte ich, daß sie mindestens zwanzig Jahre jünger war als ich. Na, das war doch endlich einmal etwas anderes! Genauso wie ich es mir schon immer gewünscht hatte! Sie hatte Maße wie eine Filmschönheit und war ganz in schwarzes Leder gekleidet, verblüffenderweise auch so, wie ich es mir schon immer gewünscht hatte.

Während wir zur Cafeteria schritten, legte ich sanft und beschützend den Arm um ihre Taille. Wir hatten uns noch gar nicht gesetzt, da gab sie dem Barkeeper ein Zeichen, uns beiden Kaffee zu bringen, so als ob sie hier sehr gut Bescheid wüßte. Wir hatten noch gar nicht Zeit gehabt, einander richtig vorzustellen, da kam schon der bullige Barkeeper mit dem Kaffee angetanzt.

„Gleiches Zimmer?" fragte er mit monotoner Stimme, worauf sie kurz nickte.
Ich mußte räuspern und schlucken, weil ich nicht ganz verstand, was da ablief.
„Gehen wir gleich hoch?" fragte sie, als ich erst einmal am Kaffee genippt hatte.
„Wohin?" fragte ich verstört.
„Auf mein Zimmer. Eine Stunde kostet zwei Blaue, die ganze Nacht einen Braunen."
Das war eine Situation, wie ich sie mir bisher allerdings noch nie gewünscht hatte! Eilig legte ich ein paar Silbermünzen für den Kaffee auf den Tresen und machte, daß ich wegkam.

Der Schock hatte mir den Wunsch gründlich verdorben, für Isabella einen Blumenstrauß zu kaufen. Eine einzelne Rose würde doch viel eindrucksvoller sein, dachte ich mir. Wozu gleich immer so auf die Pauke hauen? Kurz vor Fichtenau machte ich auch den letzten Entschluß wieder zunichte. Isabella hatte den ganzen Garten voller schönster Blumen, da würde eine hochgezüchtete, degenerierte Treibhausrose niemals ihren Geschmack treffen! Es war aussichtslos, für Isabella etwas Angemessenes zu finden. Das einzige, was jemals zu ihr gepaßt hatte, war der Hahnemann-Kopf aus Plastik gewesen, aber den hatte sie ja in ihrer Unkenntnis, Engstirnigkeit und Verblendung verschmäht. Beim Einbiegen in unsere Zufahrt sah ich schon von weitem die Baufahrzeuge der Firma Mörtelmeier stehen. Der Umbau hatte also bereits begonnen.

ENDE

Wir mußten uns eingestehen, daß unsere Beziehung endgültig und definitiv gescheitert war. Es gab kein funktionierendes Miteinander zwischen Mann und Frau und auch keine konstruktive Zusammenarbeit zwischen Arzt und Heilpraktiker. Auch konnte man trotz stärkster Bemühungen keine verbindende und tragfähige Brücke zwischen herkömmlicher Medizin und Alternativmedizin schlagen. Zwischen Schulmedizin und Homöopathie konnte nicht einmal ein zweckmäßiger Kontakt entstehen, weswegen eine Verknüpfung, Synthese, Vereinigung oder gar Verschmelzung der beiden niemals in Frage kam. Wir konnten uns nur gegenüberstehen, uns gegenseitig anblicken, uns wundern, uns ärgern oder uns gegenseitig etwas zuschieben.

So beobachteten auch Isabella und ich uns verstohlen über den Zaun hinweg, solange die Hecke ringsum noch nicht ganz zugewachsen war. Und einzig aus dieser Distanz heraus konnten wir die Anwesenheit des anderen ertragen. Wir waren Nachbarn wie viele andere auch, die sich gehässig und in aller Heimlichkeit gegenseitig Dinge wie Schnecken und Unkraut über den Zaun hinweg zuwarfen, wo das Zeug zumindest fürs erste gut entsorgt war.

Von Clementine erhielt ich übrigens kurz nach meinem Überraschungsbesuch einen völlig ahnungslosen Anruf, bei dem sie mich erneut besäuseln wollte. Es war ihr offenbar gar nicht in den Sinn gekommen, daß ich der sogenannte Vertreter an ihrer Wohnungstür gewesen sein könnte. Ich ließ sie gar nicht erst zu Wort kommen, sondern bestellte ihr nur schöne Grüße für Frankie Frankenstein, er möge sich sein Komplex-Dynamex in Zukunft sonstwohin stecken, während er sich von seiner Boa getrost weiter umwickeln lassen könne. Wenn er nicht mehr weiter wüßte, solle er sich doch die Anaconda um den Hals knoten und sich gegebenenfalls damit aufhängen.

Elvira war wie befürchtet nach dem Umbau zu mir gezogen, was mir das Leben nicht gerade vereinfachte und versüßte. Zu meinem Leidwesen wurde sie nicht nur äußerlich ihrer Mutter immer ähnlicher. In allem, was sie tat, wie sie sprach, wie sie sich bewegte, wie sie sich verhielt, verkörperte sie ihre Mutter auf frappierend ähnliche, ja auf identische Weise. Am meisten störte mich ihr Geschmack, der sie ausschließlich junge Männer aussuchen ließ, bei denen sich mir die Haare sträubten. Sie waren durchwegs Haarspalter, Knauser und Pfennigfuchser, die auf ihren Geldsäckchen hockten und nichts herausrückten. Wenn ich mich wie Elvira ausdrücken wollte, müßte ich sagen, daß ihr letzter Macker die Macke hatte, sie andauernd nur auf dem Handy anzupiepsen. Wenn er mit ihr sprechen wollte, schickte er ihr einfach nur Mailings, die viel billiger waren als Telefongespräche, und forderte sie damit auf, ihn anzurufen. Elvira, die den Intelligenzgrad ihrer Mutter geerbt hatte, rief ihn daraufhin jeweils sofort an und bezahlte die langen und teuren Telefongespräche von ihrem Taschengeld.

Übrigens suchte ich mir nach der Trennung von Isabella und Clementine eine neue Putzfrau. Ich gab eine Annonce auf, in der ich eine hübsche, junge, vielseitig begabte Reinigungsdame für einen fürstlichen Lohn suchte. Da mein Lohnangebot sich in Höhen bewegte, in denen sonst nur Models bezahlt wurden, war das Echo entsprechend stark. Tagtäglich spazierten die attraktivsten Bienen nach

Behandlungsschluß wie auf dem Laufsteg durch meine Praxis, um sich vorzustellen und den begehrten Arbeitsposten zu erhalten. Ich griff erst zu, als sich mir eine rassige, feurige Schönheit in aussichtsreichem Dekolleté präsentierte, die sich wie eine Bauchtänzerin aus Tausendundeiner Nacht herumbewegte und meiner angebeteten Donata täuschend ähnlich sah.

In letzter Zeit sah ich manchmal einen jungen Schnösel mit einem extremen Kurzhaarschnitt auf Isabellas Grundstück herumstolzieren. Mir fiel sofort wieder Isabellas Vergleich unserer Ehe mit der Allopathie ein. Wahrscheinlich hatte sie jetzt nach der Scheidung in diesem Chaoten ihr Ähnlichkeitsprinzip gefunden, durch das sie sich nun beide gegenseitig heilen konnten. Nur kein Neid, dachte ich bei mir, zuerst einmal würde es bei den beiden sowieso eine Erstverschlimmerung geben, die sich gewaschen hatte. Jedes Mal, wenn ich den Mann von Ferne sah, wurde ich das Gefühl nicht los, daß ich seine Statur und seine Gestik schon kannte und daß ich ihn schon irgendwo in meinem Leben gesehen hatte.

Als ich an einem Samstag nachmittag gerade die Schnecken an der Hecke auf meine ureigene Weise betreute, vernahm ich auf der anderen Seite ein Rupfen und Zupfen im Gras. Es hörte sich an, als ob dort ein Schaf oder ein Kalb weidete. Aber dann richtete sich das befremdliche Wesen plötzlich auf und grinste mir durch die Büsche zu. Da sah ich die markanten Zähne und wußte sofort Bescheid. Es war Droschko, das Pferd. Das war ja wirklich zum Wiehern!

Clemens

Kapitel 1	7
Kapitel 3	23
Kapitel 5	39
Kapitel 7	64
Kapitel 9	79
Kapitel 11	100
Kapitel 13	124
Kapitel 15	157
Kapitel 17	177
Kapitel 19	202
Kapitel 21	220
Kapitel 23	240
Kapitel 25	259
Kapitel 27	280

Isabella

Kapitel 2	15
Kapitel 4	33
Kapitel 6	58
Kapitel 8	72
Kapitel 10	91
Kapitel 12	113
Kapitel 14	143
Kapitel 16	165
Kapitel 18	192
Kapitel 20	213
Kapitel 22	226
Kapitel 24	251
Kapitel 26	267

Werbung

GEDANKEN ZUR HOMÖOPATHIE
Edeltraud und Peter Friedrich

Homöopathie - Allopathie: Gegenüberstellung zweier Denkweisen.
Der Heilerfolg in der Homöopathie.
20 Seiten, 4. Auflage, 1999

CHARAKTERE HOMÖOPATHISCHER ARZNEIMITTEL, Teil I
Edeltraud und Peter Friedrich

Im ersten Band werden die Charaktere von 40 Arzneimitteln dargestellt. Kurzgeschichte, Wesenserklärung, Auflistung der wichtigsten Gemüts- und Allgemeinsymptome sowie Modalitäten vermitteln ein umfangreiches Bild eines jeden Arzneimittels.
Inhalt: Acon., Anac., Arn., Ars., Aur., Bar-c., Bell., Bry., Calc., Calc-p., Carb-v., Carc., Caust., Cham., Hep., Ign., Jod., Kali-c., Kreos., Lach., Lyc., Mag-c., Med., Merc., Nat-m., Nat-s., Nit-ac., Nux-v., Ph-ac., Phos., Plat., Psor., Puls., Sep., Sil., Staph., Sulf., Syph., Thuj., Tub.
512 Seiten, 2. Auflage, 1992
ISBN 3-9802834-0-2

CHARAKTERE HOMÖOPATHISCHER ARZNEIMITTEL, Teil II
Edeltraud und Peter Friedrich

Die Charaktere weiterer 20 Arzneimittel werden wie im Teil I beschrieben, jedoch sind in Geschichten als auch in Wesensbeschreibungen und Symptomauflistungen die einzelnen Arzneimittel umfangreicher dargestellt.
Inhalt: Agar., Alum., Apis, Arg-nit., Chel., Chin., Cina, Coff., Ferr., Fl-ac., Gels., Graph., Led., Nat-c., Rad-br., Rhus-t., Stram., Tab., Verat., Zinc.; Arzneimittelprüfungen: Carc., Kali-p., Sac-raf.; LM/Q-Potenzen.
570 Seiten, 3. Auflage, 1997
ISBN 3-9802834-2-9

CHARAKTERE HOMÖOPATHISCHER ARZNEIMITTEL, Teil III
Edeltraud und Peter Friedrich

Der Teil III enthält neue Prüfungen von Arzneimittel, die bisher mangels Kenntnis in der Praxis nur rein symptomatisch angewandt werden konnten. Bei Hamamelis, Natrium silicicum, Podophyllum und Symphytum zeigt sich jeweils die eigene charakteristische Gemütssymptomatik, wodurch eine völlig neue Verschreibungsgrundlage entsteht. Es wird ermöglicht, über den Rahmen der Klinik hinaus den eigenständigen Arzneimittelcharakter zu erkennen und zu verstehen. Dadurch kann zukünftig in der Praxis ein befriedigenderes Behandlungsergebnis erzielt werden. Das Buch enthält nicht nur die umfangreichen Prüfungsaufzeichnungen, sondern jeweils eine ausführliche Charakterisierung, einprägsame Geschichte sowie Symptomauflistung für Ham., Nat-sil., Podo., Symph.; im Anhang Symptomauflistung für Carc.
656 Seiten, 1999
ISBN 3-9802834-3-7